Basiswerk AG

J. van Amerongen, Hoogeveen, Nederland   *Serieredacteur*
C. Huizinga-Arp, Amersfoort, Nederland   *Serieredacteur*
J.M. Birza-Holthof, Groningen, Nederland   *Serieredacteur*

Dit boek *Eigen spreekuur en chronische ziekten* is onderdeel van de reeks Basiswerken AG voor de mbo-opleidingen voor dokters-, apothekers- en tandartsassistenten.

Reeks Basis*werk* AG

De boeken in de serie basiswerken AG bieden kennis voor de opleidingen op mbo-niveau voor dokters-, apothekers- en tandartsassistenten. Bij veel uitgaven zijn online aanvullende materialen beschikbaar, zoals video's, protocollen, toetsen etc.

Bestellen

De boeken zijn te bestellen via de boekhandel of rechtstreeks via de webwinkel van uitgeverij Bohn Stafleu van Loghum: ▶ www.bsl.nl.

Redactie

De redactie van de serie Basiswerken AG bestaat uit Jan van Amerongen, Carolijn Huizinga-Arp en Jacquelien Birza-Holthof, die ieder de uitgaven van één van de opleidingen coördineren. Zij hebben zelf ook boeken binnen de serie geschreven.

Jan van Amerongen is als arts (niet-praktiserend) verbonden aan het Alfa-college te Hoogeveen. Daarnaast is hij actief bij de nascholing van doktersassistenten in Noord-Nederland.

Carolijn Huizinga-Arp is werkzaam als openbaar apotheker, actief in verschillende bestuurlijke functies en vanuit haar eigen schrijfbureau betrokken bij de ontwikkeling van (e-)cursussen voor apothekersassistenten, doktersassistenten, huisartsen en apothekers.

Jacquelien Birza-Holthof is als docent verbonden aan de opleiding voor tandartsassistenten van het Noorderpoort te Groningen.

M.C.A.P.J. van Abeelen

Eigen spreekuur en chronische ziekten

Derde, herziene druk

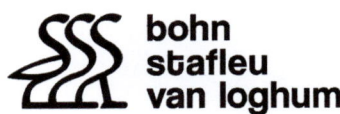

ISSN 2468-2381 ISSN 2468-239X (electronic)
Basis*werk* AG
ISBN 978-90-368-2292-3 ISBN 978-90-368-2293-0 (eBook)
https://doi.org/10.1007/978-90-368-2293-0

© Bohn Stafleu van Loghum is een imprint van Springer Media B.V., onderdeel van Springer Nature 2019
Alle rechten voorbehouden. Niets uit deze uitgave mag worden verveelvoudigd, opgeslagen in een geautomatiseerd gegevensbestand, of openbaar gemaakt, in enige vorm of op enige wijze, hetzij elektronisch, mechanisch, door fotokopieën of opnamen, hetzij op enige andere manier, zonder voorafgaande schriftelijke toestemming van de uitgever.

Voor zover het maken van kopieën uit deze uitgave is toegestaan op grond van artikel 16b Auteurswet j° het Besluit van 20 juni 1974, Stb. 351, zoals gewijzigd bij het Besluit van 23 augustus 1985, Stb. 471 en artikel 17 Auteurswet, dient men de daarvoor wettelijk verschuldigde vergoedingen te voldoen aan de Stichting Reprorecht (Postbus 3060, 2130 KB Hoofddorp). Voor het overnemen van (een) gedeelte(n) uit deze uitgave in bloemlezingen, readers en andere compilatiewerken (artikel 16 Auteurswet) dient men zich tot de uitgever te wenden.

Samensteller(s) en uitgever zijn zich volledig bewust van hun taak een betrouwbare uitgave te verzorgen. Niettemin kunnen zij geen aansprakelijkheid aanvaarden voor drukfouten en andere onjuistheden die eventueel in deze uitgave voorkomen. De uitgever blijft onpartijdig met betrekking tot juridische aanspraken op geografische aanwijzingen en gebiedsbeschrijvingen in de gepubliceerde landkaarten en institutionele adressen.

Eerste druk 2006
Tweede druk 2013
Derde, herziene druk 2019

NUR 891
Basisontwerp omslag: Studio Bassa, Culemborg
Automatische opmaak: Scientific Publishing Services (P) Ltd., Chennai, India

Bohn Stafleu van Loghum
Walmolen 1
Postbus 246
3990 GA Houten

www.bsl.nl

Voorwoord

Het werk van de doktersassistent is de afgelopen jaren uitgebreid. In dit AG-katern komt een aantal chronische ziektebeelden en aandoeningen aan de orde waar de assistent nauw bij betrokken is. Ze krijgt voldoende achtergrondkennis die ze kan toepassen tijdens het houden van haar eigen spreekuur en in de contacten met chronische patiënten en hun familieleden.

De inhoud van de hoofdstukken is gebaseerd op het kwalificatiedossier profiel Doktersassistent (2016) met crebonummer 25473. De kerntaken en werkprocessen voor het kwalificatiedossier zijn de volgende:

B1-K1 Triëren	B1-K1-W1 Neemt de hulpvraag in behandeling
	B1-K1-W2 Verwerkt patiëntgerelateerde informatie
B1-K2 Handelen in het kader van de individuele gezondheidszorg	B1-K2-W1 Voert medisch-technische handelingen uit
	B1-K2-W2 Assisteert bij uitvoering van medische verrichtingen
	B1-K2-W3 Geeft voorlichting en advies
B1-K3 Praktijkvoering	B1-K3-W1 Zorgt voor logistiek en beheer
	B1-K3-W2 Zorgt voor planning en administratie van de praktijk/organisatie
B1-K4 Werken aan kwaliteit en deskundigheid	B1-K4-W1 Werkt aan de eigen deskundigheid
	B1-K4-W2 Werkt aan bevorderen en bewaken kwaliteitszorg
	B1-K4-W3 Werkt (multi)disciplinair samen en stemt werkzaamheden af
	B1-K4-W4 Begeleidt nieuwe collega's, stagiaires en/of vrijwilligers

De reële casussen in dit katern zijn afkomstig uit de huisartsenpraktijk. Voor de behandeling, therapie en adviezen zijn de NHG-standaarden als uitgangspunt genomen.

In deze uitgave zijn alle onderwerpen geactualiseerd en aangepast aan de laatste NHG-standaarden. Het hoofdstuk over cervixcarcinoom is volledig herschreven en is nu geplaatst in het kader van de bevolkingsonderzoeken. Voor de doktersassistent is er inzicht in de voor- en nadelen van de bevolkingsonderzoeken en het interpreteren van uitslagen. Vanwege de uitvoering van het BVO-baarmoederhalskanker door de doktersassistent is er hier uitgebreid aandacht voor. In het kader van voorlichting en advisering is er ook aandacht voor het BVO-darmkanker en het BVO-borstkanker.

De ontwikkelingen gaan echter ontzettend snel. Het is dus een goed advies verschillende bronnen te raadplegen, waarbij officiële sites (van het NHG en het Farmacotherapeutisch Kompas) het meest up-to-date zijn wat betreft de behandelwijze van ziekten en voor de geneesmiddelen.

Ik hoop dat dit boek een positieve bijdrage kan leveren tijdens de studie en dat het daarna als basisboek in de praktijk nog regelmatig dienst zal doen.

Marien van Abeelen
docent
Borne
najaar 2018

Inhoud

1	**Algemene inleiding**	1
1.1	Inleiding	2
1.2	De huisarts in historisch perspectief	2
1.2.1	De huisarts	2
1.2.2	De doktersassistent	4
1.3	NHG-standaarden	4
1.3.1	Evidence Based Medicine	4
1.3.2	De NHG-standaarden	5
1.4	Protocollen	6
1.5	Een eigen spreekuur	6
1.6	Begeleiding chronisch patiënt	7
1.6.1	Ketenzorg	7
1.6.2	Persoonsgerichte zorg	8
1.7	Chronisch ziek, hoe voelt dat?	9
1.8	De patiënt	9
1.9	De omgeving	10
1.10	Financiële aspecten	11
1.11	Gezonde geest in een gezond lichaam	11
1.12	Herhaalrecepten	12
1.13	Controles door de assistent	13
1.14	Luisterend oor	13
1.15	Conclusie	14
2	**Hart- en vaataandoeningen**	17
2.1	Denken in risico's	19
2.2	Arteriosclerose	21
2.2.1	Verschijnselen van arteriosclerose in de verschillende organen	23
2.3	Risicofactoren	23
2.4	Roken	29
2.5	Hypercholesterolemie	30
2.5.1	De Body Mass Index	31
2.6	Hypertensie	32
2.6.1	Oorzaken van hoge bloeddruk	33
2.6.2	Gevolgen van hoge bloeddruk	34
2.6.3	Behandeling van hoge bloeddruk	34
2.7	Adipositas	36
2.7.1	Medische gevolgen van overgewicht	36
2.7.2	De begeleiding	37
2.8	Perifeer arterieel vaatlijden (PAV)	38
2.8.1	Vaatproblemen in de benen	38
2.9	Coronaire hartziekten	40
2.9.1	Angina pectoris	40
2.9.2	Instabiele angina pectoris	42
2.9.3	Hartinfarct	43
2.9.4	Geneesmiddelen bij coronaire hartziekten	45

2.10	Hartfalen	47
2.10.1	De verschijnselen	48
2.10.2	Behandeling	48
2.11	**Ritmestoornissen**	48
2.12	**Cerebrovasculair accident (CVA)**	49
2.13	**Preventie is maatwerk**	51
2.13.1	Preventief medisch onderzoek heeft voor- en nadelen	51
2.13.2	Cardiovasculair risicomanagement	53
2.13.3	Het risicoprofiel hart- en vaatziekten	53
2.14	**De rol van de assistent bij CVRM**	55
2.14.1	Controlefrequentie van patiënten	55
2.14.2	Taken assistent	55
2.15	**Stoppen met roken**	56
3	**Chronische longziekten**	57
3.1	Inleiding	58
3.2	Astma en chronic obstructive pulmonary disease (COPD)	58
3.3	Hoe vaak komt het voor?	60
3.4	Oorzaak van astma en COPD	60
3.4.1	Hyperreactiviteit en allergie	62
3.5	Symptomen	63
3.5.1	Exacerbaties	65
3.5.2	Complicaties	65
3.6	Anamnese en onderzoek	66
3.7	Allergieonderzoek	66
3.8	Longfunctieonderzoek	67
3.9	Behandeling van astma en COPD	70
3.9.1	Geneesmiddelen	71
3.10	Controles van de astma- en COPD-patiënt	73
3.11	Waar doe je het voor?	74
3.12	Inhalatietechnieken	75
3.12.1	Goed inhaleren	75
3.12.2	Drie verschillende groepen inhalatoren	76
4	**Diabetes mellitus**	81
4.1	Wat is suikerziekte?	82
4.1.1	Wat gebeurt er bij een tekort aan insuline?	85
4.2	Type 1 en type 2	86
4.3	Diabetes mellitus type 2	87
4.4	Hoe wordt de diagnose gesteld?	87
4.5	Renale glucosurie	90
4.6	Het doel van de behandeling	90
4.7	De instelling van diabetes type 2	91
4.8	Controles van de diabetespatiënt	92
4.9	De diabetespatiënt die insuline gebruikt	93
4.9.1	Hypoglykemie, hypoglykemisch coma	93
4.10	De driemaandelijkse controle	94

4.11	De jaarlijkse controle	95
4.12	Diabetes en oogziekten	96
4.13	Diabetes en zwangerschap	96

5	**Bevolkingsonderzoeken**	97
5.1	**Bevolkingsonderzoek**	98
5.1.1	Inleiding	98
5.1.2	Voor- en nadelen	99
5.2	**Cervixcarcinoom**	102
5.2.1	Bevolkingsonderzoek op cervixcarcinoom	104
5.2.2	De oproep door de regionale Bevolkingsonderzoekorganisatie	104
5.2.3	De oproep bij de vrouw	105
5.2.4	Veelvoorkomende vragen na ontvangst van de oproep	105
5.2.5	Het spreekuur door de assistent	107
5.2.6	De uitslag	109
5.2.7	Non-responders en controleoproepen	109
5.2.8	De doktersassistent in opleiding	110
5.3	**Mammacarcinoom**	110
5.3.1	Bevolkingsonderzoek op mammacarcinoom	111
5.3.2	De oproep door de regionale Bevolkingsonderzoekorganisatie	112
5.3.3	De oproep bij de vrouw	112
5.3.4	Het onderzoek	113
5.3.5	De uitslag	113
5.4	**Darmcarcinoom**	114
5.4.1	Bevolkingsonderzoek op darmcarcinoom	115
5.4.2	De oproep door de regionale Bevolkingsonderzoekorganisatie	116
5.4.3	De oproep bij de mensen thuis	116
5.4.4	Het onderzoek	117
5.4.5	De uitslag	118

6	**Verrucae vulgares**	119
6.1	**Inleiding**	120
6.2	**Verrucae**	121
6.3	**Behandelingsmogelijkheden**	122
6.4	**Het wrattenspreekuur**	123
6.4.1	Techniek	123
6.4.2	Afleiding	124
6.4.3	Voorlichting	125
6.4.4	Afronding van het spreekuur	126
6.4.5	Conclusie	126

7	**Het bewegingsapparaat**	127
7.1	**Reumatische aandoeningen, inleiding**	128
7.1.1	Reumatoïde artritis	129
7.1.2	De ziekte van Bechterew	132
7.1.3	Fibromyalgie	133

7.2	**Artrose**	134
7.3	**Fractuurpreventie**	135
7.4	**Conclusie**	140
8	**Psychiatrie in de huisartsenpraktijk**	**141**
8.1	**Psychiatrie, inleiding**	142
8.2	**Stemmingsstoornissen**	145
8.2.1	Overspannen	145
8.2.2	Depressie	146
8.2.3	Tentamen suicidii	148
8.2.4	Bipolaire stoornis	150
8.2.5	Psychose	151
8.2.6	Schizofrenie	151
8.3	**Persoonlijkheidsstoornissen**	153
8.4	**Angststoornissen**	155
8.4.1	Behandeling van angststoornissen	157
8.5	**Slapeloosheid**	158
8.5.1	Behandeling van slapeloosheid	158
8.6	**Verslaving**	160
8.6.1	Problematisch gebruik van drank en drugs	160
8.7	**Cognitieve stoornissen (stoornis in kennen en weten)**	161
8.8	**Somatisch onbegrepen lichamelijke klachten**	162
8.9	**Conclusie**	163
9	**Veelvoorkomende chronische aandoeningen in de huisartsenpraktijk**	**167**
9.1	**De schildklier, inleiding**	168
9.1.1	Hyperthyreoïdie	169
9.1.2	Hypothyreoïdie	170
9.1.3	Struma	171
9.2	**Huidaandoeningen, inleiding**	171
9.2.1	Constitutioneel eczeem	171
9.2.2	Psoriasis	172
9.3	**Neurologische aandoeningen, inleiding**	173
9.3.1	Ziekte van Parkinson	173
9.3.2	Multipele sclerose	175
9.4	**Maag-darmaandoeningen, inleiding**	175
9.4.1	Ziekte van Crohn	176
9.4.2	Colitis ulcerosa	176
9.4.3	Stoma	177
9.5	**Moeheid, inleiding**	179
9.5.1	Moeheid als klacht	180
9.6	**Anemie**	181
9.6.1	IJzergebreksanemie	182
9.6.2	Anemie door vitamine B12-tekort	183
9.6.3	Zeldzame vormen van anemie	183
9.6.4	Klachten bij anemie	184
9.6.5	De taak van de assistent	184
9.7	**Conclusie**	184

Bijlagen 187
Woordenlijst 188
Literatuur 199
Register. 200

Algemene inleiding

1.1 Inleiding – 2

1.2 De huisarts in historisch perspectief – 2
1.2.1 De huisarts – 2
1.2.2 De doktersassistent – 4

1.3 NHG-standaarden – 4
1.3.1 Evidence Based Medicine – 4
1.3.2 De NHG-standaarden – 5

1.4 Protocollen – 6

1.5 Een eigen spreekuur – 6

1.6 Begeleiding chronisch patiënt – 7
1.6.1 Ketenzorg – 7
1.6.2 Persoonsgerichte zorg – 8

1.7 Chronisch ziek, hoe voelt dat? – 9

1.8 De patiënt – 9

1.9 De omgeving – 10

1.10 Financiële aspecten – 11

1.11 Gezonde geest in een gezond lichaam – 11

1.12 Herhaalrecepten – 12

1.13 Controles door de assistent – 13

1.14 Luisterend oor – 13

1.15 Conclusie – 14

© Bohn Stafleu van Loghum is een imprint van Springer Media B.V., onderdeel van Springer Nature 2019
M. C. A. P. J. van Abeelen, *Eigen spreekuur en chronische ziekten*, Basiswerk AG,
https://doi.org/10.1007/978-90-368-2293-0_1

Leerdoelen

Na het bestuderen van dit hoofdstuk ben je in staat:
- het ontstaan van de eigen spreekuren te plaatsen in een historisch perspectief;
- een beeld te schetsen van de veranderingen in de huisartsenpraktijk;
- de betekenis van de NHG-standaarden uit te leggen;
- een protocol te definiëren;
- je plaats in het eigen spreekuur in te nemen;

en weet je:
- wat wordt bedoeld met chronische ziekten;
- wat het betekent om chronisch patiënt te zijn;
- welk verband er bestaat tussen lichamelijk en geestelijk welbevinden;
- welke rol de assistent speelt bij de begeleiding van chronische patiënten.

1.1 Inleiding

De veranderingen in de gezondheidszorg gaan snel. Het vak van de huisarts én dat van de doktersassistent is in de loop van de jaren sterk veranderd. De assistent is verantwoordelijk voor het zelfstandig uitvoeren van een aantal medische taken waarbij de triage aan de telefoon of balie tot een van de moeilijkste behoort. Tegenwoordig is het heel gewoon dat de assistent een uitstrijkje in het kader van het bevolkingsonderzoek zelfstandig afhandelt. Ook zien we in veel huisartsenpraktijken dat de assistent wratten-, diabetes- en hypertensiespreekuren zelf draait.

Nieuw in de praktijk

Mevrouw Van Dijk belt op voor een afspraak voor de controle van haar suiker. Ze laat die eens in de drie maanden controleren. De vorige keer is ze nog bij de huisarts geweest, nu komt ze eerst weer een paar keer bij jou op het diabetesspreekuur. Je kijkt in de agenda en maakt een afspraak voor donderdagmiddag, de vaste middag waarop jouw diabetesspreekuur is gepland. Op donderdag zit mevrouw Van Dijk in de wachtkamer. Je roept haar binnen in de onderzoekruimte en neemt volgens het protocol de anamnese af, controleert haar bloedsuikerspiegel en je regelt de herhaling van haar medicatie. Mevrouw Van Dijk praat honderduit en is blij dat jij alle tijd voor haar hebt. Bij de huisarts voelde ze zich toch altijd een beetje bezwaard omdat die het zo druk heeft.

1.2 De huisarts in historisch perspectief

1.2.1 De huisarts

Vroeger was de huisarts een solist. Hij hoefde weinig te organiseren en was het hele etmaal beschikbaar voor zijn patiënten. Zijn partner of huishoudster nam de telefoon aan. De taken van de huisarts werden in de loop der tijd steeds omvangrijker, het vak werd ingewikkelder en de patiënten werden mondiger. De toegenomen werkdruk maakte kleinere praktijken noodzakelijk. Was vroeger een praktijk van 4.000 tot 5.000 patiënten normaal, nu telt een gemiddelde praktijk 2.100 patiënten. De doktersassistent deed haar intrede. De eerste opleidingen voor doktersassistenten ontstaan in de jaren zestig. Het vak stond in de kinderschoenen, maar mede dankzij de toen opgerichte Nederlandse Vereniging van Doktersassistenten (1963) werden de belangen goed behartigd en kreeg de assistent een duidelijke plaats in de gezondheidszorg.

Nog een gevolg van de toegenomen werkdruk was de samenwerking van huisartsen in waarneemgroepen. In de jaren zeventig van de vorige eeuw werden (vaak op idealistische gronden) de eerste gezondheidscentra opgericht. Jonge progressieve artsen zetten zich af tegen de ouderwetse autoritaire huisartsen. De patiënt kreeg meer inspraak. In een gezondheidscentrum werkten huisartsen, fysiotherapeuten en wijkverpleegkundigen in loondienst samen. Daarbij hoorde een overlegcultuur die bij het tijdsbeeld van de jaren zeventig paste.

De meeste artsen bleven echter solist. Later werden er onderling wel steeds meer afspraken gemaakt over samenwerking, nascholing, intercollegiale toetsing en werkwijzen. De waarneemgroepen werden omgezet in HAGRO's (*HuisArtsenGRO*epen), waarin afspraken ook contractueel werden vastgelegd en niet alleen betrekking hadden op het waarnemen.

In de jaren tachtig werden de kosten voor de gezondheidszorg onbeheersbaar. De overheid en de zorgverzekeraars zagen en zien de huisarts als de poortwachter die regelt welke patiënt waar terechtkan. Hij scheidt flauwekul van ernst en bewaakt op deze manier de uitgaven. Toch blijven de kosten stijgen en moet er steeds meer bezuinigd worden. De huisarts moet kleine ingrepen vaker zelf doen, patiënten worden sneller uit het ziekenhuis ontslagen. Meer mensen krijgen psychische problemen en de huisarts moet de overvolle geestelijke gezondheidszorg ontlasten door minder ernstige problemen zelf aan te pakken. De gemiddelde leeftijd neemt toe: door de leeftijdsopbouw van de Nederlandse bevolking groeit het aantal ouderen de komende jaren (vergrijzing). Mensen willen weer thuis sterven.

De huisartsen staan onder druk om naast behandelende meer preventieve taken op zich te nemen. Er moet doelmatiger (dus minder en goedkoper!) worden voorgeschreven. De werkdruk voor huisartsen neemt dus nog steeds toe. Daarnaast stelt de overheid meer eisen aan de kwaliteit van de huisarts. Hij moet meedoen aan het farmacotherapeutisch overleg (FTO): een maandelijks overleg tussen HAGRO en apothekers waarin besproken wordt welke medicijnen het best bij een bepaalde ziekte kunnen worden voorgeschreven. Uiteraard speelt een kostenanalyse hierbij een belangrijke rol.

De huisarts moet ongeveer veertig uur per jaar deelnemen aan goedgekeurde nascholingen om zijn registratie als huisarts te kunnen behouden.

Het Nederlands Huisartsen Genootschap (NHG) geeft de NHG-standaarden uit. Hierin staat beschreven hoe een huisarts moet handelen bij een bepaalde ziekte of aandoening. De huisarts mag hiervan afwijken, maar als er problemen ontstaan en hij zich moet verantwoorden, moet hij heel goed kunnen aangeven waarom hij van de standaard is afgeweken.

Artsen ervoeren het draaien van avond- en nachtdiensten als een grote belasting. Tijdens een dienst nam de huisarts de zorg voor vijf tot zeven praktijken over. Hij had het dan niet zo druk, maar moest wel vaak dienst doen. Door voor meer praktijken te gaan zorgen kreeg hij het wel drukker tijdens een dienst, maar hoefde hij veel minder vaak dienst te doen. Omdat er veel meer patiënten belden of langskwamen was het ook mogelijk om het werk effectiever in te richten en kon de doktersassistent bij de dienst betrokken worden. Aan de telefoon kon ze een groot aantal zaken zelf afhandelen en daardoor ontlastte ze de huisarts. Overal in Nederland zijn er nu samenwerkingsverbanden waarbij de huisarts tijdens de avond- en nachtdiensten vanuit een centrale huisartsenpost zijn werk doet met ondersteuning van doktersassistenten die alleen op deze huisartsenpost werkzaam zijn.

Ook wordt bekeken of een huisarts in een HAGRO zich kan specialiseren op verschillende deelgebieden, bijvoorbeeld kleine verrichtingen, gesprekken, of beoordeling van ecg's. Daarvoor is het noodzakelijk dat de huisartsen dichter bij elkaar zitten. Er zijn nog maar enkele huisartsen die als solist werken. De meeste artsen kiezen voor samenwerkingsverbanden waarbij ze gezamenlijk in een nieuw gebouw zitten: huisartsen onder één dak (HOED).

De overheid blijft de huisarts als de spil en poortwachter van de gezondheidszorg zien. Er wordt daarom geld vrijgemaakt, zodat huisartsen een praktijkondersteuner somatiek (POH-S) en een praktijkondersteuner geestelijke gezondheidszorg (POH-ggz) of een nurse-practitioner in dienst kunnen nemen. Dit zijn medewerkers met een opleiding op hbo-niveau, die vaak meerdere huisartsenpraktijken 'verzorgen'. Het kunnen hbo-verpleegkundigen zijn, maar ook een doktersassistent of een mbo-verpleegkundige die een aanvullende opleiding op hbo-niveau heeft gevolgd.

1.2.2 De doktersassistent

Het zal je niet verbazen dat door de veranderingen in de taken van de huisarts en de toegenomen werkdruk ook de taak van de doktersassistent verandert. Van een administratieve kracht ontwikkelde de doktersassistent zich tot een belangrijke spil in de huisartsenpraktijk. De belangrijkste en moeilijkste taak is de triage, het beoordelen van binnenkomende telefoontjes en patiënten op noodzaak en urgentie. Ze handelt eenvoudige zaken af, geeft voorlichting over ziekten en geneesmiddelen. Ze regelt de planning van spreekuren, houdt voorraden bij en vult deze aan, legt zwachtels aan, verwijdert hechtingen en is onmisbaar om de toegenomen administratieve werkzaamheden in goede banen te leiden.

Van de huidige en toekomstige assistent wordt nog meer verwacht: een eigen rol in de begeleiding van diabetes-, hypertensie- en COPD- en astmapatiënten, een belangrijke rol in preventieve activiteiten, zoals griepvaccinaties, bevolkingsonderzoek op cervixcarcinoom en interventieprojecten op het gebied van hart- en vaatziekten.

De assistent werkt niet meer als solist maar vaker in een team. Als huisartsen samen in een gezondheidscentrum, groepspraktijk of in een HOED-constructie werken, zijn er verschillende doktersassistenten in de praktijk werkzaam. In 80 % van de praktijken werkt ook een hbo-medewerker. De praktijkondersteuner (POH) verricht zelfstandig huisartsgeneeskundige zorg. Ze richt zich hierbij op begeleiding en controle van chronische ziekten zoals diabetes, astma en COPD en op cardiovasculair risicomanagement. Naast de begeleidende taak heeft zij ook een zorgtaak bij chronische patiënten, patiënten met ingewikkelde zorgvragen, en preventieve taken als voorlichting of instructie aan bepaalde patiëntengroepen. Het is niet de bedoeling dat de POH taken van de assistent overneemt. De NVDA (Nederlandse Vereniging van Doktersassistenten) ziet de praktijkverpleegkundige dan ook niet als een concurrent van de assistent, integendeel: deze opzet biedt de assistent carrièreperspectief.

1.3 NHG-standaarden

1.3.1 Evidence Based Medicine

De NHG-standaarden worden vastgesteld door een commissie van huisartsen, specialisten en hoogleraren. Zij bepalen wat de beste wetenschappelijk onderbouwde behandeling van een ziekte of aandoening is. Dit doen ze door de meest actuele onderzoeken te bestuderen.

Deze onderzoeken moeten aan bepaalde eisen voldoen. Het gaat om dubbelblind onderzoek waarbij zowel de patiënt als de onderzoeker niet weten wat voor geneesmiddel ze voorschrijven of ontvangen. Zo blijft het onderzoeksresultaat objectief en wordt het niet beïnvloed door andere zaken. Ook uitkomsten van gerandomiseerde klinische onderzoeken (Randomised Clinical Trials (RCT)) worden gebruikt. Zo'n onderzoek deelt een groep patiënten willekeurig in tweeën en behandelt elke groep op een andere manier. Achteraf wordt gekeken of er verschil zit in de uitkomst en dat bepaalt wat de beste behandeling is. Er worden heel veel van deze onderzoeken gedaan en soms worden meerdere vergelijkbare onderzoeken samengevoegd en bestudeerd. Dit heet dan een meta-analyse van RCT's.

De beste behandeling wordt dus op basis van wetenschappelijk onderzoek bepaald en niet door jarenlange ervaring. Dit wordt aangeduid met de Engelse term Evidence Based Medicine. Binnen de gezondheidszorg moet je alleen die dingen doen waarvan bewezen is dat ze werken. Dat is doelgerichter en kan nodeloze behandelingen voorkomen. Daarnaast kan het ook kostenbesparend werken.

1.3.2 De NHG-standaarden

In 1989 verscheen de eerste NHG-standaard. Het was een richtlijn voor de behandeling van diabetes mellitus. Op dit moment zijn er standaarden voor de meest voorkomende ziekten en klachten in de huisartsenpraktijk. Deze richtlijnen zijn gepubliceerd maar worden ook regelmatig herzien. Door nieuwe onderzoeken veranderen de inzichten en de behandeling van ziekten steeds.

De komst van de standaarden versterkte de positie van de huisarts tegenover de specialist. De huisarts kon nu wetenschappelijk onderbouwd motiveren waarom hij patiënten niet doorverwees of waarom hij de voorkeur gaf aan een bepaalde behandeling. Ook krijgt bijvoorbeeld een hypertensiepatiënt in Limburg nu dezelfde behandeling als een patiënt in Groningen. Er kan duidelijk gemaakt worden waarom voor een bepaalde behandeling wordt gekozen en waarom andere behandelingen niet beter zijn of geen effect hebben. Het vak van huisarts is met de komst van de standaarden een stuk professioneler geworden en de kwaliteit van de huisartsenzorg is verbeterd.

De NHG-standaarden zijn terug te vinden op de NHG-site. Hier is altijd de laatste versie beschikbaar. De standaarden zijn geschreven voor artsen maar als assistent zul je van een aantal standaarden iets moeten weten. Als assistent geef je vaak informatie en voorlichting aan patiënten. Het zou niet goed zijn als jij wat anders zegt dan de huisarts. Als je zelfstandig een diabetes- of hypertensiespreekuur houdt, moet je goed kennisnemen van de betreffende NHG-standaarden en goede afspraken maken met de huisarts.

Voor de doktersassistent is er de NHG-TriageWijzer ontwikkeld. Dit is een klapper die je bij de telefoon kunt gebruiken om snel klachten op te zoeken, bijvoorbeeld koorts bij kinderen, diarree, hoesten. Aan de hand van de vragen en mogelijke antwoorden van de patiënten is het eenvoudiger om je beleid te bepalen. Ook is de NHG-TriageWijzer bedoeld om aan de telefoon de ernst van de situatie te kunnen inschatten: de triage. Hierbij bepaal je hoe snel de patiënt gezien moet worden door de huisarts op basis van de toestand van de patiënt en niet op basis van een diagnose.

De NHG heeft een voorlichtingswebsite voor patiënten: ▶ www.thuisarts.nl. Hier wordt in begrijpelijke woorden uitleg gegeven over aandoeningen en ziekten en de beste behandeling. Er wordt uitgelegd wat de patiënt er zelf aan kan doen en bij welke (alarm)signalen de patiënt de huisarts moet raadplegen.

Aanpassingen in de NHG-standaarden worden in de NHG-TriageWijzer doorgevoerd (elke twee jaar) en ook direct aangepast op de website ▶ thuisarts.nl.

1.4 Protocollen

Een protocol is een op schrift vastgelegde werkafspraak tussen de assistent, de huisarts en eventueel andere werkers (praktijkondersteuner, arts in opleiding). Hierin wordt vastgelegd hoe moet worden gehandeld, wie verantwoordelijk is, welk besluit genomen wordt in een bepaalde situatie, welke voorlichting gegeven wordt, hoe de registratie in het patiëntendossier eruitziet en wie daarvoor zorgt.

Het werken met protocollen heeft voordelen voor de huisarts, de assistent én de patiënt. De huisarts kan met een gerust hart een aantal werkzaamheden uit handen geven. Er is immers precies omschreven wat de assistent mag doen en wanneer ze de huisarts erbij moet roepen. De huisarts mag van de assistent verwachten dat ze zich aan een protocol houdt. Ook voor de assistent is het belangrijk dat de grenzen van haar verantwoordelijkheid vastliggen. De beslissingen zijn in het protocol vastgelegd. De kans dat je dingen vergeet te vragen of te onderzoeken wordt daardoor kleiner en dus ook de kans op fouten of vergissingen. Uiteraard is dit laatste ook in het belang van de patiënt. Daarnaast krijgt de patiënt, omdat het is vastgelegd, van iedereen dezelfde antwoorden op zijn vragen: advies en voorlichting zijn op elkaar afgestemd.

Een protocol wordt in gezamenlijk overleg opgesteld. Zowel de huisarts als de assistent moet ermee kunnen werken. Meestal wordt gekozen voor een 'stroommodel' waaruit blijkt wat je volgende handeling is. Een protocol is een hulpmiddel bij de praktijkvoering. Je moet het erbij kunnen pakken als je met een patiënt bezig bent. Een protocol van vier bladzijden is misschien wel heel erg compleet, maar verdwijnt vaak in een klapper en streeft dan zijn doel voorbij. Het is misschien goed als achtergrondinformatie, maar dan zal er ook een soort samenvattingskaart moeten komen.

Het mag duidelijk zijn dat met de komst van standaarden en protocollen de kwaliteit van de huisartsenzorg is toegenomen. Om de kwaliteit van zorg waar de patiënten recht op hebben steeds te handhaven en te verbeteren, is in grotere praktijken vaak iemand aangewezen die zich bezighoudt met kwaliteitszorg. Ook kunnen praktijken zich laten accrediteren door de NHG. De praktijk wordt dan doorgelicht en als alles in orde is, mag de praktijk een keurmerk gebruiken. Bij zo'n praktijkaccreditatie wordt gekeken naar de aanwezigheid van de praktijkinventaris, aanwezigheid van protocollen, naar procedures en systemen om de kwaliteit continu te bewaken, PDCA-cyclus (plan-do-check-act-cyclus waarin steeds alles geëvalueerd en bijgesteld wordt), bij- en nascholingen van alle personeelsleden, klachtenregelingen, enzovoort.

1.5 Een eigen spreekuur

De assistent zal patiënten steeds vaker zelfstandig afhandelen, binnen protocollair vastgestelde grenzen, om de huisarts te ontlasten. Hoever dit gaat is afhankelijk van de huisarts en van de praktijksituatie.

Sinds december 1997 is de Wet beroepen in de individuele gezondheidszorg (Wet BIG) van kracht. Hierin is geregeld dat de titel van acht beroepen, zoals arts, tandarts en verpleegkundige, beschermd is en dat wie in deze beroepen werkzaam is geregistreerd wordt. Aan de opleidingen voor deze beroepen worden kwaliteitseisen gesteld.

De NVDA, hierin gesteund door de LHV, pleit ervoor om het beroep van doktersassistent in de wet op te nemen omdat de doktersassistent zelfstandig medische taken verricht, zoals de triage aan de telefoon en medisch-technische handelingen, en zelfstandig eigen spreekuren draait. Tot op heden heeft de minister van Volksgezondheid hier geen gehoor aan gegeven. De NVDA heeft, om aan te kunnen tonen dat doktersassistenten beschikken over voldoende kwaliteit, hiervoor criteria opgesteld. Als je aan deze criteria voldoet, kun je je registreren bij Kwaliteitsregistratie en Accreditatie Beroepsbeoefenaren in de Zorg (KADIZ). Als je gediplomeerd bent, kun je je aanmelden voor dit register. Werkgevers kunnen dit register raadplegen en zien of je voldoet aan de gestelde kwaliteitseisen. Elke vijf jaar moet je je herregistreren. Dat kan alleen als je in die vijf jaar voldoende nascholingspunten (100) hebt gehaald en minstens een dag per week als doktersassistent hebt gewerkt. Je moet in die vijf jaar minimaal 2.080 uur gewerkt hebben.

De Wet BIG introduceerde voorbehouden handelingen. Dit zijn handelingen die alleen door een arts, tandarts of verloskundige mogen worden verricht, als ze daartoe bekwaam zijn. Een voorbehouden handeling waarmee je als assistent te maken krijgt is bijvoorbeeld het toedienen van een injectie. Je mag dit alleen doen in opdracht van de huisarts, als je bekwaam bent én als de huisarts toezicht kan houden of kan ingrijpen.

Onder deze omstandigheden ben je zelf verantwoordelijk voor de uitvoering van de handeling. Dat geldt overigens ook voor alle niet-voorbehouden handelingen. Als de patiënt door het handelen van de assistent schade lijdt, kan de assistent hiervoor verantwoordelijk worden gesteld. Er kan een schadeclaim volgen en bij ernstige fouten zelfs strafrechtelijke vervolging. De huisarts is als werkgever verzekerd tegen eventuele claims van patiënten tegen de assistent.

Vindt de assistent bij een driemaandelijkse controle van een diabetespatiënt eiwit in de urine, maar vergeet ze dit aan de huisarts door te geven, dan is dit verwijtbaar handelen. Als na drie maanden de nierafwijkingen zijn toegenomen, kan de patiënt jou ter verantwoording roepen. Maar ook als je het bloedsuikergehalte steeds verkeerd afleest, omdat je een nieuwe meter hebt waarvan je de gebruiksaanwijzing verkeerd hebt gelezen, gaat het om een verwijtbare fout. Jij moet bekwaam zijn om een handeling uit te voeren. De patiënt en de huisarts moeten hiervan op aan kunnen.

Het mag duidelijk zijn dat uitbreiding van taken en eigen spreekuren meer verantwoordelijkheid geeft. Anderzijds is het een uitdaging die het beroep van assistent meer inhoud geeft. Door nieuwe vaardigheden aan te leren in nascholingen, gestructureerd te werken met protocollen en terug te koppelen naar de huisarts is het een verantwoordelijkheid die past bij de assistent van nu.

1.6 Begeleiding chronisch patiënt

1.6.1 Ketenzorg

De toename van het aantal chronische patiënten maakt dat de zorgvraag ingewikkelder wordt. Ook zijn er steeds meer mensen betrokken rondom de zorg van één patiënt. Bij bijvoorbeeld een diabetespatiënt zijn de volgende mensen betrokken: huisarts, internist, oogarts, praktijkondersteuner, diëtiste, podotherapeut en de wijkverpleegkundige. Om samen te kunnen werken is een afstemming over wat er precies moet gebeuren noodzakelijk. De komst van zorgstandaarden waarin werd beschreven waaraan de zorg moest voldoen, en niet wie die zorg moest verlenen, maakte het mogelijk om die samenwerking meer gestalte te geven. De patiënt staat centraal en alle zorgverleners stemmen de zorg in een keten op hem af. Vandaar de naam ketenzorg. Omdat alle zorgaanbieders op een andere manier betaald werden, sommigen per verrichting, sommigen per uur, werden er nieuwe vormen van betaling ingevoerd, waaronder de integrale bekostiging. Hierbij spreekt een zorggroep een vast bedrag voor de gehele begeleiding van de patiënt af met de verzekeringsmaatschappijen. Deze zorggroepen (vaak huisartssamenwerkingsverbanden) fungeren als hoofdaannemer die contracten afsluit met de overige betrokken aanbieders van zorg als onderaannemer. De huisarts is onderaannemer en wordt betaald uit de zorggroep. De zorggroep is verantwoordelijk voor het nakomen van het contract met de verzekeringsmaatschappij. De zorggroepen hebben een manager in dienst die de administratieve en begeleidende taken op zich neemt. Er worden duidelijk meetbare resultaten afgesproken, de zogenoemde prestatie- en procesindicatoren. Bijvoorbeeld dat na een jaar een bepaald aantal patiënten gestopt is met roken of dat er bij 90 % van alle suikerpatiënten een fundusfoto (foto van de binnenkant van het oog) is gemaakt na één jaar. Omdat de nadruk te veel op deze indicatoren is komen te liggen en er geen verdere gezondheidswinst meer wordt behaald, zien we nu de beweging ontstaan dat er meer naar de patiënt in zijn geheel wordt gekeken en minder naar de waarden van de indicatoren. De uitkomsten van de indicatoren worden meer een hulpmiddel dan een doel op zich.

Op dit moment is er integrale bekostiging in de huisartsenzorg voor de keten diabetes mellitus, COPD en astma en cardiovasculair risicomanagement. Er wordt voor nog meer ziekten ketenzorg opgezet, maar de bekostiging is hiervan weer iets anders. Je moet dan denken aan ketenzorg bij depressie, kwetsbare ouderen en andere ketens op regionaal niveau. Een huisarts hoeft niet mee te doen aan de ketenzorg. Hij kan gewoon zijn eigen patiënten blijven behandelen volgens de NHG-standaard. De betaling blijft dan zoals die altijd al was, een bedrag op naam voor de ingeschreven patiënt en een bedrag per consult of visite. Ook de oogarts, internist en dergelijke worden dan op de oude manier betaald.

1.6.2 Persoonsgerichte zorg

In de meeste praktijken zitten de chronische patiënten in de ketenzorg. Nu blijkt dat ondanks de intensieve begeleiding de gezondheidswinst niet verder meer verbetert. Daarnaast is het door de toenemende vergrijzing een dure vorm van zorg. Behandelaars raken gefrustreerd en kijken naar andere begeleidingsmanieren waarmee in Amerika en Engeland al ervaringen zijn opgedaan. Als behandelaar volgen we over het algemeen het consultmodel waarbij we vragen hoe het met de patiënt gaat, onderzoek doen en concluderen hoe het gaat. Daarna geven we informatie en adviezen aan de patiënt. Veel van deze adviezen zal de patiënt, als ze niet aansluiten bij zijn belevingswereld en mogelijkheden, niet opvolgen.

Persoonsgerichte zorg is zorg waarbij de patiënt met zijn mogelijkheden centraal staat en niet zijn ziekte of klacht. De patiënt neemt de regie in eigen hand en beslist samen met de behandelaar over waar hij het over wil hebben, waar zijn doelen liggen en waar hij aan wil werken. Van de patiënt wordt dus een actievere rol verwacht en de behandelaar zal meer een coachende en begeleidende rol spelen. De nadruk wordt gelegd op positieve dingen die de patiënt zelf al probeert. Gekeken wordt naar waar hij over drie maanden of over een jaar wil staan en de patiënt kan zelf bepalen hoe hij daaraan gaat werken onder begeleiding van de zorgverlener.

Met persoonsgerichte zorg is nog maar op kleine schaal ervaring en er kunnen nog geen langetermijnconclusies uit de huidige pilots getrokken worden. Wat in ieder geval duidelijk is, is dat:
- er een duidelijk positief effect is op de relatie tussen de patiënt en behandelaar;
- er een toename is van de kwaliteit van zorg;
- er een toename is in het werkplezier van de behandelaar.

Ondanks deze positieve ervaringen met de persoonsgerichte zorg en het zelfmanagement van de patiënt gaat de invoering langzaam. Het blijkt dat deze nieuwe vorm van zorg een totaal andere manier van communiceren vergt. Het is een meer open, nieuwsgierige, meedenkende en coachende stijl. De behandelaar zal zich hierin moeten scholen en het duurt een tijdje voor deze stijl automatisch gaat. Als assistent krijg je hier ook zeker mee te maken. Maar ook voor de patiënt verandert er wat. In plaats van afhankelijk te zijn, zal hij aan een actievere rol gewend moeten raken.

1.7 Chronisch ziek, hoe voelt dat?

De meeste ziekten of aandoeningen zijn te genezen of gaan vanzelf over. Dit is zo vanzelfsprekend dat we er meestal niet bij stilstaan dat er een grote groep ziekten is waaraan we weinig kunnen doen. De aandoening is niet te genezen of blijft steeds terugkomen. We spreken dan van een chronische ziekte of aandoening.

> **Chronische ziekte en aan het werk?**
>
> Judith is 23 jaar en heeft astma. Ze gebruikt hiervoor dagelijks medicijnen in de vorm van een inhalator. Judith heeft een half jaar geleden haar diploma doktersassistent gehaald. Sindsdien heeft ze enkele sollicitatiegesprekken gehad. Telkens kreeg ze een afwijzing. De motivatie voor deze afwijzingen is altijd vaag en Judith heeft sterk de indruk dat het te maken heeft met haar astma. In de sollicitatiegesprekken meldde ze dit altijd eerlijk. Ze kan ook bijna niet anders, want in de herfst en de winter treedt nogal eens een verslechtering van haar gezondheid op. Ze is al een paar keer opgenomen in verband met haar benauwdheid. Door haar astma is ze in het verleden op de middelbare school, het vmbo, blijven zitten. Gedurende langere tijd kon ze de lessen niet volgen vanwege ziekenhuisopnamen. Judith zit in de put. Ze heeft het idee dat ze niet aan het werk komt door haar astma. Al haar extra inspanningen om de opleiding in drie jaar af te ronden zijn voor niets geweest. Ze heeft nog maar weinig vrienden over. De meesten hebben haar in de loop van de tijd laten vallen, omdat ze nooit meeging naar de disco en feestjes. Ze zien haar als een saaie meid, terwijl ze graag mee zou willen. Ze is ook wel eens mee geweest, maar toen lag ze twee dagen later in het ziekenhuis met een verergering van haar astma. De rook slaat meteen op haar luchtwegen. Judith heeft leren leven met haar ziekte en meestal kan ze het goed accepteren dat ze beperkingen heeft, maar nu ziet ze het even niet meer zitten.

In Nederland zijn 1,5 miljoen chronisch zieken. Dit zijn patiënten met bijvoorbeeld astma, reuma, suikerziekte, schildklieraandoeningen en hart- en vaatziekten.

In de huisartsenpraktijk krijg je als assistent regelmatig te maken met chronische patiënten en hun specifieke problemen.

1.8 De patiënt

Soms duurt het een tijdje voordat een diagnose gesteld wordt. De patiënt is dan door de medische molen gegaan en is blij dat eindelijk bekend is wat hij mankeert. Dan komen bij een chronische ziekte de onzekerheid en het besef dat hij een aandoening heeft waarmee hij de rest van zijn leven in meerdere of mindere mate rekening moet houden. Hij is opeens een chronische patiënt geworden.

Hij zal moeten leren accepteren dat de aandoening beperkingen met zich meebrengt. Bij hypertensie blijft dit beperkt tot dagelijks een tablet innemen om de bloeddruk te verlagen en viermaal per jaar een controlebezoek bij de huisarts. Bij andere ziekten kunnen de beperkingen ernstiger zijn. Je kunt dan bijvoorbeeld denken aan de verminderde mobiliteit bij een patiënt met reuma. Niet meer even naar de winkel kunnen gaan of naar de buren, omdat je zo moeilijk loopt. Of een patiënt met rugklachten die de hele dag rugpijn voelt. Of niet meer in staat zijn om je beroep uit te oefenen en daardoor je sociale contacten moeten missen.

Als iemand te horen krijgt dat hij een chronische ziekte heeft, zal het een tijdje duren voordat hij dit kan accepteren. De patiënt maakt verschillende fasen door. In eerste instantie zal de patiënt niet geloven dat hij die aandoening heeft of de ernst ervan niet willen inzien. Vaak wordt een patiënt ook opstandig ten opzichte van zichzelf of anderen: 'Waarom moet mij dit overkomen, ik heb toch altijd dit of dat ...' Ook is het normaal dat hij wat somber en neerslachtig wordt: 'Voor mij hoeft het zo niet verder, er is geen lol meer aan, laat mij maar met rust.' Deze fasen wisselen elkaar af en kunnen ook terugkomen. De meeste patiënten weten na enige tijd de draad weer op te pakken en de chronische ziekte met al haar beperkingen in hun leven een plaats te geven. Ze hebben 'ermee leren leven'. Dat is een geleidelijk proces en heel wat anders dan de meestal goedbedoelde opmerking van een arts of een assistent: 'Je moet ermee leren leven.' Die opmerking roept vaak irritatie op, omdat niemand kan vertellen hoe dat nu precies moet.

In 2014 heeft Machteld Huber vanuit het gezichtsveld van positieve gezondheid een nieuwe definitie voor gezondheid bedacht: *'Het vermogen om zich aan te passen en een eigen regie te voeren, in het licht van de fysieke, emotionele en sociale uitdagingen in het leven.'* Een chronische patiënt die met zijn ziekte heeft leren leven, heeft de regie over zijn eigen leven weer in eigen hand genomen en zich weten aan te passen.

1.9 De omgeving

In de casus hiervoor vertelt Judith dat haar kennissenkring steeds kleiner is geworden, omdat ze niet met haar vriendinnen kan uitgaan. Judith staat steeds vaker buiten het vriendenclubje. Vrienden kunnen afhaken, als partner of ouders zul je dat niet zo snel doen en zul je moeten leren omgaan met de beperkingen van de patiënt.

Het kan zijn dat je door de beperkingen van je partner bepaalde activiteiten niet meer gezamenlijk kunt ondernemen, zoals sporten of actieve vakanties. Soms is het helemaal niet meer mogelijk om nog op vakantie te gaan. Het kan zijn dat je je partner gedeeltelijk moet verzorgen. Dat de verwachtingen voor de toekomst moeten worden bijgesteld, omdat die nu niet meer haalbaar zijn door de nieuwe situatie: je hebt een partner met een chronische ziekte.

Ook voor kinderen kan er veel veranderen. Leeftijdgenootjes stoeien en voetballen met hun vader of gaan samen met hem naar een pretpark, terwijl je eigen vader al bekaf is als hij de trap op loopt en bijna nooit meer het huis uitkomt.

Wanneer iemand patiënt wordt, heeft dit ook gevolgen voor de mensen in zijn omgeving. Hoe groot die gevolgen zijn en welke beperkingen er zijn, hangt af van de aard en de ernst van de ziekte of aandoening.

1.10 Financiële aspecten

Judith werd geconfronteerd met afwijzingen op haar sollicitaties. Haar ziekte werd in de afwijzing niet als reden genoemd, omdat deze wettelijk geen grond voor een afwijzing is. Judith voelde echter heel goed aan dat dit zeker een belangrijke rol speelde. Het is moeilijk om als patiënt een nieuwe baan te vinden waarin rekening wordt gehouden met je beperkingen.

Soms heb je al een baan, maar kun je hierin niet werkzaam blijven. De werkgever is verplicht om te zoeken naar vervangend werk. Soms lukt dit niet en kom je, na in de Ziektewet te hebben gezeten, in de WIA (Wet werk en inkomen naar arbeidsvermogen). Als je niet meer deelneemt aan het arbeidsproces heeft dat, behalve dat je de sociale contacten met collega's mist, meestal forse gevolgen voor het inkomen. Financieel ga je erop achteruit. Er is minder geld om uit te geven, dus zullen er andere keuzes gemaakt moeten worden. Andere vakanties, kleinere auto, minder uitgaan, opzeggen van abonnementen of dure verenigingen. Terwijl er minder geld beschikbaar is, brengt een chronische ziekte vaak ook nog eens extra kosten met zich mee. Denk aan speciale diëten, aangepast vervoer, hulp in de huishouding en kosten voor medicijnen en gezondheidszorg.

Ook is het moeilijker om een verzekering af te sluiten, bijvoorbeeld een levensverzekering of een arbeidsongeschiktheidsverzekering. Het risico voor de verzekeraar is immers veel groter. Dit kan ook betekenen dat je geen hypotheek kunt krijgen van de bank om een eigen huis te kopen. De bank eist meestal dat de hypotheek gedekt wordt door een levensverzekering.

1.11 Gezonde geest in een gezond lichaam

Het lichamelijk welbevinden kan niet los gezien worden van het geestelijk welbevinden. Deze twee beïnvloeden elkaar. Stel dat je een beginnende griep hebt, de thermometer wijst 38 graden aan, je bent snotterig en moet hoesten. Het is acht uur 's avonds en je vriendin belt op met de vraag of je meegaat. Je hebt best zin in een gezellig etentje met vriendinnen. Waarschijnlijk ga je mee, omdat je je 'gezond' genoeg voelt. Als je die avond echter naar een saaie avondstudie moet, zeg je waarschijnlijk af, omdat je je 'te ziek' voelt om daar te gaan zitten. Je steekt toch niets op. Hoewel het klinische beeld hetzelfde is, is het 'ziektegevoel' dat je erbij hebt sterk afhankelijk van hoe je je verder voelt.

In feite spelen vier krachten een rol die elkaar sterk beïnvloeden en die niet los van elkaar gezien kunnen worden. Deze krachten zijn lichaam, denken, emotie en gedrag (zie ◘ fig. 1.1).

In het midden staat het lichaam, het lichamelijk welbevinden, hoe ziek je je voelt en hoe beperkt je bent in je lichamelijk functioneren. Het denken gaat over de manier waarop je naar jezelf kijkt, naar de wereld om je heen en hoe je over de toekomst denkt. Het denken kan vertraagd zijn of gepaard gaan met concentratieverlies. Het denken kan positief of negatief gekleurd zijn. De emotie gaat over hoe je je voelt. Verdrietig of opgewekt, blij, gelukkig, angstig of zelfverzekerd. Het gedrag ten slotte, is hoe je je gedraagt ten opzichte van anderen. Je kunt passief zijn, onrustig of agressief en prikkelbaar. Het gedrag kan claimend, zeurend of opbeurend zijn.

Al deze termen kunnen wat verwarrend overkomen. We zullen daarom eens kijken hoe ze van toepassing zijn op Judith, de werkloze assistent die in de put zit. Door haar aandoening heeft ze beperkingen als snel vermoeid zijn bij inspanning, waardoor ze niet kan sporten en het rustig aan moet doen. Dit zijn lichamelijke beperkingen waarmee ze goed kan leven. Nu

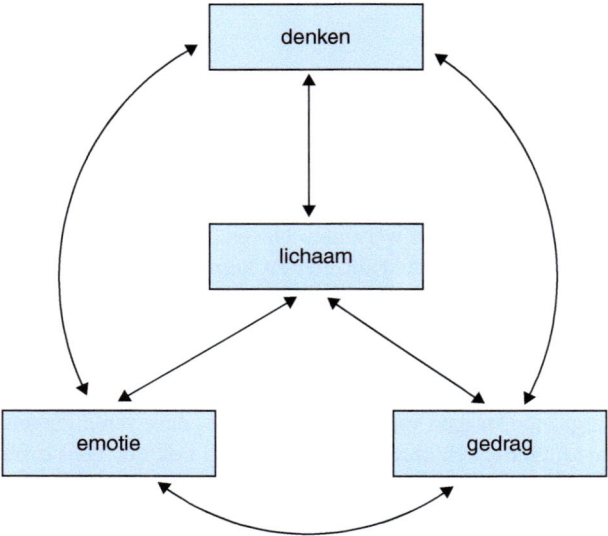

☐ **Figuur 1.1** De krachten tussen lichaam en geest

heeft ze een paar afwijzingen van sollicitaties gekregen. Ze denkt dat ze nooit meer aan de slag komt en dat de inspanning voor de studie voor niets is geweest. Daardoor voelt ze zich down. Doordat ze zich somber voelt, zegt ze allerlei afspraken af. Als er een vriendin komt, zit ze voornamelijk te klagen over haar astma en zeurt dat er niemand meer langskomt. Haar vriendin vindt het steeds vervelender om dit aan te horen en komt minder vaak. Judith vereenzaamt steeds meer en wordt somberder. Ze heeft meer last van haar benauwdheid en baalt dat ze niets kan en alleen maar thuis zit. Ze solliciteert niet meer, omdat niemand een astmalijder wil aannemen. Judith is in een neerwaartse spiraal terechtgekomen.

Wanneer zij iets aan haar gedrag zou veranderen, kan dit invloed hebben op haar zelfbeeld. Ze kan de draad oppakken en kijken wat ze met haar diploma nog meer zou kunnen doen.

Hoewel deze wederzijdse beïnvloeding van lichaam en geest al lang bekend is en de artsen hiermee wel degelijk rekening houden, is de acceptatie bij de patiënt een stuk minder. Wanneer je als huisarts een reumapatiënt naar een psycholoog verwijst dan roept dat erg veel weerstand op. Patiënten met chronische pijn worden soms verwezen naar het pijnteam in het ziekenhuis. In een pijnteam zit behalve de anesthesist ook altijd een klinisch psycholoog.

1.12 Herhaalrecepten

De meeste chronische patiënten gebruiken één of meer geneesmiddelen. Als assistent zorg je voor de herhaalrecepten. Vaak komen de aanvragen van de patiënten telefonisch binnen, via e-mail of via een speciale receptenlijn. Hierbij kan de patiënt direct de gegevens inspreken op een bandje dat de assistent later afluistert. Eerst moet duidelijk zijn om welk geneesmiddel van welke sterkte het gaat. Meestal roep je op de computer de patiënt op in het huisartseninformatiesysteem, zodat je alles kunt controleren. Als je de patiënt zelf aan de telefoon hebt, laat dan de patiënt het geneesmiddel en de sterkte zelf noemen en eventueel spellen om de kans op fouten zo klein mogelijk te houden.

In ieder geval moet je de volgende zaken weten voor het uitschrijven van een herhaalrecept:
- de persoonsgegevens van de patiënt;
- de naam van het geneesmiddel;
- de sterkte van het geneesmiddel;
- de hoeveelheid;
- het gebruik van het geneesmiddel.

Na controle kan het recept in de computer klaargezet worden, zodat de huisarts het digitaal kan ondertekenen. Het is belangrijk dat je de patiënt duidelijk uitlegt waar en wanneer hij het geneesmiddel kan ophalen. Afhankelijk van de praktijkorganisatie zijn er verschillende mogelijkheden.

Soms signaleer jij of de computer dat het geneesmiddel te vroeg of te laat wordt aangevraagd. Als iemand een **geneesmiddel** twee keer per dag moet nemen en hij kreeg 180 tabletten voorgeschreven dan is dat precies genoeg voor drie maanden. Als hij eerder of later belt, moet je als assistent daarop reageren. Vertel de patiënt dat je ziet dat hij te vroeg of te laat om een herhaalrecept vraagt. Vaak is er een goede verklaring. Hij heeft misschien een herhaalrecept van een waarnemend arts gekregen als hij te laat is. Of misschien is hij wel een strip kwijtgeraakt als hij te vroeg belt. Pas als blijkt dat de patiënt slordig met de inname van geneesmiddelen omspringt, is het jouw verantwoordelijkheid hieraan aandacht te schenken. Probeer de patiënt te overtuigen van de noodzaak van therapietrouw. Maak eventueel een afspraak op het spreekuur en bespreek het in ieder geval met de huisarts, zodat hij bij een volgend bezoek van de patiënt hierop kan terugkomen.

1.13 Controles door de assistent

Bij een aantal chronische ziekten word je als assistent nauw betrokken doordat je zelf de controles verricht, vaak in een eigen spreekuur. Patiënten met diabetes mellitus en hypertensie komen vier keer per jaar voor controle. De huisarts ziet deze patiënten, als alles goed gaat, één keer per jaar en de overige controles verricht de assistent. Deze controles verlopen volgens een protocol waarin precies staat wat je moet vragen en controleren; hoe je moet handelen wanneer afwijkingen worden gevonden en wanneer je de huisarts erbij moet roepen. Ook voor controle en begeleiding van patiënten met COPD, astma en schildklierafwijkingen wordt steeds vaker een beroep gedaan op de assistent. De verwachting is dat in de toekomst steeds meer taken aan de assistent gedelegeerd worden.

Doordat je deze patiënten met enige regelmaat ziet, bouw je een band met hen op. Patiënten zullen daarom **gemakkelijker** vragen en problemen aan jou voorleggen. Dat kunnen praktische vragen zijn over hun ziekte, over de uitslagen van de controle en vragen over de behandeling en alternatieven voor die behandeling. Daarnaast kunnen het ook persoonlijke problemen en vragen zijn, zoals onzekerheid over de toekomst, angsten en zorgen, eenzaamheid, financiële problemen en beperkingen die zij ervaren.

1.14 Luisterend oor

Wanneer patiënten aan de telefoon of op jouw spreekuur met allerlei persoonlijke zorgen en problemen komen, hoef je daar meestal geen pasklaar antwoord op te hebben. De patiënt weet ook wel dat je zijn problemen niet kunt oplossen. Vaak is hij al blij als hij iemand vindt die even naar hem wil luisteren en bij wie hij kan uithuilen of zijn hart kan luchten. Soms hoor je als het contact wordt afgesloten: 'U hebt me zo goed geholpen', terwijl je voor je gevoel alleen maar geluisterd hebt.

Er is echter ook een kleine groep patiënten aan wie je bewust of onbewust een hekel hebt. Je baalt, voelt je geïrriteerd of onzeker als ze op de praktijk komen of wanneer je ze aan de telefoon krijgt. Vaak ligt dit aan het gedrag van de patiënt. Ze kunnen zich heel zielig opstellen, steeds opnieuw in huilen uitbarsten of het is moeilijk het gesprek met hen te beëindigen, omdat ze erg langdradig zijn. Ze kunnen eindeloos zeuren en klagen. Of ze stellen zich agressief op tegenover de assistent, de praktijk, de huisarts, geneesmiddelen en de gezondheidszorg in het algemeen. Deze patiënten plaatsen jou in een positie waarin je wordt aangesproken op je gevoel. Bij de huilende en zeurende patiënt wordt een beroep gedaan op je hulpverlenende, zorgzame gevoel. Jouw mogelijkheden zijn echter zeer beperkt en je zult de patiënt niet op een voor hem bevredigende wijze kunnen helpen. Dit geeft gevoelens van onmacht en hulpeloosheid.

Bij de wat agressievere opstelling wordt een beroep gedaan op je beroepsgevoel en de loyaliteit ten opzichte van de huisarts. Je zult de neiging hebben hem te verdedigen of de patiënt ervan te verzekeren dat deze geneesmiddelen bij de meeste patiënten wel werken. Je voelt je aangesproken en de kans bestaat dat je in conflict komt met de patiënt.

Je eigen gevoel, meestal onbewust, maakt het moeilijk om op een professionele manier met de patiënt te communiceren. Je van deze gevoelens bewust zijn is een eerste stap. Je zult je daardoor minder snel in de rol laten drukken van 'verzorger' of je laten provoceren door commentaar op de gezondheidszorg. Daardoor kun je de contacten met deze patiënt op een professionele manier laten verlopen. De contacten zijn dan ook minder onaangenaam voor je. Een tweede stap is dat je je moet realiseren dat deze patiënten niet in staat zijn geweest hun chronische ziekte te leren accepteren. Je kunt hun gedrag zien als een onderdeel van hun chronische ziekte (zie ◘ fig. 1.1). Ondanks hun gedrag hebben ze recht op een professionele houding van de assistent.

1.15 Conclusie

Door verschillende maatschappelijke ontwikkelingen is het beroep van huisarts de afgelopen jaren sterk veranderd. De politiek ziet de huisarts als de spil van de gezondheidszorg. Door jarenlange bezuinigingen zijn steeds meer taken vanuit de tweede lijn bij de huisarts terechtgekomen. Omdat voorkomen nog steeds beter is dan genezen, wordt van de geautomatiseerde huisarts verwacht dat hij zijn preventieve taken uitbreidt. Ondanks de praktijkverkleining is de werkdruk nog steeds hoog. Binnen de beroepsgroep wordt gewerkt aan een oplossing voor de problemen die zich in de naaste toekomst voordoen. Door de toegenomen werkdruk wordt steeds meer werk aan de assistent gedelegeerd. Het draaien van eigen spreekuren met een hoge mate van zelfstandigheid binnen duidelijk in een protocol vastgelegde grenzen, moet de werkdruk verlichten. Het vak van doktersassistent wordt daarmee boeiender en gevarieerder. De huisarts als solist verdwijnt en maakt plaats voor gezondheidscentra waar naast de huisarts meerdere praktijkondersteuners van de huisarts (POH) werkzaam zijn. Te denken valt aan de POH-somatiek, POH-ggz, POH-ggz-jeugd en nurse-practitioners.

Als assistent heb je een belangrijke taak bij de begeleiding van chronische patiënten. Je bent een laagdrempelig aanspreekpunt in de praktijk. Je krijgt de patiënten aan de telefoon voor herhaalrecepten of je ziet hen bij controles. Door de band die je opbouwt zal een patiënt gemakkelijk met zijn problemen bij je komen. Een luisterend oor of een correcte verwijzing naar een patiëntenvereniging kunnen voor een patiënt van grote waarde zijn. Elke chronische ziekte of aandoening heeft ook invloed op gedrag, denken en emotioneel functioneren van een patiënt. Meestal kan een patiënt na verloop van tijd zijn beperkingen accepteren. Sommige patiënten irriteren door hun gedrag, maar als je je bewust bent van deze irritatie en de achterliggende mechanismen, kun je hierop professioneel reageren.

Tot slot geven we een puntsgewijze opsomming van de belangrijkste onderwerpen van dit hoofdstuk.

- Huisartsen zijn de spil en poortwachter in de gezondheidszorg.
- Door de vergrijzing, de verschuiving van de tweede naar de eerste lijn en de preventieve activiteiten is de werkdruk sterk toegenomen.
- Steeds meer taken worden gedelegeerd aan de assistent.
- NHG-standaarden geven de beste behandeling weer van een bepaalde ziekte of aandoening en vormen een richtlijn waarvan artsen alleen met goede redenen kunnen afwijken.
- De NHG-standaarden komen tot stand na uitgebreid wetenschappelijk onderzoek.
- Een protocol is een werkafspraak tussen de assistent en de huisarts.
- Volgens protocol werken heeft voordelen voor arts, assistent en patiënt. De kans op fouten wordt sterk verkleind en de verantwoordelijkheden zijn afgebakend.
- In de ketenzorg staat de patiënt centraal, de zorgverleners stemmen de zorg optimaal op elkaar af.
- Het houden van eigen spreekuren geeft het vak van doktersassistent een nieuwe dimensie en uitdaging.
- Chronische ziekten en aandoeningen kunnen in meerdere of mindere mate voor beperkingen zorgen.
- Een patiënt moet een aandoening leren accepteren. Daarvoor is tijd nodig.
- Lichamelijke beperkingen hebben invloed op gedrag, emoties en denken van de patiënt.
- Er bestaat een wisselwerking tussen gedrag, emoties, denken en lichamelijk welbevinden.
- Partners, familieleden en vrienden moeten ook de beperkingen van de patiënt leren accepteren.
- Als assistent verzorg je de herhaalrecepten, hierbij heb je een controlerende en signalerende functie.
- Als assistent verzorg je volgens protocol een aantal controles van onder andere diabetes- en hypertensiepatiënten.
- Als assistent heb je een taak bij de begeleiding van de patiënt als eerste aanspreekpunt.

Hart- en vaataandoeningen

2.1 Denken in risico's – 19

2.2 Arteriosclerose – 21
2.2.1 Verschijnselen van arteriosclerose in de verschillende organen – 23

2.3 Risicofactoren – 23

2.4 Roken – 29

2.5 Hypercholesterolemie – 30
2.5.1 De Body Mass Index – 31

2.6 Hypertensie – 32
2.6.1 Oorzaken van hoge bloeddruk – 33
2.6.2 Gevolgen van hoge bloeddruk – 34
2.6.3 Behandeling van hoge bloeddruk – 34

2.7 Adipositas – 36
2.7.1 Medische gevolgen van overgewicht – 36
2.7.2 De begeleiding – 37

2.8 Perifeer arterieel vaatlijden (PAV) – 38
2.8.1 Vaatproblemen in de benen – 38

2.9 Coronaire hartziekten – 40
2.9.1 Angina pectoris – 40
2.9.2 Instabiele angina pectoris – 42
2.9.3 Hartinfarct – 43
2.9.4 Geneesmiddelen bij coronaire hartziekten – 45

2.10 Hartfalen – 47
2.10.1 De verschijnselen – 48
2.10.2 Behandeling – 48

2.11 Ritmestoornissen – 48

© Bohn Stafleu van Loghum is een imprint van Springer Media B.V., onderdeel van Springer Nature 2019
M. C. A. P. J. van Abeelen, *Eigen spreekuur en chronische ziekten*, Basiswerk AG,
https://doi.org/10.1007/978-90-368-2293-0_2

2.12	Cerebrovasculair accident (CVA) – 49
2.13	Preventie is maatwerk – 51
2.13.1	Preventief medisch onderzoek heeft voor- en nadelen – 51
2.13.2	Cardiovasculair risicomanagement – 53
2.13.3	Het risicoprofiel hart- en vaatziekten – 53
2.14	De rol van de assistent bij CVRM – 55
2.14.1	Controlefrequentie van patiënten – 55
2.14.2	Taken assistent – 55
2.15	Stoppen met roken – 56

Leerdoelen

Aan het eind van het hoofdstuk weet je:
- dat arteriosclerose een belangrijke doodsoorzaak is bij de mens;
- welke risicofactoren de kans op arteriosclerose beïnvloeden;
- welke patiënten in aanmerking komen voor cardiovasculair risicomanagement (CVRM);
- hoe het risico van arteriosclerose verkleind kan worden door behandeling van risicofactoren;
- roken, verhoogd cholesterol en hypertensie te beschrijven als risicofactoren voor arteriosclerose;
- wanneer patiënten behandeld moeten worden;
- de ziektebeelden te beschrijven die het gevolg zijn van arteriosclerose:
- in de slagaders van het hart: angina pectoris en hartinfarct, de coronaire hartziekten (CHZ);
- in de slagaders naar de hersenen: cerebrovasculaire accidenten (CVA);
- in de slagaders naar en in de benen: perifeer arterieel vaatlijden (PAV).

2.1 Denken in risico's

Het verouderingsproces van de slagaders blijkt bij sommige mensen wat sneller te verlopen dan bij andere. De precieze oorzaak is niet bekend, maar een aantal factoren zou dit proces kunnen versnellen. Men spreekt van risicofactoren omdat het risico is toegenomen. Dat wil dus niet zeggen dat het ook zal optreden. Het zegt iets over groepen mensen, niet over de individuele patiënt.

> **Angst voor een hartinfarct**
>
> 'Dag meneer Van den Oever. U bent erg geschrokken omdat uw broer op jonge leeftijd een hartinfarct heeft gekregen. Dat begrijp ik. En u hebt gelijk, er zijn families waarin hartinfarcten meer voorkomen dan gemiddeld. U wilt laten onderzoeken of u ook een grotere kans maakt op een infarct. En of u iets kunt doen om die kans te verkleinen. Dat is inderdaad een goede vraag. We kunnen tegenwoordig een aardige inschatting maken van iemands kansen op een hartinfarct en op andere ziekten van de bloedvaten. Als u maar goed bedenkt dat het om kansen gaat en niet om zekere voorspellingen. Of u zelf iets nuttigs kunt doen? Jazeker! Want hoe uw kans ook uitvalt, een aantal maatregelen is altijd gunstig. Laten we het eerst eens hebben over roken …'

Net als in de casus wil de individuele patiënt graag weten hoe hij ervoor staat en wat voor maatregelen hij moet nemen om zijn risico op een ernstige aandoening te verkleinen. Algemene maatregelen zoals beweging, gezond eten en stoppen met roken zijn verstandig en voor iedereen eenvoudig uit te voeren (zie ◘fig. 2.1). Het wordt moeilijker als het gaat om maatregelen die ingrijpender zijn, zoals het voorschrijven van medicijnen. Behalve dat het duur is, bestaat er altijd een kans op bijwerkingen, moet de patiënt vaak gecontroleerd worden en zal de gezonde mens ineens 'patiënt' worden. Omdat denken in risico's erg moeilijk is, geven we een bedacht voorbeeld van een alledaagse situatie. Het risico om een lekke band met de scooter te krijgen.

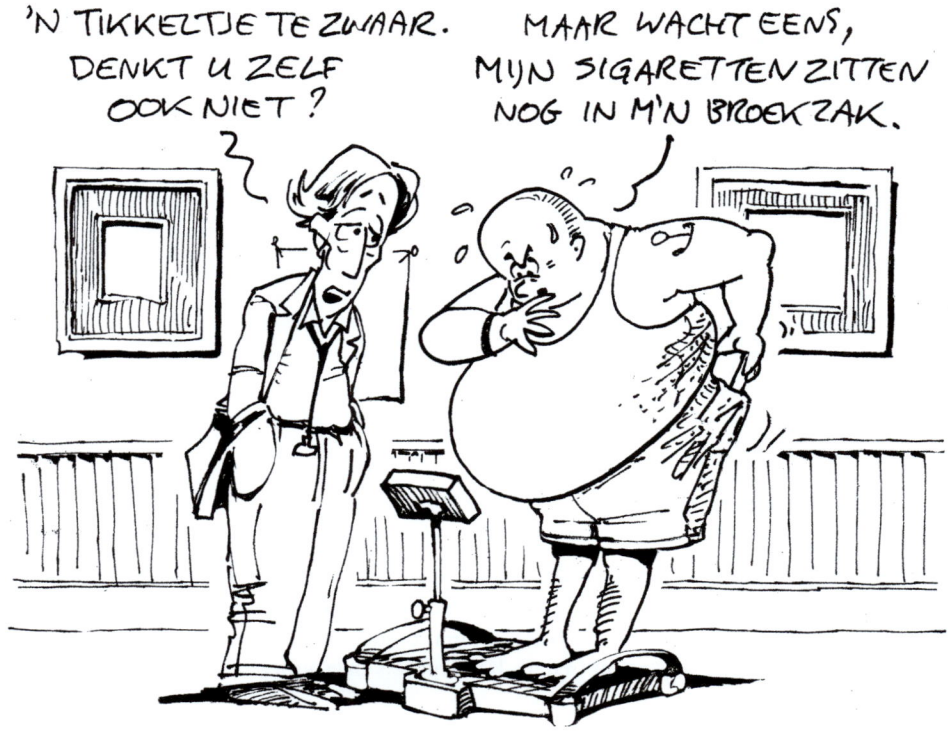

◘ **Figuur 2.1** Beïnvloedbare risico's

Risicobepaling: nieuwe banden of niet?
Stel dat je wanneer je met een scooter door glas rijdt op nieuwe banden, een kans van 1 % hebt om een lekke band te krijgen.
Als je op een scooter rijdt met oude gladde banden dan is de kans op een lekke band groter wanneer je door glas rijdt dan wanneer je spiksplinternieuwe banden hebt.
Stel dat met oude banden dit risico twee keer zo groot is, namelijk 2 %. Als je twee groepen van 1.000 scooterrijders vergelijkt dan krijg je de volgende situatie:
- Als 1.000 mensen met nieuwe banden door glas rijden dan krijgen er 10 een lekke band en 990 niet.
- Als 1.000 mensen met oude banden door glas rijden dan krijgen er 20 een lekke band en 980 niet.

Als jij nu oude banden hebt, is dit sommetje dan een reden om je banden acuut te vervangen? Waarschijnlijk heb je er het geld niet voor over. Je weet immers niet tot welke groep je behoort. De kans op een lekke band blijf je houden ook al koop je direct nieuwe banden (10 van de 1.000). Omgekeerd moet je bij 1.000 brommers de banden vernieuwen om daarmee maar 10 lekke banden te voorkomen (ondanks de nieuwe banden krijgen nog steeds 10 mensen een lekke band; als je met oude banden blijft rijden zijn er dit 20, dus een winst van slechts 10), oftewel 990 banden worden vernieuwd zonder dat het iets oplevert. Een dure grap!

Omdat er veel verschillende risicofactoren een rol spelen, worden huisartsen geholpen bij het nemen van de beslissing om wel of niet te behandelen. Er bestaan risicoprofielen waaruit blijkt of het zinvol is iemand te behandelen. Als uitgangspunt wordt het absolute risico genomen dat een patiënt in de volgende tien jaar een hart- en vaatafwijking krijgt. In de NHG-standaard *Cardiovasculair risicomanagement* (CVRM) wordt dit beschreven. Het doel van deze standaard is om risicofactoren op te sporen, te behandelen en te volgen en om de patiënten met een verhoogd risico op hart- en vaatziekten (HVZ) te adviseren en begeleiden om daarmee de kans op het krijgen van deze aandoeningen gunstig te beïnvloeden.

Hart- en vaatziekten zijn in Nederland de belangrijkste tweede doodsoorzaak bij vrouwen en mannen. In 2017 stierven bijna 40.000 mensen aan HVZ, 25 % van alle sterfte (bron: ▶ opendata.cbs.nl).

Van de bevolking tussen 35 en 70 jaar heeft 25 % een cholesterol van boven de 6,5 mmol/l en 50 % een verhoogde bloeddruk. Boven de leeftijd van vijftien jaar rookt 25 % van de bevolking en 45 % van boven de twintig jaar heeft overgewicht (bron: NHG-standaard CVRM).

2.2　Arteriosclerose

Arteriosclerose, in het Nederlands vaak aderverkalking genoemd, zou eigenlijk slagaderverkalking moeten heten omdat het zich afspeelt in de arteriën en niet in de venae. Het proces van arteriosclerose verloopt zeer ingewikkeld en is nog steeds niet helemaal opgehelderd (zie ◘ fig. 2.2).

Arteriosclerose is een normaal verouderingsproces dat bij iedereen optreedt maar bij sommigen vroeger en sneller dan bij anderen. Het begint meestal met een vettige aanslag in de slagaders, vaak op plaatsen waar slagaders zich splitsen. Mogelijk dat door onregelmatigheid in de bloedstroming deze vettige aanslag optreedt. Soms wordt dit al bij kinderen gevonden. Op deze vette aanslag kan het slechte cholesterol (LDL) zich hechten en wordt waarschijnlijk het endotheel, de binnenbekleding van het bloedvat beschadigd. Via deze beschadiging treden er vetafzettingen van cholesterol en calcium op in de vaatwand. Dit wordt een 'plaque' genoemd. Deze arteriosclerotische plaques zorgen ervoor dat de vaatwand stugger en minder elastisch wordt. Ook kan de plaque dikker worden en zo langzaam het bloedvat vernauwen. Meestal gaat dit proces langzaam, je moet denken in jaren. Het lichaam gaat naar andere wegen zoeken om voldoende bloed naar de weefsels te vervoeren. Er worden natuurlijke omleidingen gevormd. Dit noemt men collateraalvorming. Het lichaam heeft een grote reserve, meestal geeft een bloedvat pas klachten als er meer dan 70 % is afgesloten.

Hoewel arteriosclerotische plaques pas laat problemen opleveren vormen ze een zwakke plek in de arteriën. Er kan een klein scheurtje in ontstaan waardoor het onderliggende weefsel vrij komt te liggen. Het lichaam zal direct reageren door dit 'gat in het bloedvat' te willen dichten. Bloedplaatjes gaan erop samenklonteren en het stollingsmechanisme wordt in gang gezet. Door de ontstane trombus (bloedprop) zal het toch al vernauwde bloedvat volledig worden afgesloten. Dit gebeurt van het ene op het andere moment. Het achterliggende weefsel krijgt geen zuurstof meer en zal afsterven, het wordt necrotisch. Necrose als gevolg van afsluiting van een bloedvat wordt ook wel infarct (hartinfarct) genoemd. Dit ontstaat dus zeer acuut en gaat gepaard met heftige pijn. Treedt dit verschijnsel op in de benen dan spreken we van gangreen.

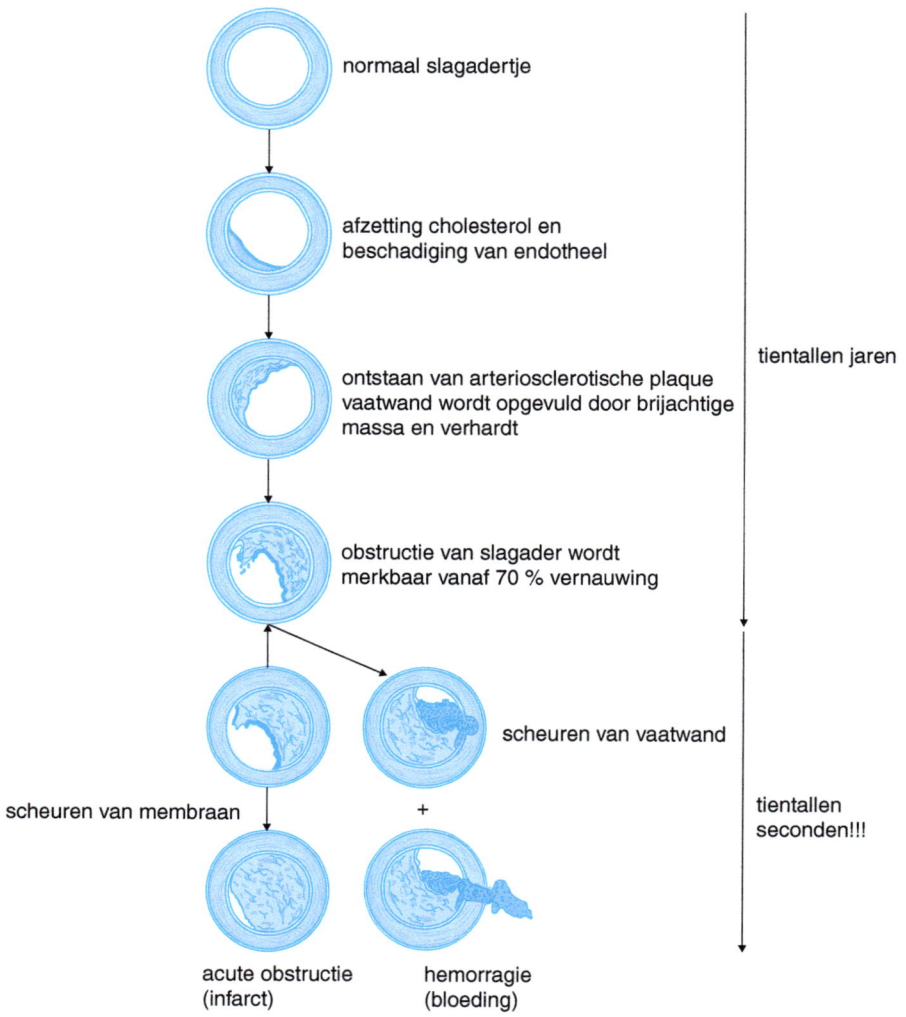

Figuur 2.2 Het proces van arteriosclerose

Soms ontstaat op een arterioseroseplek in een groot vat een trombose (stolsel) dat het vat niet afsluit. Dit komt bijvoorbeeld voor in de halsslagader, de aorta of de bekkenslagaders. Uit zo'n trombosehaard kan een stuk van een trombus losraken en met het bloed vervoerd worden naar een andere plaats in het vaatstelsel. Komt dit stuk van een trombus terecht in een vat dat nauwer is dan de diameter van het stuk trombus, dan sluit dit het vat af; ook hier ontstaat zuurstofgebrek en eventueel necrose in de achterliggende weefsels. Een dergelijke losgeraakte trombus noemen we arteriële embolus; het verschijnsel noemen we embolie.

Een sclerotisch vat is niet meer elastisch. Het is bros en breekbaar geworden en het kan gemakkelijk barsten met als gevolg een inwendige bloeding (hemorragie), een bekend verschijnsel in de hersenen en soms in de grote lichaamsslagader (aorta).

Ook in een ader kan een trombose zich ontwikkelen. Dat heeft een geheel andere ontstaanswijze en heeft niets met arteriosclerose te maken. De diepveneuze trombose wordt veroorzaakt door veranderingen in de stolbaarheid van het bloed zoals na een operatie, na een bevalling, door medicijnen zoals de OAC, familiaire belasting en door langdurige (bed)rust. Als er een stukje losschiet van de trombus ontstaat een longembolie.

2.2.1 Verschijnselen van arteriosclerose in de verschillende organen

- **In de hersenen**

Wanneer er in een hersenvat een zodanige vernauwing optreedt dat een bepaald gedeelte van de hersenen ophoudt met functioneren, dan ontstaat een ziektebeeld met bepaalde uitvalsverschijnselen zoals halfzijdige verlamming, spraakstoornissen en halfzijdige uitval van het gezichtsveld.

Als deze verschijnselen kortdurend zijn en verdwenen voordat de huisarts de patiënt ziet, spreken we van een TIA (transient ischaemic attack). Een TIA is vaak een voorteken van een CVA (cerebrovasculair accident). Dit is een blijvende uitval van een hersengedeelte. Een CVA kan worden veroorzaakt door een trombose, een embolie of een hemorragie. De kans op het ontstaan van een CVA is in het eerste jaar na het doormaken van een TIA één op acht, daarna is de kans één op veertien.

- **In het hart**

Wanneer de vaten die de hartspier voeden sclerotisch zijn, kan de hartspier verzwakken en daardoor minder goed zijn pompfunctie vervullen. Dit kan onder meer leiden tot hartfalen. Een lokale vernauwing van een van de kransslagaders door arteriosclerose of trombose leidt tot een klachtenbeeld dat we angina pectoris noemen. Bij een volledige afsluiting treedt een hartinfarct op.

- **In het been**

Een gedeeltelijke afsluiting van een slagader naar het been of van de aorta zelf kan leiden tot claudicatio intermittens. De symptomen hiervan zijn een knijpende pijn in de kuit, die altijd optreedt na inspanning en die prompt weer wegzakt na rust. Mensen met deze ziekte lopen gedwongen door de pijn in kleine trajecten, steeds afgewisseld met rustpauzes. Naarmate de vernauwing in het vat toeneemt, worden de loopafstanden kleiner. Wanneer nog maar zeer weinig van de holte van het vat open is, kan de pijn in de kuit ook in rust blijven bestaan. Bij een totale afsluiting kan een deel van de voet necrotisch worden: gangreen.

Arteriosclerotische ziekten in het been worden perifere arteriële vaataandoeningen (PAV) genoemd.

▫Tabel 2.1 biedt een overzicht van de gevolgen van arteriosclerose in de verschillende delen van het lichaam.

2.3 Risicofactoren

Alle mensen krijgen als ze tijd van leven hebben arteriosclerose. De leeftijd waarop arteriosclerose optreedt, is echter zeer verschillend. Er zijn mensen die al met dertig jaar ernstig verstopte bloedvaten hebben, terwijl andere met tachtig jaar nog een vrijwel onbeschadigd vaatstelsel bezitten. We kunnen die verschillen niet precies verklaren, omdat van de echte oorzaak van arteriosclerose nog veel onduidelijk is.

Tabel 2.1 Arteriosclerose en de gevolgen in het lichaam

	langzaam progressief	acuut
hersenen	dementie	cerebrovasculair accident/transient ischemic attack
hart	angina pectoris hartfalen	myocardinfarct
benen	PAV	gangreen

Wel weten we heel veel over risicofactoren: factoren die het risico verhogen op ziekten die het gevolg zijn van arteriosclerose. Hoe meer risicofactoren iemand heeft, des te groter is de kans op vroegtijdige arteriosclerose. Voor mensen die geen enkele risicofactor hebben, is de kans op bijvoorbeeld een hartinfarct op jonge leeftijd zeer klein. Naarmate iemand echter meer risicofactoren verzamelt, stijgt de kans met elke nieuwe risicofactor sneller.

Het risico bij meer gelijktijdig aanwezige risicofactoren is groter dan je zou verwachten wanneer je het effect van alle aanwezige risicofactoren zou optellen: het geheel is meer dan de som der delen. Met andere woorden: één plus één is drie en niet twee, zoals je zou verwachten.

Er is tegenwoordig goed inzicht in het risico dat een mens loopt op hart- en vaatziekten, dankzij grote bevolkingsonderzoeken zoals het MORGEN-cohort (Monitoring Risicofactoren en Gezondheid Nederland), het ERGO-cohort (Erasmus Rotterdam Gezondheid Onderzoek) en de gegevens van het CBS (Centraal Bureau voor de Statistiek). De afgedrukte risicokaart (zie fig. 2.3) afkomstig uit de NHG-standaard *Cardiovasculair risicomanagement* is hierop gebaseerd.

Uit het feit dat het totale risico groter is dan de som van de risico's die het gevolg zijn van de afzonderlijke factoren, kun je twee dingen afleiden:
- In de eerste plaats zijn risicofactoren extra belangrijk voor mensen die al andere risicofactoren hebben. De arts zal een verhoogde bloeddruk vooral belangrijk vinden bij de patiënt die rookt en een verhoogd cholesterolgehalte heeft. Komt bij deze twee risicofactoren immers nog een derde dan stijgt het risico extra sterk.
- In de tweede plaats is duidelijk hoe belangrijk het is om juist bij mensen die meerdere risicofactoren hebben, de risicofactoren die je kunt beïnvloeden ook krachtig aan te pakken. Het gunstige effect op het totale risico is dan groot.

We zetten de belangrijkste risicofactoren van arteriosclerose hierna op een rij:
- De *leeftijd*. Deze is de belangrijkste risicofactor. Arteriosclerose is in principe een verouderingsziekte.
- Het *mannelijk geslacht*. Alleen al door zijn sekse heeft een man ongeveer tweemaal zo veel kans op ziekte door arteriosclerose op jonge leeftijd als een vrouw. Dit is de voornaamste reden waarom vrouwen gemiddeld maar liefst zes jaar ouder worden dan mannen. Mannen zullen daarmee moeten leven, maar vooral ook ernaar moeten leven. Dat wil zeggen, dat alle andere risicofactoren meer invloed hebben op mannen dan op vrouwen en dus vooral door mannen vermeden dienen te worden.
- De *erfelijke aanleg*. Voor mensen bij wie in de nabije familie veel arteriosclerotische ziekten voorkomen, geldt hetzelfde als hiervoor is vermeld voor mannen. Aangezien leeftijd op zichzelf een risicofactor is voor het krijgen van hart- en vaatziekten geldt als uitgangspunt voor het erfelijk belast zijn: het doormaken van een hart- of vaatziekte bij een eerstegraadsfamilielid voor het 65^e levensjaar.

2.3 · Risicofactoren

Risicotabel: 10-jaarsrisico op ziekte of sterfte door HVZ voor patiënten zonder HVZ

SBD	Vrouwen Niet-rookster					Vrouwen Rookster					Leeftijd	Mannen Niet-roker					Mannen Roker				
180	35	38	41	43	44	47	50	>50	>50	>50		>50	>50	>50	>50	>50	>50	>50	>50	>50	>50
160	28	31	33	35	36	38	41	44	46	48	70	45	48	>50	>50	>50	>50	>50	>50	>50	>50
140	22	24	26	28	29	31	33	36	38	39		37	40	42	44	46	49	>50	>50	>50	>50
120	18	19	21	22	23	25	27	29	30	32		30	32	34	36	38	40	43	45	48	50
180	14	17	20	24	30	27	32	37	45	>50		25	30	36	44	>50	45	>50	>50	>50	>50
160	10	12	14	17	21	19	22	27	32	39	65	18	21	26	32	40	33	39	47	>50	>50
140	7	8	10	12	15	14	16	19	23	28		12	15	18	23	29	23	28	34	42	>50
120	5	6	7	9	11	10	11	14	17	20		9	11	13	16	21	17	20	24	30	38
180	10	12	15	18	23	20	23	28	34	42		22	26	32	40	50	40	48	>50	>50	>50
160	7	8	11	13	16	14	17	20	24	30	60	15	19	23	29	36	29	35	42	>50	>50
140	5	6	7	9	12	10	12	14	17	21		11	13	16	20	26	20	25	30	38	47
120	4	4	5	7	8	7	8	10	12	15		8	9	12	15	19	14	18	22	27	34
180	5	6	8	10	12	10	12	15	18	22		13	16	20	26	32	25	31	38	47	>50
160	4	4	5	7	9	7	8	10	13	16	55	10	12	15	18	23	18	22	27	34	43
140	3	3	4	5	6	5	6	7	9	11		7	8	10	13	17	13	16	19	24	31
120	2	2	3	3	4	4	4	5	6	8		5	6	7	9	12	9	11	14	17	22
180	2	3	4	5	6	5	6	7	9	11		8	10	12	15	20	15	18	23	28	36
160	2	3	3	3	4	3	4	5	6	8	50	6	7	9	11	14	11	13	16	20	26
140	1	1	2	2	3	2	3	3	4	6		4	5	6	8	10	7	9	12	15	19
120	1	1	1	2	2	2	2	2	3	4		3	3	4	6	7	5	7	8	10	13
180	1	1	1	1	1	1	1	1	2	2		3	3	4	6	7	5	6	8	10	13
160	<1	<1	1	1	1	1	1	1	1	2	40	2	2	3	4	5	4	4	6	7	9
140	<1	<1	<1	1	1	<1	<1	1	1	1		1	2	2	3	4	3	3	4	5	7
120	<1	<1	<1	<1	<1	<1	<1	1	1	1		1	1	2	2	3	2	2	3	4	5
	4	5	6	7	8	4	5	6	7	8		4	5	6	7	8	4	5	6	7	8
	Ratio totaal cholesterol/HDL											Ratio totaal cholesterol/HDL									

Gebaseerd op gegevens van MORGEN- (RIVM) en ERGO-cohort (Erasmus MC) en Van Dis & Kromhout 2010.
HDL = high-density-lipoproteïne; SBD = systolische bloeddruk.

- < 10% risico op ziekte of sterfte door HVZ: leefstijladviezen indien daar aanleiding voor is, zelden medicamenteuze behandeling.
- 0% tot 20% risico op ziekte of sterfte door HVZ: leefstijladviezen, medicamenteuze behandeling alleen bij risicoverhogende factoren en SBD > 140 mmHg en/of LDL > 2,5 mmol/l.
- 20% risico op ziekte of sterfte door HVZ: leefstijladviezen, medicamenteuze behandeling als SBD > 140 mmHg en/of LDL > 2,5 mmol/l.

Het risico bij patiënten met DM of RA kan worden geschat door bij de actuele leeftijd van de patiënt 15 jaar op te tellen.

Figuur 2.3 Sterfte- en ziekterisico. (Bron: NHG-standaard Cardiovasculair risicomanagement)

— Een *verhoogd cholesterolgehalte* in het bloed. Cholesterol speelt een zeer belangrijke rol bij het ontstaan van arteriosclerose. Er is geen bepaalde waarde aan te geven waaronder het cholesterolgehalte 'normaal' is. Hoe hoger het cholesterolgehalte, hoe meer risico; hoe lager, hoe minder risico. Daarnaast speelt de verhouding tussen het LDL- en het HDL-cholesterol een belangrijke rol. Aangezien het niet zo eenvoudig is het risico als gevolg van een verhoogd cholesterolgehalte te verlagen, is het cholesterolgehalte vooral belangrijk als aanwijzing hoe stevig we de andere – hierna te noemen – risicofactoren moeten aanpakken. We komen er nog op terug.

— De *bloeddruk*. Hoe hoger de bloeddruk des te meer kans op ziekte en sterfte door arteriosclerose. Ook hier is geen duidelijke grens tussen 'normaal' en 'te hoog', maar er is een geleidelijke stijging van het risico. Vooral de systolische bloeddruk is van belang voor het bepalen van het risico. Ook hierop komen we terug.

- *Roken.* De belangrijkste risicofactor die we kunnen beïnvloeden. Het roken van vijftien sigaretten per dag verdubbelt het risico van sterfte, dertig sigaretten geven een risico van driemaal en veertig sigaretten viermaal het risico van de niet-roker. Roken is als risicofactor vooral belangrijk, omdat na stoppen met roken het risico in twee tot drie jaar daalt, in tien jaar tot bijna naar het niveau van de niet-rokers. Voor wie op latere leeftijd stopt zal het niet helemaal naar hetzelfde niveau dalen en blijft het risico iets hoger.
- *Overgewicht.* Een BMI (Body Mass Index) tussen de 30 en 35 geldt als een mild risicoverhogende factor, een BMI boven de 35 als een sterk risicoverhogende factor.
- *Te weinig lichaamsbeweging.* In Nederland wordt een matig intensieve lichaamsbeweging van dertig minuten per dag gedurende minstens vijf dagen per week geadviseerd. Hieronder verstaan we fietsen, flink wandelen of bijvoorbeeld tuinieren. Bij wie dit niet haalt, geldt dit als een mild risicoverhogende factor, bij wie nauwelijks beweegt als een sterk risicoverhogende factor.
- *Diabetes mellitus.* Suikerziekte verhoogt het risico van arteriosclerose enorm. Het risico is groter naarmate de diabetes slechter is ingesteld. Het risico wordt berekend door vijftien jaar op te tellen bij de werkelijke leeftijd van de patiënt.
- *Reumatoïde artritis.* Bij deze chronische ontstekingsziekte is het waarschijnlijk dat het endotheel van de arteriën ook ontstekingsverschijnselen en beschadigingen oploopt. Het risico wordt berekend door net als bij diabetes mellitus vijftien jaar bij de werkelijke leeftijd van de patiënt op te tellen.
- *Gestoorde nierfunctie.* Als de nieren niet meer goed functioneren, kan dat wijzen op beschadiging van de bloedvaatjes in de nieren. Dit is een aanwijzing voor het bestaan van beschadiging aan bloedvaten elders in het lichaam. Als uitgangspunt neemt men de geschatte (= estimated) glomerulaire filtratiesnelheid, de snelheid waarmee de nier een bepaalde stof (creatinine) uit het bloed filtreert. Deze eGFR berekent men uit het serumcreatinine, leeftijd, geslacht en afkomst.

Hoewel uit studies blijkt dat bij stress de kans op hart- en vaatziekten tweemaal zo hoog kan zijn, wordt het niet als een aparte risicofactor meegenomen. Het blijkt dat bij mensen met stress vaak ook andere risicofactoren sterk verhoogd zijn. Ongezond gedrag, alcoholgebruik, roken, verminderde lichaamsbeweging en minder therapietrouw. Verder is het moeilijk te meten hoe hoog de stress is en ook is het beloop hiervan steeds anders, van kortdurende drukke perioden tot bijna chronische stress.

Hierna volgt een aantal ingewikkeld lijkende tabellen. Deze zijn ontleend aan de MORGEN- en ERGO-cohortstudies. Je kunt in deze tabellen opzoeken welk percentage van de mensen gedurende een tijdsperiode van tien jaar een hart- of vaatziekte kan krijgen.

De risicokaart van ◘fig. 2.3 geeft aan wanneer een patiënt medicamenteus behandeld dient te worden. Alle patiënten krijgen leefstijladviezen. Als uitgangspunt wordt het absolute risico genomen dat een patiënt in de volgende tien jaar een hart- en vaatafwijking krijgt. Patiënten met een risico van 20 % of meer om in de volgende tien jaar een hart- en vaatafwijking te krijgen, worden medicamenteus behandeld. Patiënten met een risico van minder dan 10 % worden niet medicamenteus behandeld. Bij de patiënten met een risico tussen de 10 en 20 % bepalen de aanwezigheid van extra risicofactoren mee of ze wel of niet medicamenteus behandeld worden. In de tabel zijn de volgende risicofactoren meegewogen: mannen/vrouwen; niet-roker/roker; totaalcholesterol gedeeld door HDL; leeftijd (per stappen van vijf jaar) en de systolische bloeddruk (SBD).

Tabel 2.2 Inschatting extra risicofactoren

	niet risicoverhogend	mild risicoverhogend	sterk risicoverhogend
eerstegraadsfamilielid met op jonge leeftijd HVZ	geen	1 familielid < 65 jaar	≥ 2 familieleden < 65 jaar óf ≥ 1 familielid < 60 jaar
lichamelijke activiteit	≥ 30 min/d, ≥ 5 dgn/wk	< 30 min/d, ≤ 5 dgn/wk	sedentair (= inactief) bestaan
lichaamsbouw	BMI < 30 kg/m²	BMI 30–35 kg/m²	BMI > 35 kg/m²
eGFR	< 65 jaar: > 60 ml/min/1,73 m² ≥ 65 jaar: > 45 ml/min/1,73 m²	< 65 jaar: 30–60 ml/min/1,73 m² ≥ 65 jaar: 30–45 ml/min/1,73 m²	alle leeftijden: < 30 ml/min/1,73 m²

Voor inschatting van de extra risicofactoren wordt ◻tab. 2.2 gebruikt.

Wanneer er bij patiënten met een risico tussen de 10 en 20 % geen risicoverhogende factoren bij komen is het niet nodig om deze mensen medicamenteus te behandelen. Dat moet wel gebeuren als er één sterk risicoverhogende factor is of als er twee of meer mild risicoverhogende factoren aanwezig zijn.

We zullen aan de hand van een voorbeeld kijken hoe je het risico van een patiënt kunt bepalen.

Risicobepaling van meneer De Vries

Jan de Vries is 50 jaar. Hij rookt 15 sigaretten per dag. Zijn bloeddruk is 140/85 mmHg. Zijn vader kreeg een hartinfarct op 76-jarige leeftijd. Verder zijn er geen familieleden bekend met hart- en vaatziekten. Hij is verder goed gezond, geen suikerziekte of andere chronische ziekten. Zijn gewicht is 79 kg bij een lengte van 1.86 m. Hij fietst elke dag een half uur naar zijn werk en terug. Het laboratoriumbriefje laat onder andere de volgende uitslagen zien:
- Glucose 5.4 mmol/l
- Totaal Cholesterol 5.5 mmol/l
- HDL-Cholesterol 0,9 mmol/l
- Serumcreatinine 95 mmol/l

Met deze gegevens kunnen we aan de slag met de tabel (zie ◻fig. 2.3). Het gaat om een man, dus we moeten zoeken in de twee meest rechtse kolommen (onder Mannen). Hij rookt, dus blijft de meest rechtse kolom over (onder Roker). Hij is 50 jaar, dus naar het meest rechtse blokje naast deze leeftijd. Met een systolische bloeddruk (SBD) van 140 mmHg blijft de tweede onderste rij van dit blokje over. Om bij het juiste vakje uit te komen moeten we nog de Ratio totaalcholesterol/HDL berekenen. 5.5 gedeeld door 0.9 is 6.1. We ronden dit af op 6. Als we in de rij boven de 6 kijken zien we daar 12 staan. Dit betekent dat het absolute risico voor Jan de Vries 12 % is om binnen 10 jaar een hart- en vaatziekte te ontwikkelen of eraan te overlijden. Omgekeerd betekent dit ook dat het absolute risico om de komende 10 jaar volledig gezond te blijven 88 % is.

Als Jan zou stoppen met roken zou zijn risico dalen van 12 naar 6 %.

Het is belangrijk dat Jan leefstijladviezen opvolgt. Omdat het risico tussen de 10 en 20 % valt kan het nodig zijn dat Jan ook medicijnen gaat gebruiken. Daarvoor kijken we in ◘tab. 2.2.

We lopen ze even langs:
- Eerstegraads familielid: vader, maar op zijn 76ᵉ jaar dus dat telt niet. Niet risicoverhogend.
- Lichamelijke activiteit: 5 keer per week een uur fietsen naar het werk. Niet risicoverhogend.
- Lichaamsbouw: BMI is (79 kg/1.86²) 22,8. Niet risicoverhogend.
- eGFR: 72 ml/min/1,73 m² (Uit te rekenen met een formule of op internet enkele gegevens. Invullen: ► www.knmp.nl). Niet risicoverhogend.

Omdat er dus geen risicoverhogende factoren zijn, hoeft bij Jan geen medicatie te worden voorgeschreven.
Als Jan geen 50 maar 53 jaar is, hoe bepaal je dan zijn risico? Bij 50 is het 12 % en bij 55 is het 19 %. Je kunt er een beetje tussenin gaan zitten. 53 zit op iets meer dan de helft van 50 en 55. De helft tussen 12 en 19 is 15,5 dus iets meer is 16 %. Zo kun je voor alle mogelijke tussenwaarden het risico bepalen. Als je het heel precies wilt uitrekenen dan kan dat door te extrapoleren. Het is echter onzin in cijfers achter de komma het percentage te willen bepalen. Het zegt namelijk niets over de patiënt zelf, alleen maar over risico`s.

De NHG-standaard *Cardiovasculair risicomanagement* geeft aan wanneer het risico moet worden vastgesteld. Namelijk bij patiënten met doorgemaakte hart- en vaatziekte, met diabetes mellitus, met reumatoïde artritis of patiënten met chronische nierschade.

Daarnaast ook patiënten met een verhoogd familiair risico (vader, moeder, broer of zus met een HVZ voor het 65ᵉ jaar), patiënten met een verhoogde systolische bloeddruk van boven de 140 mmHg of die daarvoor behandeld worden, patiënten die bekend zijn met een totaalcholesterol boven de 6,5 mmol/l of die daarvoor behandeld worden en rokende patiënten ouder dan vijftig jaar.

We gaan nu een aantal risicofactoren (roken, verhoogd cholesterolgehalte, hypertensie) en ziekten die het gevolg zijn van arteriosclerose nader bekijken. De uitvoerige inleiding was nodig om te kunnen begrijpen waarom een bepaald cholesterolgehalte of een bepaalde bloeddruk voor de ene patiënt veel belangrijker is dan voor de andere.

Dus voor alle duidelijkheid: bij alle patiënten worden leefstijladviezen als eerste ingezet. Door het bepalen van alle risicofactoren kun je in de tabel (zie ◘fig. 2.3) het bijbehorende risico bepalen. Is dit kleiner dan 10 %, dan is er geen behandeling met geneesmiddelen nodig. Alleen als het risico groter is dan 20 %, of tussen de 10 en 20 % met extra risicofactoren (zie ◘tab. 2.2), worden met geneesmiddelen de beïnvloedbare risicofactoren aangepakt. Met welke geneesmiddelen staat hierna beschreven.

Als een patiënt bijvoorbeeld een bloeddruk van 150/85 mmHg heeft, dan kun je niet zeggen dat hij daar medicijnen voor moet gaan gebruiken. Je zult eerst alle risicofactoren in kaart moeten brengen voordat je daar een uitspraak over kunt doen.

◾ **Tabel 2.3** Sterfte aan longkanker aan de hand van de hoeveelheid dagelijks gerookte sigaretten

aantal sigaretten per dag	sterfte per 100.000 mensen per jaar aan longkanker
0	7
10	57
20	139
30	227

◾ **Tabel 2.4** Wel of niet roken? Met de kans op welke ziekte?

ziekte	kans om aan deze ziekte te sterven bij twintig sigaretten per dag ten opzichte van een niet-roker
longkanker	20x
bronchitis	6x
kanker slokdarm, mond en keel	4x
hartinfarct	3x
blaaskanker	3x
maagzweer	3x
hersentrombose	1,5x

2.4 Roken

Iedereen weet inmiddels dat roken een slechte gewoonte is. Het is goed dat je als assistent hiervan iets meer weet. De strijd tegen het roken is een van de belangrijkste opgaven van de preventieve geneeskunde, dat wil zeggen de geneeskunde die zich bezighoudt met het voorkómen in plaats van genezen van ziekten.

Roken is medisch gezien een ramp. In de eerste plaats kan roken longkanker veroorzaken. Hoe groot de kans is dat iemand aan longkanker overlijdt, vinden we in ◾tab. 2.3. Het betreft hier de sterfte aan longkanker bij mensen tussen 30 en 65 jaar. In de eerste kolom staat het aantal sigaretten dat iemand per dag rookt. In de tweede kolom staat het aantal mensen uit een groep van 100.000 volwassenen tussen 30 en 65 jaar dat per jaar aan longkanker overlijdt als ze dagelijks het aantal sigaretten roken uit de eerste kolom.

We kunnen de zaak ook anders bekijken. Voor een aantal veelvoorkomende ziekten is uitgerekend hoeveel méér kans iemand heeft om aan de ziekte te overlijden, wanneer hij twintig sigaretten per dag rookt, dan wanneer hij niet zou roken. Dit staat in ◾tab. 2.4.

Roken is hier aan de orde als risicofactor voor hart- en vaatziekten. Het is dus het gevaarlijkst voor mensen die al andere risicofactoren hebben, zoals hoge bloeddruk, een verhoogd cholesterolgehalte of diabetes.

Vrouwen die tijdens de zwangerschap roken, hebben aanzienlijk meer kans op een kind met een laag geboortegewicht of zelfs op een dode baby.

Ten slotte nog een cijfer. Wie met 25 jaar begint met per dag een pakje sigaretten te roken, leeft gemiddeld zes jaar korter dan wie nooit heeft gerookt. Van alle mensen die op jonge leeftijd beginnen met roken zal uiteindelijk de helft overlijden als gevolg van roken, tenzij ze stoppen met roken.

Al deze gegevens zijn alarmerend. Het is met het oog op de volksgezondheid dan ook van het grootste belang ernaar te streven dat zo veel mogelijk mensen stoppen met roken.

2.5 Hypercholesterolemie

Cholesterol is een bouwstof van de celwanden van onze lichaamscellen en van ons zenuwstelsel. Ongeveer 10 % van onze hersenen bestaat uit cholesterol. Het is een vetachtige stof die voorkomt in plantaardige en dierlijke vetten. Met deze vetten wordt cholesterol in het lichaam opgenomen. Cholesterol wordt echter vooral in het lichaam aangemaakt door de lever.

Een verhoogd cholesterolgehalte in het bloed is een risicofactor voor arteriosclerose en vooral voor ziekten van de kransslagader. Op zichzelf geeft een verhoogd cholesterolgehalte geen enkele klacht. Er is geen duidelijke grens aan te geven tussen normaal en verhoogd cholesterol: het risico stijgt namelijk naarmate het cholesterolgehalte toeneemt. In Nederland is de gemiddelde waarde van cholesterol voor mannen en vrouwen tussen de 12 en 79 jaar respectievelijk 5,1 en 5,2 mmol/l.

Bij de bepaling van het cholesterol heeft het de voorkeur om nuchter bloed te gebruiken. Voor de risicoschatting is het niet per se noodzakelijk maar je gaat dan in ieder geval uit van 'gestandaardiseerde' waarden. Voor het vervolgen van het effect bij behandeling met medicijnen is nuchter bloed noodzakelijk. Herhaald meten is alleen noodzakelijk als de waarde uitkomt rond de grens van wel of niet behandelen.

We maken in het totaalcholesterol een onderscheid in een fractie 'goed' cholesterol, het HDL-cholesterol, dat een zekere bescherming biedt tegen arteriosclerose, en een fractie 'slecht' cholesterol, het LDL-cholesterol, dat arteriosclerose bevordert. Het HDL staat voor high-density-lipoprotein, en het LDL staat voor low-density-lipoprotein. Dit zijn vettransporterende eiwitten in ons bloed die veel cholesterol bevatten. Omdat het HDL-cholesterol bescherming biedt, is niet zozeer het totaalcholesterol van belang als wel de verhouding tussen het HDL en het totaalcholesterol. Daarom wordt in de afgedrukte risicotabellen uitgegaan van de totaalcholesterol/HDL-ratio, of TC/HDL-ratio. Deze ratio is de uitkomst van het totale cholesterolgehalte gedeeld door het HDL-cholesterol, of in formule:

> cholesterolratio = totaalcholesterol : HDL-cholesterol

Bijvoorbeeld: als het totaalcholesterol 6,5 mmol/l en het HDL-cholesterol 1,1 mmol/l is, dan is TC/HDL-ratio = 6,5 : 1,1 = 5,9. In de risicotabel mag je dit naar boven afronden en kijken bij 6.

Cholesterol is een belangrijke risicofactor voor ziekten van de kransslagader. Dat betekent echter niet dat je je te veel moet voorstellen van de vermindering van het risico als het cholesterolgehalte verlaagt. Integendeel, de resultaten vallen vaak tegen. De bepaling van het cholesterolgehalte is nodig om het risico voor hart- en vaatziekten te kunnen vaststellen.

De behandeling van een te hoog cholesterolgehalte bestaat in de eerste plaats uit het adviseren van gewone gezonde voeding.

2.5 · Hypercholesterolemie

Tabel 2.5 Cholesterolsyntheseremmers NHG-standaard

stap 1	simvastatine 40 mg/d
stap 2 (bij onvoldoende resultaat)	vervang simvastatine voor atorvastatine 20 of 40 mg/d of rosuvastatine 10 of 20 mg/d
stap 3 (bij onvoldoende resultaat)	verhoog de dosis atorvastatine 80 mg/dag, rosuvastatine 40 mg/d
stap 4	overweeg verwijzing naar tweede lijn

Tabel 2.6 Body Mass Index

	mannen	vrouwen
overgewicht (BMI ≥ 25 kg/m^2)	53,3	46,6
matig overgewicht (BMI 25–29,9 kg/m^2)	40,5	31,0
ernstig overgewicht (BMI ≥ 30 kg/m2)	12,8	15,6

Percentage volwassenen met overgewicht en ernstig overgewicht in 2017 (Bron: CBS StatLine).

Als het cholesterol te hoog is en uit de risicotabel blijkt dat er behandeld moet worden, dan worden meestal medicijnen voorgeschreven die de aanmaak van cholesterol in de lever remmen, de zogenoemde cholesterolsyntheseremmers (zie tab. 2.5). Deze groep medicijnen, de statines, verlaagt het cholesterol met ten minste 18 % en verhoogt het HDL-cholesterol met 5 tot 8 %, zodat de verhouding gunstiger wordt. Het doel van de behandeling is om het LDL lager dan 2,5 mmol/l te krijgen. Een belangrijke bijwerking van de statines die bij 5 tot 18 % van de gebruikers voorkomt is spierpijn of spierstijfheid.

Natuurlijk worden eventueel andere risicofactoren zo veel mogelijk behandeld. Stoppen met roken is de belangrijkste. Roken beïnvloedt weliswaar niet het cholesterolgehalte, maar de combinatie van beide risicofactoren is extra gevaarlijk. Geadviseerd wordt om te zorgen voor een gezond gewicht (BMI minder dan 25) en voor voldoende lichaamsbeweging.

2.5.1 De Body Mass Index

De Body Mass Index (BMI) is een veelgebruikte maat om over- of ondergewicht vast te stellen (zie tab. 2.6). De BMI kun je berekenen met behulp van een formule, waarbij het gewicht wordt uitgedrukt in kilogrammen en de lengte in meters. De BMI bedraagt normaal 18–25 kg/m^2. Er is sprake van overgewicht bij 25–30 kg/m^2 en van medisch gevaarlijke vetzucht (adipositas) bij waarden boven 30 kg/m^2. De formule luidt als volgt:

> BMI = gewicht : (lengte)^2

Bijvoorbeeld: als het gewicht 65 kg is en de lengte 1,72 m dan bereken je de BMI als volgt:

> $65 : (1,72)^2 = 65 : (1,72 \times 1,72) = 65 : 2,9584 = 21,9 =$ afgerond 22 kg/m^2

■ Tabel 2.7   Meten van de buikomtrek

buikomtrek bij	licht verhoogd risico	sterk verhoogd risico
mannen	94–102 cm	> 102 cm
vrouwen	80–88 cm	> 88 cm

Het maakt wel uit waar het overtollige vet zich vooral bevindt. Vaak wordt onderscheid gemaakt tussen dikke mensen van het 'appeltype' en het 'peertype'. Medische risico's zijn vooral verbonden aan het 'appeltype', bij wie het vet zich afzet in de buik.

Het is mogelijk een indruk te krijgen van de mate van overgewicht door alleen de buikomtrek te meten (zie ■tab. 2.7). Dit geeft ook een indicatie voor het risico op hart- en vaatziekten.

2.6 Hypertensie

De druk in de slagaders van een mens wisselt voortdurend. Tijdens de systole van het hart is de druk het hoogst; tijdens de diastole, de rustfase van het hart, het laagst. Bij de eerste meting wordt de bloeddruk aan beide bovenarmen gemeten met behulp van een manchet van minstens 12–13 cm breed en 35 cm lang. Wanneer het verschil in bloeddruk tussen beide armen minder dan 10 mmHg is, dan kan in de toekomst worden gemeten aan de arm naar keuze. Als er meer verschil bestaat tussen de drukken aan beide armen, wordt in het vervolg gemeten aan de arm met de hoogste druk. Steeds wordt bij de zittende patiënt tweemaal gemeten, met minstens twee minuten tussen beide metingen. Het manchet moet zitten ter hoogte van het hart, dit is ongeveer halverwege het sternum (borstbeen). De hoogte van de bloeddruk wordt genoteerd op 2 mm kwik (Hg) nauwkeurig. De systolische druk is het moment waarop de harttonen voor het eerst worden gehoord, de diastolische druk wanneer ze geheel verdwenen zijn.

We spreken van hypertensie als de systolische druk hoger is dan 140, of de diastolische druk hoger dan 90 mmHg. De standaard gaat uit van streefwaarden.

Uit onderzoek is bekend dat de waarde in de spreekkamer door de spanning bij de patiënt vaak hoger is dan bij andere metingen. De waarde kan 7 tot 10 mmHg hoger uitvallen. Daarom wordt, zeker bij patiënten die op een grenswaarde zitten, geadviseerd om op een andere manier de bloeddruk te meten. Dit kan zeer goed thuis gebeuren door de patiënt met een elektronische bloeddrukmeter. Hij moet dit wel volgens protocol doen en goed worden geïnstrueerd. Het beste is om samen met de patiënt op de praktijk te meten en goed uit te leggen waar hij op moet letten. Hij moet rechtop zitten, de arm ondersteund (op tafel leggen) en beide voeten op de grond zetten. De band moet rondom de bovenarm ook halverwege zijn borstbeen. De omgeving moet rustig zijn en voorafgaand aan de meting mag hij een half uur lang geen inspanning leveren, roken of koffie drinken. De patiënt moet twee keer 's morgens en twee keer 's avonds meten gedurende vijf tot zeven dagen. Op een formulier noteert hij datum, tijdstip, de bloeddrukwaarden en bijzonderheden.

Een andere vorm van bloeddrukmeting is de 24-uurs ambulante bloeddrukmeting. Hierbij wordt via een meter die gedurende een heel etmaal om de arm van de patiënt blijft zitten met tussenpauzes van vijftien tot dertig minuten de bloeddruk gemeten. Deze waarden

2.6 · Hypertensie

worden opgeslagen en kunnen na afloop uitgelezen worden. De patiënt kan gedurende de gehele dag zijn normale dagelijkse werkzaamheden blijven doen. Alleen als de meting start – het manchet blaast automatisch op – moeten de werkzaamheden even onderbroken worden. In een dagboek houdt hij activiteiten bij. Omdat de meting ook 's nachts doorgaat wordt deze meting vaak als belastend ervaren.

De streefwaarden voor de systolische bloeddruk voor de verschillende metingen zijn:
- spreekkamer: SBD = < 140 mmHg (bij 80-plusser 150–160 mmHg);
- thuis volgens protocol: SBD = < 135 mmHg;
- ambulant, 24 uur: SBD = < 130 mmHg.

Geen enkele ziekte heeft tot zo veel misverstanden aanleiding gegeven als hypertensie. Neem daarom goed nota van de volgende drie regels.

Regel 1 Hoge bloeddruk alléén geeft voor de patiënt geen enkele klacht
Wanneer een patiënt met hoge bloeddruk toch klachten heeft, dan hebben die klachten andere oorzaken of zijn ze afkomstig van complicaties van de hypertensie.

Regel 2 Aan geen enkele ziekte schrijven patiënten zo veel klachten toe als aan hoge bloeddruk
Vele patiënten denken dat hun hoofdpijn, duizeligheid, moeheid of zelfs maagpijn, vetzucht of reumatische pijnen worden veroorzaakt door hun bloeddruk. Vaak versterkt de arts deze misvatting nog eens, want dan hoeft hij niet in een lang gesprek of moeilijk onderzoek de werkelijke oorzaak van de klachten te achterhalen of het is voor de arts moeilijk tegenover de patiënt te moeten bekennen dat hij de oorzaak ook niet weet. Een zacht mompelend: 'Tja, de bloeddruk is wat aan de hoge kant', gaat er bij de patiënt die klaagt over duizeligheid in als zoete koek. Ook is het voor de patiënt vaak prettiger om de bloeddruk de schuld te geven van de duizeligheid, dan samen met de arts bepaalde persoonlijke problemen onder ogen te moeten zien.

Het zal uit regel 1 en regel 2 duidelijk zijn geworden dat de arts niet zo erg is geïnteresseerd in hypertensie vanwege de klachten die deze geeft. Dit betekent echter zeker niet dat hij hoge bloeddruk onbelangrijk vindt. Waarom dat zo is, staat in regel 3.

Regel 3 Hoge bloeddruk is een risicofactor voor arteriosclerose en de ziekten die daarvan het gevolg zijn
Een risicofactor en geen ziekte! Hoe hoger de bloeddruk, hoe meer kans op een aantal gevolgen van arteriosclerose. Er bestaat geen duidelijke grens tussen normaal en verhoogd. Er is een geleidelijke stijging van risico.

2.6.1 Oorzaken van hoge bloeddruk

In ongeveer 10 % van de gevallen wordt hypertensie veroorzaakt door een ziekte van de nieren, bloedvaten, hormoonklieren of door zwangerschap. We spreken dan van secundaire of symptomatische hypertensie. In veruit de meeste gevallen wordt geen oorzaak gevonden. Dit noemen we essentiële hypertensie. Van deze vorm van hoge bloeddruk weten we dat erfelijke aanleg een grote rol speelt.

2.6.2 Gevolgen van hoge bloeddruk

- **Hartfalen**

Bij hypertensie is de druk in de bloedvaten te hoog. De linkerkamer van het hart moet dag in dag uit, tegen deze druk in, het bloed in de arteriën pompen. Op den duur raakt de hartspier door deze overmatige arbeid vermoeid en pompt hij niet meer al het bloed dat uit de longen wordt aangevoerd in de lichaamsslagaders. Gevolg is een ophoping, stuwing, van het bloed in de longen: cardiale astma, longoedeem, waardoor de patiënt acuut benauwd wordt. In het hoofdstuk over hartfalen worden nog meer oorzaken van deze aandoening genoemd.

- **Bloedingen**

Een vat dat lange tijd onder te hoge druk staat, kan op een gegeven moment barsten. Zeker als de vaatwand door arteriosclerose zwakker is geworden. Er ontstaat een inwendige bloeding. Vooral hersenbloedingen worden vaak door hoge bloeddruk veroorzaakt.

Hoge bloeddruk is bij het proces van de arteriosclerose een van de risicofactoren. Deze risicofactor heeft des te meer gevolgen naarmate er nog meer risicofactoren aanwezig zijn. Wanneer er geen andere risicofactoren zijn, is het minder belangrijk een hoge bloeddruk op het spoor te komen.

Het meten van de bloeddruk is een onderdeel van cardiovasculair risicomanagement en wordt daarom bij iedereen verricht die in aanmerking komt voor CVRM, zoals bij verhoogd cholesterol al is beschreven.

2.6.3 Behandeling van hoge bloeddruk

De behandeling van hoge bloeddruk begint met een gesprek waarin de patiënt wordt duidelijk gemaakt dat hoge bloeddruk geen ziekte is, maar een risicofactor voor hart- en vaatziekten. Hoge bloeddruk, zo moet duidelijk worden, veroorzaakt geen klachten. Overmatig gebruik van zout wordt afgeraden, evenals het gebruik van gezouten kant-en-klaarproducten. Alcohol mag, met mate. Ook de andere risicofactoren passeren in het gesprek de revue. Het belangrijkste is stoppen met roken. Dit levert meer gezondheidswinst op dan de behandeling van hoge bloeddruk zelf. Als de patiënt te zwaar is, moet hij afvallen. Veel bewegen is goed.

De volgende stap kan zijn: medicamenten. En dan beginnen de problemen pas echt. Iemand die gezond en jong is moet pillen slikken en dat voor een ziekte die hem (nog) geen last bezorgt. De patiënt voelt wel de onaangename bijwerkingen van de geneesmiddelen. Al met al is er dan heel wat vakmanschap en begrip nodig van arts en assistent om de patiënt te motiveren zich aan de therapie en de nodige controles te houden.

In ◘tab. 2.8 vind je de belangrijkste geneesmiddelen die gebruikt worden bij een hoge bloeddruk.

De belangrijkste groepen zijn:
- *Diuretica*. De plastabletten. Uitdrijven van water verlaagt de bloeddruk.
- *Bètablokkers*. Deze groep blokkeert de bètareceptoren in de bloedvaten en in het hart. Daardoor worden de bloedvaten iets wijder en klopt het hart iets minder krachtig en minder snel, waardoor de bloeddruk naar beneden gaat.

Tabel 2.8 De belangrijkste geneesmiddelen bij hypertensie

stappenplan behandeling	groep	voorbeelden
stap 1	thiazidediureticum	hydrochloorthiazide
		chloortalidon
	calciumantagonist	nitrendipine
		nifedipine
		amlodipine
stap 2	ACE-remmer toevoegen	captopril
		enalapril
	ARB bij kriebelhoest	valsartan
		candesartan
stap 3	combineer drie bovenstaande groepen	

- *ACE-remmers.* De nier geeft een stofje (renine) af dat de bloeddruk doet stijgen. Via verschillende omzettingen (angiotensinogeen, angiotensine I, angiotensine II en aldosteron) wordt uiteindelijk de bloeddruk verhoogd. Voor die omzettingen zijn enzymen nodig en de ACE-remmers remmen een van deze enzymen (het angiotensine-converting enzyme), zodat de bloeddruk gaat dalen.
- *Angiotensinereceptorblokkeerders (ARB).* Angiotensine II is een stof die een sterk vaatvernauwende werking heeft, waardoor de bloeddruk omhooggaat. In de vaatwanden en in het hart zitten receptoren die op deze stof reageren en de vaatwand aanzetten tot vernauwing. Door deze receptoren te blokkeren treedt er geen vaatvernauwing op en daalt de bloeddruk.
- *Calciumantagonisten.* Calcium is nodig om spiercellen te laten samentrekken. In de celwand zitten speciale openingen waardoor calcium de cel in gaat en de cel samentrekt. Door de openingen te blokkeren zullen de cellen minder samentrekken, waardoor met name in de vaatwanden de spiercellen niet samentrekken. De vaten blijven wijder en daardoor daalt de bloeddruk.

Bij sommige patiënten wordt voor een andere volgorde gekozen afhankelijk van het voorkomen van andere ziektebeelden of kenmerken. Bij patiënten onder de vijftig jaar start men met een ACE-remmer of een bètablokker. Bij patiënten met chronische nierschade liever met een ACE-remmer. Uiteraard staat dit allemaal in de standaard en de huisarts moet dit weten, omdat hij de indicatie stelt voor het gebruik van medicijnen.

Niet alle patiënten met een systolische bloeddruk boven 140 mmHg of een diastolische bloeddruk boven de 90 mmHg hoeven medicamenteus te worden behandeld. Welke behandeling een patiënt krijgt, is afhankelijk van de hoogte van de bloeddruk en van het aantal andere risicofactoren. Het raadplegen van de risicotabellen is daarvoor noodzakelijk. Alleen patiënten die op basis van hun risicofactoren een kans hebben van 20 % of meer om in de komende tien jaar hart- of vaatziekten te ontwikkelen, krijgen medicijnen voorgeschreven.

Tabel 2.9 Toename kans op complicaties bij BMI > 30 kg/m^2

	mannen	vrouwen
kortademig bij traplopen	3,1	2,7
diabetes type 2	4,5	3,8
problemen bij alledaagse activiteiten	2	2
lage rugpijn	1	1,5
hart- en vaatziekten	1,5	1,5

2.7 Adipositas

De biologische betekenis van het vetweefsel, zoals dat overal in het lichaam voorkomt, is dat het een reservevoorraad vormt. Deze voorraad ontstaat doordat in 'tijden van overvloed' het organisme overtollige energie kan opslaan in de cellen van het vetweefsel, om deze voorraden te kunnen aanspreken in tijden van gebrek. Blijkbaar konden onze biologische voorouders op die wijze overleven wanneer er een harde strijd woedde om prooi en voedsel. In onze welvaartscultuur is deze functie natuurlijk grotendeels overbodig geworden.

Bij mensen die te dik worden is de hiervoor genoemde balans tussen opname en verbruik van energie verstoord: het resultaat is een voortdurend positief saldo en daardoor een voortdurende opslag van vet. Voornaamste nadelen hiervan zijn de cosmetische bezwaren. Dikke mensen hebben het in onze maatschappij erg moeilijk, want slank zijn is het ideaal.

2.7.1 Medische gevolgen van overgewicht

Licht overgewicht is vooral een cosmetisch probleem. Alleen bij ernstig overgewicht of adipositas treden ook medische gevolgen op (zie tab. 2.9). Dikke mensen hebben een verhoogde kans op diabetes, galstenen en klachten van de gewrichten. Risico's bij zwangerschap, bevalling en operaties zijn groter. Dikke mensen hebben vaak allerlei ongemakken: minder uithoudingsvermogen, meer moeite met lichamelijke verzorging, grotere kans op ongewild urineverlies, enzovoort.

Hier is adipositas aan de orde als risicofactor voor hart- en vaatziekten. Bij een BMI van 30 is de kans op een hart- en vaatziekte ongeveer anderhalf maal zo groot als bij een normaal gewicht.

In veruit de meeste gevallen is adipositas het gevolg van te veel eten, soms in combinatie met te weinig bewegen. De behandeling is dan ook gericht op een beperking van het aantal calorieën in de voeding, en op een hoger verbruik door meer lichaamsbeweging. Bij het voorschrijven van een dieet om af te vallen zorgen we voor 800 tot 1.500 calorieën per dag, afhankelijk van de activiteiten. Vooral het aanbod van koolhydraten moet worden beperkt, omdat deze het organisme veel en snel energie leveren. Helaas zijn koolhydraten ook het moeilijkst te ontlopen in het sociale verkeer (snoep, bier). Ook het vetgehalte in de voeding zal omlaag moeten.

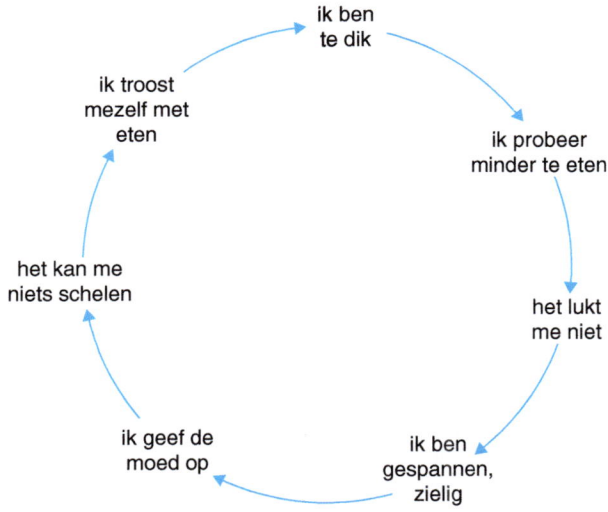

• Figuur 2.4   Vicieuze cirkel bij vetzucht

Bij het voorschrijven van een dieet komt veel meer kijken dan 'zeggen hoe het moet'. De arts, de diëtist, de assistent zullen geconfronteerd worden met zeer veel misvattingen over het ontstaan van adipositas, met psychische problemen, met moedeloosheid als het afvallen niet lukt, met gebrek aan motivatie en aan doorzettingsvermogen.

Wanneer het afvallen niet lukt, kan de patiënt zelfs meer gaan eten uit onverschilligheid of om zichzelf te troosten met lekkere hapjes voor het leed dat te dik zijn met zich meebrengt. Zo ontstaat de vicieuze cirkel die in • fig. 2.4 is weergegeven.

2.7.2 De begeleiding

Begeleiden van mensen die willen afslanken is moeilijk. Bij voorkeur vindt de begeleiding plaats in de vorm van een groepsbehandeling. Het succes hiervan is deels te danken aan het feit dat de leden van de groep elkaar blijven motiveren om door te gaan op de moeilijke weg. Bovendien wordt veel aandacht besteed aan verstandig koken en aan meer bewegen.

Enkele suggesties om af te slanken:
- Doe je boodschappen met een lijstje, en bij voorkeur net na de maaltijd.
- Houd een eetdagboek bij.
- Lijn samen met iemand anders, of met een groep.
- Val niet te snel af; liever een pond in de week volhouden dan drie kilo met jojo-effect.
- Ga regelmatig op controle bij de assistent of diëtist.
- Kies voor een gewoon caloriearm dieet, niet voor een modedieet.

2.8 Perifeer arterieel vaatlijden (PAV)

2.8.1 Vaatproblemen in de benen

Perifeer arterieel vaatlijden (PAV) is een belangrijke ziekte die wordt veroorzaakt door arteriosclerose. De arteriosclerotische vernauwingen bevinden zich daarbij in de been- of bekkenslagaders. In sommige boeken kom je beschrijvingen tegen waarin PAV in vier of zes verschillende stadia wordt ingedeeld. In de NHG-standaard wordt echter uitgegaan van het klinische beeld. We zien de volgende klinische beelden:

- *Acute ischemie*

  Dit is op korte termijn ontstaan van 'bloedeloosheid' in het been door een totale of bijna totale afsluiting van een slagader. De oorzaak daarvan kan een arteriële embolie zijn of het acuut dichtslibben van een arterie op basis van een arteriosclerotische plaque. Het gevolg is dat achter de afsluiting het weefsel geen zuurstof meer krijgt. Dit gaat gepaard met snel ontstaan van pijn in het been, ook in rust. Verder ontbreken de polsslag bij de voet- of enkelslagader (art. dorsalis pedis, art. tibialis posterior) met dopplerondersoek. Het aangedane been of de voet wordt bleek en krijgt een lagere temperatuur, er ontstaat spierzwakte of uitval van de voetspieren en een doof of veranderd gevoel daarin (paresthesieën). Deze patiënten worden met spoed doorverwezen naar de vaatchirurg voor verdere behandeling. Bij verdenking hierop is een spoedconsult of spoedvisite noodzakelijk.

- *Chronische obstructie*

  - *Claudicatio intermittens*

    In rust heeft de patiënt geen pijn, maar na een bepaalde afstand lopen ontstaat zuurstofgebrek in het been met als gevolg pijn, moeheid of een stijf gevoel in het been. Deze sensaties verdwijnen als de patiënt stil gaat staan. De spieren hoeven dan niet te werken en ze hebben minder zuurstof nodig. De klachten treden eerder op als de patiënt harder loopt of tegen een heuvel oploopt. Dit ziektebeeld staat ook wel bekend als de etalageziekte. De patiënten kunnen maar even lopen, staan dan stil (even in een etalage kijken om niet op te vallen) en lopen daarna weer verder totdat de pijn opnieuw komt opzetten. De vernauwing in de slagader bepaalt de loopafstand, die kan variëren van een paar kilometer tot enkele tientallen meters.

  - *Kritieke ischemie*

    De vernauwing in de slagaders is in de loop van de tijd zo veel toegenomen dat het achterliggende deel onvoldoende zuurstof krijgt. De patiënt heeft hierbij pijn in rust. Meestal is dit 's nachts omdat hij dan plat ligt. Bij staan of het aangedane been laten bungelen helpt de zwaartekracht een beetje mee om het bloed te laten stromen. Door de slechte doorbloeding zie je ook veranderingen aan de huid. Dit worden trofische stoornissen genoemd. De huid is bleker en kouder, dunner en minder behaard. Soms is er ook verminderd gevoel in de vorm van dove plekken. Er bestaat neiging tot wondjes die langzaam of niet genezen.

- Dopplerondersoek

Een belangrijk onderzoek om de mate van ernst bij PAV vast te stellen, is het dopplerondersoek. Dit vindt plaats met behulp van de dopplersonde (soms ook dopplerprobe genoemd). De dopplersonde zendt onhoorbare geluidssignalen uit. Deze signalen worden door bewegende erytrocyten teruggekaatst en vervolgens door de dopplersonde omgezet in een hoorbaar signaal. Het dopplerondersoek beantwoordt dus de vraag: zijn er wel of geen bewegende erytrocyten.

2.8 · Perifeer arterieel vaatlijden (PAV)

◼ Tabel 2.10 Interpretatie van de enkel-armindex (EAI) na 1× of 3× meten

EAI > 1,1 (1×) of 1,0 (3×)	chronisch obstructief vaatlijden uitgesloten
0,9 < EAI < 1,0	chronisch obstructief vaatlijden mogelijk overweeg andere diagnose eventueel nader onderzoek afhankelijk van anamnese, lichamelijk onderzoek en risicofactoren
EAI < 0,8 (1×) of < 0,9 (3×)	chronisch obstructief vaatlijden aangetoond

Het onderzoek naar PAV bestaat uit een vergelijking van de systolische bloeddruk aan de enkel met die aan de arm, de zogenoemde enkel-armindex (EAI) (zie ◻tab. 2.10). Deze meting doet de assistent of hij gebeurt in een vaatlaboratorium in het ziekenhuis.

Volgens het protocol moet de patiënt vóór de meting eerst vijf tot tien minuten liggen in een goed verwarmde kamer. Hij mag twee uur vóór het onderzoek niet roken. Op dezelfde manier als bij een gewone bloeddrukmeting wordt een manchet aangelegd om een been of een arm; de manchet wordt vervolgens opgepompt. De breedte van de manchet moet minstens 40 % zijn van de omvang van de arm of het been. Voor de enkelmeting wordt een bloeddrukmanchet om de enkel gelegd, 2 cm boven het uitstekende enkelbotje, en de dopplerstethoscoop wordt via een laagje gel in contact gebracht met een van de slagaders in de voet, bij voorkeur de slagader achter de binnenzijde van de enkel. De dopplersonde moet in een hoek van 45–60 graden gehouden worden. Vervolgens pomp je de manchet op tot 20 mmHg boven de waarde waarop je het dopplersignaal niet meer hoort en dan laat je hem weer langzaam leeglopen. De druk waarbij het geluidssignaal weer hoorbaar wordt, is de systolische druk aan de enkel. Er wordt altijd een vaste volgorde aangehouden met de klok mee: eerste arm, a. tibialis posterior, a. dorsalis pedis eerste been, a. tibialis posterior, a. dorsalis pedis tweede been, tweede arm, eerste arm. Voor het bepalen van de EAI gebruik je de gemeten bloeddruk die het hoogst is van een van de armen.

De EAI van het been bereken je door de hoogste systolische druk gemeten aan de enkel (afkomstig van de a. dorsalis pedis óf a. tibialis posterior) te delen door de systolische druk van de arm.

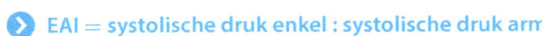

> EAI = systolische druk enkel : systolische druk arm

Behandeling van chronisch obstructief vaatlijden

Wordt bij acute ischemie de patiënt met spoed naar de vaatchirurg verwezen, ook bij de kritieke ischemie is dit aan de orde. De patiënt wordt dan op korte termijn verwezen voor verder onderzoek en behandeling om necrose en gangreen te voorkomen. Soms wordt operatief een bypass aangelegd.

Op het moment dat PAV wordt aangetoond, valt de patiënt automatisch onder het regime zoals dat beschreven is bij cardiovasculair risicomanagement. Dat betekent absoluut en totaal stoppen met roken en eventueel geneesmiddelen gebruiken bij verhoogde bloeddruk of verhoogd cholesterol.

Bij claudicatio intermittens moet de patiënt daarnaast verwezen worden naar een fysiotherapeut voor looptraining. De patiënt gaat minimaal drie keer per week een half uur onder begeleiding van de fysiotherapeut lopen. Hij krijgt adviezen over hoe hij moet lopen. Tegelijkertijd wordt de afstand langzaam steeds groter door steeds even door de pijngrens heen te lopen voordat de patiënt rust. Dit moet hij minimaal zes maanden volhouden. Met deze looptraining wordt een winst behaald tot 231 % na een jaar training. Dit betekent dat een patiënt die eerst nog maar 200 meter kon lopen na de training 462 meter loopt voordat pijn ontstaat.

Door de training neemt de doorbloeding van de weefsels toe, maar ook worden de spieren en de algehele conditie getraind waardoor de patiënt zich beter voelt.

Uiteraard zal de huisarts de patiënt regelmatig voor controle zien om in overleg met de patiënt het optimale en gewenste resultaat te bereiken.

2.9 Coronaire hartziekten

Hartinfarct en angina pectoris zijn ziekten waarmee de assistent regelmatig wordt geconfronteerd, of waaraan aandacht moet worden geschonken bij de differentiële diagnose. Vaak eisen deze boodschappen direct handelen van arts en assistent. De assistent moet dan ook heel goed weten welke symptomen van belang zijn bij de diagnose. Eigenlijk is het infarct een van de weinige spoedgevallen in de huisartsenpraktijk, waarbij het leven van een mens kan afhangen van enkele minuten.

Wij maken een onderscheid in:
- angina pectoris;
- instabiele angina pectoris;
- hartinfarct.

Samen worden ze ischemische of coronaire hartziekten genoemd. Een deel van de hartspier krijgt gebrek aan bloed (ischemie), doordat de voedende arterie, de kransslagader (arteria coronaria) te weinig bloed doorlaat. Het gevolg is dat het spierweefsel van het hart gebrek aan zuurstof krijgt.

De oorzaak van de verminderde bloedstroom is vaak een vernauwing ten gevolge van arteriosclerose. Ook kan een vaatkramp (spasme) van de wand van de slagader de vernauwing veroorzaken. Dikwijls is het een combinatie van arteriosclerose en spasmen. De takken van de kransslagader zijn eindarteriën. Dit wil zeggen: tussen de takken onderling bestaan geen dwarsverbindingen (anastomosen). Dus als een takje dichtzit, krijgt een stuk van de spier geen zuurstof en zal het afsterven (zie ◘fig. 2.5). Dit afsterven van een stuk weefsel door gebrek aan zuurstof noemen we een infarct.

2.9.1 Angina pectoris

Bij angina pectoris (AP) is er geen totale afsluiting van een tak van een kransslagader, maar een vernauwing. Er kan wel bloed passeren, maar minder dan nodig is. Als het hart niet hard hoeft te werken, dus als de patiënt in rust is, passeert er voldoende bloed langs de vernauwing en zijn er geen klachten. Moet het hart harder pompen – als de patiënt zich inspant – dan is er meer zuurstof en voeding nodig. Het stuk spier achter de vernauwing krijgt te weinig zuurstof en er treedt pijn op. Hieruit kunnen de symptomen van angina pectoris verklaard worden. Angina pectoris veroorzaakt, bij een 'typisch' verloop, een knijpende pijn, midden op de borst:
- die uitstraalt naar de linkerarm, of beide armen, of de keel, of de rug tussen de schouderbladen, of één of beide oren, of naar de bovenbuik;
- die optreedt na inspanning, emoties of koude;

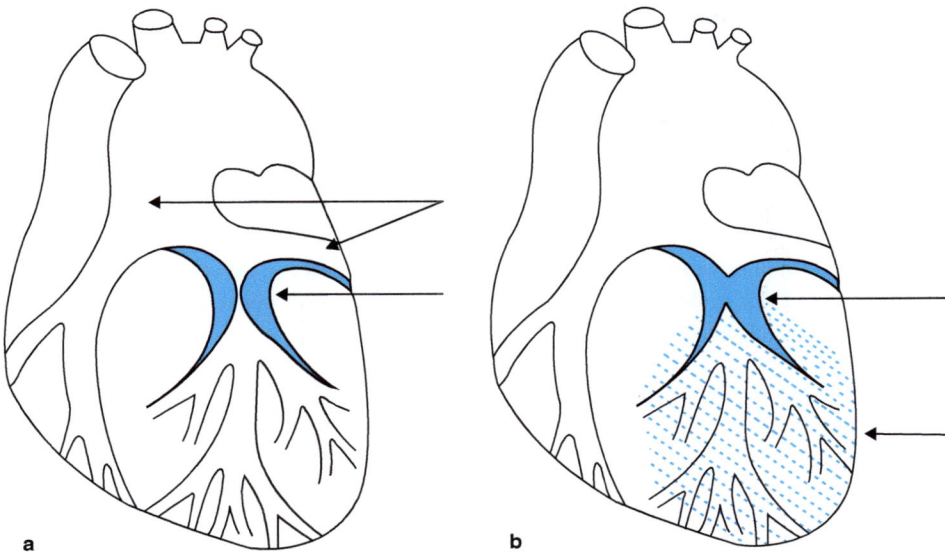

Figuur 2.5 Afsluiting van de kransslagader

- die zakt na korte tijd (minder dan vijftien minuten) rust;
- die zakt binnen enkele minuten nadat de patiënt een tablet met een vaatverwijdend middel onder de tong heeft laten smelten of via een spray in de mondholte heeft gespoten; waarschijnlijk werken deze 'vaatverwijders' vooral doordat ze de beschikbaarheid van zuurstof voor de hartspiercellen verbeteren.

Het meest gebruikte medicament bij een aanvalsbehandeling is isosorbidedinitraat (ISDN), dat in tabletjes van 5 mg beschikbaar is voor gebruik onder de tong. Ook wordt nitroglycerine gebruikt die onder de tong kan worden gesprayd. Dit zijn vaatverwijdende middelen. Angina pectoris kan soms tientallen jaren bestaan zonder dat de patiënt een hartinfarct krijgt. De therapie voor een aanval van angina pectoris is: rusten en eventueel een half of een heel tablet onder de tong laten smelten of de spray gebruiken.

Een tabletje of een spray onder de tong kan na vijf en eventueel na tien minuten worden herhaald. Wanneer de pijn dan niet weg is, moet een arts worden gewaarschuwd. Op medicamenteus gebied zijn grote vorderingen gemaakt in de behandeling van angina pectoris. Alle patiënten krijgen aggregatieremmers (acetylsalicylzuur), zodat de bloedplaatjes minder samenklonteren. Verder worden geneesmiddelen gebruikt die worden aangeduid met de groepsnamen bètablokkers, langwerkende vaatverwijders en calciumantagonisten.

De klachten kunnen jarenlang een constant beloop hebben met een lichte neiging tot verergering; de prognose is dan gunstig. Om aan te geven hoeveel last de patiënt heeft van zijn AP, heeft de New York Heart Association (NYHA) een indeling gemaakt die wereldwijd wordt gebruikt:
- klasse 1: geen klachten of alleen klachten bij zeer zware inspanning;
- klasse 2: in het dagelijks leven geen klachten, maar wel bij flinke inspanning;
- klasse 3: klachten bij normale dagelijkse activiteiten;
- klasse 4: klachten bij geringe inspanning en in rust.

Wanneer de gezondheid van patiënten door angina pectoris sterk vermindert, kunnen zij vaak worden geholpen door een hartoperatie waarbij één of meer omleidingen (bypasses) worden aangelegd om de vernauwing in de kransslagader heen. Voor de bypass wordt meestal een slagader aan de binnenzijde van het borstbeen of een slagader uit de onderarm gebruikt. Ook kan een ader uit het been worden gebruikt. In het dossier wordt een bypass-operatie vaak afgekort met CABG wat staat voor Coronary Artery Bypass Graft.

Een andere therapie is de dotterprocedure. PCI (Percutane Coronaire Interventie) of angioplastiek zijn andere namen die gebruikt worden voor het 'dotteren'. Via een punctie in de slagader in de lies wordt een lange katheter opgeschoven tot in de vernauwde plek in de kransslagader. Door middel van een ballonnetje, dat daar wordt opgeblazen, wordt het vernauwde vat opgerekt en zo verwijd.

De assistent heeft een belangrijke rol bij de voorlichting aan de patiënt met angina pectoris. Met het verhaal over risicofactoren voor hart- en vaatziekten in gedachten is het niet moeilijk een aantal belangrijke adviezen te bedenken:
- stoppen met roken (levensnoodzaak);
- meer bewegen;
- afvallen tot een normaal gewicht;
- voeding die het cholesterolgehalte verlaagt.

2.9.2 Instabiele angina pectoris

De term instabiele angina pectoris is ingevoerd toen uitvoerig onderzoek had aangetoond dat veel patiënten die een hartinfarct kregen, in de uren, dagen of weken daarvoor al voorboden hiervan hadden gemerkt. Deze voorboden bestonden uit angina-pectorisaanvallen of -aanvalletjes bij patiënten die tevoren geen angina pectoris hadden, of uit een toename van de ernst van de angina pectoris bij een patiënt die tevoren wel met een angina pectoris bekend was. Vaak nam de ernst van de aanvallen van angina pectoris met elke aanval toe.

Bijvoorbeeld: een patiënt heeft nooit last gehad van angina pectoris. Hij krijgt zijn eerste aanval wanneer hij tegen een berg op fietst en deze aanval zakt weer weg als hij langzamer gaat fietsen. Een tweede aanval volgt twee dagen later wanneer hij een trap op loopt en deze zakt pas weg na een halve minuut stilstaan. Een derde aanval volgt weer een dag later bij schoffelen in de tuin en nu zakt de pijn pas weg na twee minuten rust. Vier uur later treedt een hevige aanval op als hij een stoel optilt en deze zakt pas weg na vijftien minuten rust. Een half uur later volgt een hartinfarct.

Deze in ernst toenemende angina pectoris noemt men een instabiele angina pectoris. Wanneer de angina-pectorisaanvallen in korte tijd toenemen bij steeds geringere inspanning, duidt dit op een toename van de vernauwing in een kort tijdsbestek.

Uiteraard wordt niet elke beginnende of instabiele angina pectoris gevolgd door een infarct, maar helaas valt niet te voorspellen welke beginnende angina pectoris wel en welke niet tot een infarct zal leiden. Daarom geldt de regel dat elke beginnende of toenemende angina pectoris moet worden beschouwd als een mogelijke voorbode van een hartinfarct. Een patiënt met een instabiele angina pectoris wordt met spoed naar een cardioloog verwezen. Deze zal hem waarschijnlijk op de hartbewakingsafdeling van een ziekenhuis laten opnemen. Mocht het een voorbode zijn van een echt hartinfarct, dan is er goede medische zorg voor de patiënt aanwezig. Vooral ritmestoornissen, de belangrijkste oorzaak van acute dood na een infarct, kunnen snel worden gediagnosticeerd en behandeld. Bij het beruchte ventrikelfibrilleren kan door middel van een elektrische stroomschok het hartritme weer worden gereguleerd. De meeste ritmestoornissen treden op binnen een uur na het ontstaan van het infarct.

Vaak wordt bij patiënten met een instabiele angina pectoris coronaire angiografie verricht. In bepaalde gevallen kan de vernauwing in de kransslagader, die op deze wijze wordt opgespoord, door middel van een spoedoperatie worden opgeheven. Men voorkomt zo dat een hartinfarct ontstaat.

2.9.3 Hartinfarct

Bij een hartinfarct treedt een acute afsluiting op van een tak van de kransslagader. Het stuk van de hartspier dat door deze tak van bloed wordt voorzien, krijgt geen zuurstof meer en sterft af. De pijn die bij een hartinfarct optreedt, is dezelfde als die bij angina pectoris, alleen veel heftiger. De pijn kan ontstaan onafhankelijk van inspanning, vaak in de vroege ochtend, en zakt niet af door rust of een tabletje onder de tong.

De NHG-standaard spreekt van een *acuut coronair syndroom* (ACS), omdat voor het beleid geen verschil gemaakt wordt tussen een acuut myocardinfarct (AMI) en instabiele angina pectoris (IAP) met pijn in rust.

Vraag bij een vermoeden van een acuut coronair syndroom naar:
- duur van de klachten (pijn meer dan vijftien minuten maakt een AMI waarschijnlijk);
- lokalisatie: pijn retrosternaal, of in de linkerarm gelokaliseerd (past bij ACS);
- uitstraling van de pijn, bijvoorbeeld naar arm(en), schouder, hals of kaken (past bij ACS);
- verschijnselen passend bij cardiogene shock, zoals zweten, misselijkheid, braken, bleek of grauw zien (past meer bij een AMI dan bij angina pectoris);
- ischemische hart- en vaatziekten in de voorgeschiedenis, zeker als de pijn vergelijkbaar is met die van een eerder MI of van AP (past bij ACS);
- verlichting van de klachten bij gebruik van nitraten sublinguaal (past bij IAP).

De kans op een ACS is groter op hogere leeftijd en bij mannen. Bij ouderen en patiënten met diabetes mellitus kan het klachtenpatroon minder duidelijk zijn. Soms staat de pijn niet zo op de voorgrond. Klachten zijn dan zich vermoeid voelen, benauwdheid, duizeligheid, algehele zwakte of angst.

Vrouwen zijn wat minder snel alert op een hartaandoening. De klachten lijken op die van de man, maar worden anders geïnterpreteerd door zowel de patiënt als de omgeving en de arts. Het drukkende gevoel wordt geduid als maag- of slokdarmklachten ('het gaat wel weer over, ik zal wel iets verkeerds gegeten hebben', 'ik heb spanning op de slokdarm, zal wel door de stress komen').

Vraag om de klinische toestand te kunnen inschatten naar:
- duizeligheid, collapsneiging, bewustzijn, kortademigheid, niet plat kunnen liggen.

Uiteraard is bij het vermoeden van een acuut coronair syndroom een spoedvisite altijd noodzakelijk. Wanneer de huisarts bezig is met het spreekuur is het verstandig om (nadat je het adres van de patiënt hebt genoteerd!) door te verbinden, zodat de huisarts met enkele gerichte vragen de ernst van de situatie kan inschatten.

Bij een hartinfarct zijn er twee levensbedreigende complicaties en deze bepalen de gevolgen voor de patiënt. Deze complicaties zijn een acute ritmestoornis, het ventrikelfibrilleren (VF) en bij een groot infarct het acuut tekortschieten van de pompfunctie van het hart.

Ook bij een klein hartinfarct sterven hartcellen af. Deze stervende cellen kunnen nog wel elektrische signaaltjes afgeven en daarmee het hart ontregelen. In plaats van dat alle hartspiercellen tegelijk samentrekken, doen deze dat door de ontregeling in hun eigen ritme. Het gevolg is dat het hart ligt te trillen maar dat er, omdat er niet wordt samengewerkt, geen bloed wordt uitgepompt. De bloedsomloop stopt en binnen vijftien seconden vallen de hersencellen uit door het gebrek aan zuurstof en raakt de patiënt buiten bewustzijn. De patiënt valt neer en als er niets gedaan wordt, gaat hij binnen vier minuten dood. Alleen door van buitenaf de bloedstroom op gang te brengen door reanimatie heeft de patiënt nog een kans. Door een elektrische stroomstoot toe te dienen, kan het hart 'gereset' worden en weer gelijkmatig gaan samentrekken waardoor de circulatie weer op gang komt. Het toedienen van deze stroomstoot door arts of ambulanceverpleegkundige wordt defibrillatie genoemd. Ook zijn op veel punten defibrillatoren aanwezig die geautomatiseerd door eenvoudig getrainde burgers gebruikt kunnen worden. Deze automatische externe defibrillatoren (AED) zorgen ervoor dat de tijd tussen het begin van het fibrilleren en de behandeling sterk verkort wordt. Dit is gunstiger voor de overlevingskansen van de patiënt. De kans op het ontstaan van VF is het grootst vlak na het ontstaan van het infarct, in het eerste uur, en neemt dan in 24 uur snel af.

Bij een groot infarct zal door de uitval van een groot deel van de spier de pompfunctie acuut tekortschieten. Bij een pomp zijn er altijd twee buizen, een aanvoerbuis naar de pomp toe en een afvoerbuis. De venen lopen naar het hart toe en de arteriën lopen van het hart af. Als de pompfunctie ineens tekortschiet merkt de patiënt dit direct doordat er onvoldoende bloed rondgepompt wordt. De bloeddruk daalt, de huid is bleek, grauw en klam. Door de verminderde zuurstof in het lichaam kan de patiënt erg moe en krachteloos zijn. Als de hersenen onvoldoende zuurstof krijgen kan de patiënt onrustig, verward of bewusteloos raken.

Doordat het bloed niet meer weggepompt wordt, ontstaat stuwing in de aders en neemt de druk daarin toe. Hierdoor wordt extra vocht uitgeperst in het weefsel en ontstaat oedeem. Dit gaat niet zo snel en de patiënt zal het niet acuut merken. Wanneer het infarct voornamelijk in het linkerventrikel zit, ontstaat drukverhoging in de longaders. Het vocht dat dan wordt uitgeperst, komt terecht in de longblaasjes waardoor de patiënt heel snel kortademig wordt omdat hij onvoldoende zuurstof kan opnemen. Hij verdrinkt als het ware in zijn eigen vocht. Vaak loopt dit fataal af.

Wanneer er geen complicaties optreden, geneest het infarct. De afgestorven cellen worden opgeruimd en vervangen door stevig bindweefsel.

- **Na een hartinfarct**

Wanneer een patiënt één tot twee weken na een hartinfarct weer uit het ziekenhuis thuiskomt, breekt er een moeilijke tijd aan voor hem en zijn gezin. De patiënt en zijn familie zijn vaak erg angstig. Een begrijpelijke reactie: het is ook niet niks wat in het hart van de patiënt heeft plaatsgevonden. De grootste opgave is vaak deze patiënt weer vertrouwen in het eigen lichaam te geven. Er zijn vele vragen, die vaak aan de assistent worden gesteld. Hierna volgen de antwoorden op de meestgestelde vragen.

— Na enige weken is het deel van de hartspier dat bij het hartinfarct is beschadigd, vervangen door een stevig litteken. Er is geen reden om bang te zijn dat een infarct zich op dezelfde plaats herhaalt. Door het ontstaan van het hartinfarct is het natuurlijk zeker dat patiënt lijdt aan arteriosclerose. Waarschijnlijk is tijdens de ziekenhuisopname een coronairangiogram gemaakt waardoor duidelijk is hoe het met zijn bloedvaten is gesteld. Met medicatie wordt geprobeerd een nieuw infarct te voorkomen, maar er is natuurlijk altijd een kans op een tweede infarct.

- De mate van lichamelijke inspanning die een patiënt na een hartinfarct kan en mag leveren, is per individu erg verschillend. De beste graadmeter is meestal het gevoel van de patiënt zelf. Het veiligst is het de activiteiten geleidelijk op te voeren onder leiding van een deskundige. Op veel plaatsen verzorgen ervaren fysiotherapeuten hartrevalidatieprogramma's. Veel hartpatiënten komen dan tot de ontdekking dat ze nog veel kunnen presteren, tot zelfs sportbeoefening toe.
- Van groot belang is voldoende nachtrust, eventueel aangevuld met een middagdutje.
- Het is begrijpelijk dat een hartpatiënt en ook zijn gezinsleden wat meer prikkelbaar zijn dan vóór het infarct. Praten helpt beter dan kalmerende middelen.
- Voor seks geldt hetzelfde als voor andere lichamelijke inspanning. Alleen de patiënt zelf kan voelen of het gaat. Ook hier is het verstandig geleidelijk te beginnen en ook hier komt men vaak tot de verrassende ontdekking dat nog heel veel mogelijk is. Impotentie bij mannen na een hartinfarct berust vaak op angst. Het kan ook een bijwerking zijn van een geneesmiddel.
- Wat betreft het eten: het is belangrijk dat de patiënt de gezonde leefstijladviezen opvolgt. Deze zijn voor een hartpatiënt niet anders dan voor andere personen. Alleen als iemand moet afvallen kan het nodig zijn hiervoor bij de diëtiste te rade te gaan.
- Eén borreltje mag, maar meer dan twee alcoholische consumpties per dag is over het algemeen af te raden.
- Roken is slecht voor iedereen, en zeker voor een hartpatiënt.
- Na een hartinfarct krijgen mensen vaak veel geneesmiddelen, die bijwerkingen kunnen geven. Het is voor een assistent al ingewikkeld om de middelen uit elkaar te houden. De patiënt kan dan ook zeker een steuntje gebruiken.
- Veel hartpatiënten krijgen tabletten mee naar huis die ze onder de tong (sublinguaal) moeten gebruiken bij een aanval van angina pectoris. De tabletten onder de tong mogen na vijf en na tien minuten worden herhaald. Wanneer bijverschijnselen optreden, zoals duizeligheid en neiging tot flauwvallen, moet de tablet meteen worden uitgespuugd. Als de pijn op de borst niet binnen een kwartier zakt, moet de arts worden gewaarschuwd. In plaats van tabletten kan ook een spray onder de tong worden gebruikt.
- De Nederlandse Hartstichting geeft via hun website brochures uit met informatie voor de infarctpatiënt.

2.9.4 Geneesmiddelen bij coronaire hartziekten

Hartpatiënten moeten vaak veel geneesmiddelen gebruiken, die allemaal bijwerkingen kunnen geven. Elk geneesmiddel kan aanleiding zijn voor vragen van de patiënt. Wij geven hier een samenvatting van de belangrijkste groepen geneesmiddelen.

Geneesmiddelen om een van de risicofactoren voor hart- en vaatziekten te behandelen

Wie al een hartziekte heeft doorgemaakt, heeft een verhoogde kans op een nieuwe hart- of vaatziekte. In de terminologie van dit hoofdstuk: het is een belangrijke risicofactor. Hoe hoger het risico hoe belangrijker het is de andere behandelbare risicofactoren effectief aan te pakken. Juist mensen met een hartziekte hebben baat bij een goede behandeling van de risicofactoren diabetes, hypertensie en verhoogd cholesterolgehalte. Veel patiënten gebruiken daarom geneesmiddelen tegen hypertensie (diuretica, bètablokkers, ACE-remmers, angiotensinereceptorblokkers en calciumantagonisten), tegen verhoogd cholesterol (cholesterolsyntheseremmers) en tegen diabetes (insuline en orale antidiabetica). Zie hiervoor de desbetreffende paragrafen.

- **Geneesmiddelen tegen het proces van de arteriosclerose**

Bij het proces van arteriosclerose speelt het vastkleven van bloedplaatjes (aggregatie) aan het beschadigde endotheel van de bloedvaten een belangrijke rol. Daarnaast is de vorming van bloedstolsels (trombi) in de vaten een belangrijke schakel in het ontstaan van ziekteverschijnselen. Vrijwel alle patiënten met hart- en vaatziekten gebruiken dan ook of antistollingsmiddelen of aggregatieremmers om het proces van arteriosclerose te remmen.

Antistollingsmiddelen (anticoagulantia) verminderen de neiging tot bloedstolling. Dat is gunstig omdat daardoor de kans op trombi in de vaten kleiner wordt. Het is echter – bij een te hoge dosering – ook erg gevaarlijk, omdat wondgenezing en bloedstelping erdoor verminderen. Gebruikers van anticoagulantia moeten geregeld de stollingstijd van hun bloed laten controleren.

Dit gebeurt aan de hand van de trombotest. De trombotest wordt uitgedrukt in INR (International Normalized Ratio). De INR is de stollingstijd van de patiënt, gedeeld door de stollingstijd van de gemiddelde Nederlander.

Wanneer de INR hoger is dan 4,8, is de dosis anticoagulantia te hoog. In dit geval, en bij alarmsymptomen, moet onmiddellijk de arts of de trombosedienst worden gewaarschuwd.

Alarmsymptomen zijn spontane blauwe plekken, bloedneuzen of abnormaal bloedverlies.

Anticoagulantia zijn gevaarlijke geneesmiddelen en worden daarom steeds vaker vervangen door de veel onschuldiger aggregatieremmers: geneesmiddelen die het vastkleven van de bloedplaatjes aan de vaatwand tegengaan. Als aggregatieremmer wordt vooral een zeer lage dosis van de pijnstiller acetylsalicylzuur gebruikt. Patiënten noemen het soms hun 'kinderaspirientje'. Ook een lage dosis acetylsalicylzuur kan bij daarvoor gevoelige personen een maagbloeding veroorzaken; dus zo onschuldig als een 'kinderaspirientje' klinkt, is dit middel niet.

- **Geneesmiddelen tegen angina pectoris**

Een aantal groepen geneesmiddelen zorgt ervoor dat bij angina pectoris meer zuurstof de hartspiercellen kan bereiken. Het is niet precies duidelijk hoe deze middelen werken. Vroeger dacht men dat de werking berustte op een verwijding van de vernauwde bloedvaten. Tegenwoordig gaat men ervan uit dat ze waarschijnlijk de beschikbaarheid van de zuurstof verbeteren voor de hartcellen.

Een speciale plaats nemen de kortwerkende vaatverwijders in: geneesmiddelen die kunnen worden gebruikt bij een aanval van angina pectoris. Meestal worden deze toegediend als tablet of spray onder de tong.

Als angina pectoris zelden optreedt, kan de patiënt volstaan met medicatie te gebruiken op het moment dat hij de aanval heeft. De patiënt met meer dan twee aanvallen per week kan beter een onderhoudsbehandeling krijgen dan een aanvalsbehandeling. In de NHG-standaard wordt de volgende medicatie geadviseerd:

– *Aanvalsbehandeling (bij stabiele angina pectoris)* Isosorbidedinitraat (ISDN) 5 mg sublinguaal; eventueel twee keer herhalen na vijf respectievelijk tien minuten. Waarschuw na vijftien minuten de huisarts als de klachten niet over zijn. Preventieve plaatjesremming: acetylsalicylzuur 1 dd 80 mg.

– *Onderhoudsbehandeling (aanvalsbehandeling met ISDN voortzetten)* Metoprolol 100 tot 200 mg in twee doses per dag, of met gereguleerde afgifte eenmaal daags. Bij bijwerkingen of contra-indicaties voor bètablokkers: langwerkende nitraten, bijvoorbeeld isosorbide-mononitraat met gereguleerde afgifte, verhoog in enkele dagen. Eenmaal daags doseren om nitraattolerantie te voorkomen.
– *Geneesmiddel van derde keuze is diltiazem* Combinatiebehandeling (aanvalsbehandeling met ISDN voortzetten). Bij klachten ondanks optimale dosering van één medicament, combineer bètablokker en langwerkende nitraten met gereguleerde afgifte.

- **Geneesmiddelen bij complicaties van coronaire hartziekten**

Veel mensen met coronaire hartziekten hebben als gevolg daarvan complicaties in de vorm van hartfalen of hartritmestoornissen. Veel middelen tegen hartfalen worden ook voorgeschreven voor hypertensie (diuretica of plastabletten en ACE-remmers). Middelen tegen ritmestoornissen zijn vaak tevens middelen tegen hypertensie en tegen angina pectoris (bètablokkers en calciumantagonisten).

2.10 Hartfalen

Hartfalen is een ziekte waarbij de hartspier aan kracht verliest, zodat hij steeds minder krachtig het bloed rondpompt door het lichaam. Daardoor wordt te weinig zuurstof aangevoerd in de weefsels. Bovendien kan er een ophoping van bloed ontstaan in de longen, of juist in de bloedvaten van de lichaamscirculatie.

Er zijn twee vormen van hartfalen. Bij het chronisch hartfalen ontstaan vaak geleidelijk verschijnselen van moeheid, kortademigheid, hoesten en oedeem. Bij acuut hartfalen, ook wel astma cardiale genoemd, wordt de patiënt binnen zeer korte tijd ernstig kortademig. Het hart is om de een of andere reden plotseling niet meer in staat het bloed dat door de rechterventrikel in de longen is gepompt, verder de lichaamscirculatie in te pompen.

Bij het verouderen van de bevolking komt hartfalen steeds meer voor. In 2016 hadden in Nederland 102.000 mannen en 120.000 vrouwen hartfalen. (Bron: Nivel zorgregistraties eerste lijn)

Er kunnen vele oorzaken zijn waarom de pompkracht van het hart afneemt. Twee komen relatief vaker voor:
– hypertensie: een hart kan vermoeid raken doordat het jarenlang bloed heeft moeten rondpompen tegen een te hoge druk in;
– coronaire hartziekte: door een infarct kan een deel van de hartspier afsterven, waardoor de totale pompkracht afneemt.

Behalve hartziekten kunnen ook andere ziekten oorzaak zijn van een tekortschieten van de circulatie. Bij anemie wordt per contractie van het hart minder zuurstof rondgepompt. Bij hyperthyreoïdie vereist een verhoogde stofwisseling meer inspanning van het hart. Bij klepgebreken of atriumfibrilleren is de pompfunctie niet optimaal. Daarnaast komen er ook infecties van de hartspier voor die de kracht van deze spier aantast.

2.10.1 De verschijnselen

Voorop staat dat de symptomen van hartfalen vaak zeer onduidelijk zijn. In veel gevallen kan de diagnose niet met zekerheid worden gesteld of groeit de zekerheid in de loop der tijd, doordat geleidelijk meer symptomen in de richting van hartfalen wijzen.

Bij acuut hartfalen staat meestal ernstige kortademigheid op de voorgrond. Het kan zeer moeilijk te onderscheiden zijn van een opflakkering van COPD, een chronische longziekte, vooral omdat beide ziekten vaak bij dezelfde patiënt voorkomen.

Patiënten met chronisch hartfalen hebben last van moeheid en vermoeid raken bij inspanning, kortademigheid, hoest vooral bij platliggen en oedeem aan de benen. In de loop van de dag ontstaat oedeem aan de voeten, enkels en onderbenen, doordat door de zwaartekracht en daarmee de grotere druk op de beenvenen meer vocht uit de bloedvaten wordt geperst dan ze opnemen. Bij liggende patiënten bevindt het oedeem zich meer op de billen en rond het stuitje.

Wanneer de patiënten 's nachts liggen neemt de druk in de bloedvaten af, omdat het hart dan op dezelfde hoogte is als het verdikte been. Nu wordt door de spanning op de huid en spieren van het onderbeen meer vocht terug de bloedsomloop in geperst dan eruit gaat. Het oedeem wordt een stuk minder of verdwijnt zelfs. Het gevolg van het extra vocht dat weer in de circulatie komt is dat de patiënt meer urine gaat produceren en dus vaak 's nachts naar het toilet moet. Dit wordt nycturie genoemd.

Net als bij angina pectoris is er een classificatie om de ernst van het hartfalen aan te geven:
- klasse 1: geen klachten (meer) bij normale activiteit;
- klasse 2: geringe beperking, klachten bij normale activiteiten;
- klasse 3: klachten bij minder dan normale activiteiten;
- klasse 4: klachten bij elke inspanning of in rust.

2.10.2 Behandeling

Mensen met klachten van hartfalen zullen hun lichaam in een zo goed mogelijke conditie moeten houden. Afvallen naar een gezond gewicht en een voorzichtige conditietraining horen daarbij. Soms is het nodig water (vocht) en zout te beperken. Daarnaast is levenslange behandeling met medicijnen nodig: diuretica om het teveel aan vocht uit te drijven, en ACE-remmers, die via een ingewikkeld proces het bloedvolume reguleren. Beide groepen zijn we ook al tegengekomen bij de behandeling van hypertensie.

Bij de controle is vooral de controle van het gewicht belangrijk. Een snelle toename van het lichaamsgewicht wijst meestal op vasthouden van vocht. Mensen krijgen het verzoek thuis dagelijks op de weegschaal te gaan staan.

De patiënt moet met de arts contact opnemen:
- bij toename van moeheid of kortademigheid;
- bij toename van het lichaamsgewicht van twee of meer kilo binnen drie dagen.

2.11 Ritmestoornissen

Veel hartritmestoornissen manifesteren zich als het acuut optreden van hartkloppingen. Er bestaat echter een vorm van ritmestoornissen die wel een chronische aandoening is: atriumfibrilleren.

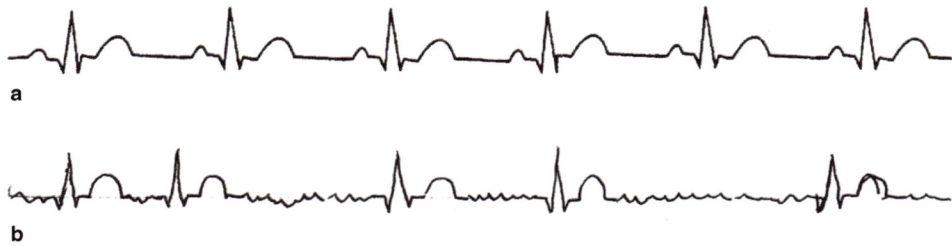

◻ **Figuur 2.6** Een ECG-registratie van een gezond persoon (**a**) en een ECG-registratie van een persoon met boezemfibrilleren (**b**).

- **Atriumfibrilleren (boezemfibrilleren)**

Bij atriumfibrilleren worden de boezems van het hart chaotisch en snel geprikkeld (zie ◻fig. 2.6). Zodoende komen zij niet tot een effectieve samentrekking. De boezems doen dus eigenlijk niet mee aan de bloedsomloop. Een deel van de chaotische boezemprikkels wordt voortgeleid naar de hartkamers en laat deze heel onregelmatig samentrekken. Een onregelmatige, vaak te snelle, hartslag is het voornaamste symptoom van boezemfibrilleren. In veel gevallen, vooral bij ouderen, is deze ritmestoornis blijvend.

De voornaamste oorzaken van atriumfibrilleren zijn diverse hartziekten: coronaire hartziekten, hartklepaandoeningen, hartfalen. Soms wordt boezemfibrilleren veroorzaakt door hyperthyreoïdie (een te snel werkende schildklier) of een longziekte als COPD.

Het grootste gevaar van atriumfibrilleren is dat stolsels (trombi) ontstaan in de niet-samentrekkende boezems. Deze trombi kunnen losschieten en als emboliëen naar de hersenen gaan en daar een cerebrovasculair accident (CVA) veroorzaken.

Een ander risico is hartfalen. De boezems doen niet mee met de bloedsomloop en de kamers trekken vaak te snel, en dus niet effectief, samen.

Bij de behandeling probeert men het normale ritme van het hart te herstellen door middel van medicijnen of met een elektrische stroomstoot (cardioversie). Vaak lukt het echter niet het normale sinusritme terug te krijgen. In dat geval moet atriumfibrilleren geaccepteerd worden als chronische aandoening. Toedienen van anticoagulantia of aggregatieremmers vermindert de kans op een trombose of embolie. Met andere medicijnen wordt het aantal contracties van het hart verminderd.

2.12 Cerebrovasculair accident (CVA)

Het cerebrovasculaire accident is niet een naam voor één ziekte, maar voor een hele groep ziekten. Alle ziekten uit deze groep, vaak kortweg aangeduid als CVA, hebben gemeen dat het gebeurtenissen (accidenten) zijn die betrekking hebben op de bloedvaten (vascula) in de hersenen (cerebrum). Zo'n CVA kan worden veroorzaakt door een bloeding of een embolie, maar de oorzaak is meestal een trombose.

Bij een CVA valt een deel van de hersenen uit. Welke verschijnselen dat geeft, is afhankelijk van de plaats en van de uitgebreidheid van het CVA. Het kan variëren van een nauwelijks merkbare uitval tot een volledig coma waaraan een patiënt overlijdt. Afhankelijk van het deel van de hersenen dat is uitgevallen, heeft de patiënt verschijnselen als een halfzijdige verlamming (hemiparese), spraakstoornissen (afasie), uitval van de helft van het gezichtsveld (hemianopsie), duizeligheid, geheugenstoornissen, karakterveranderingen en bewustzijnsverlies.

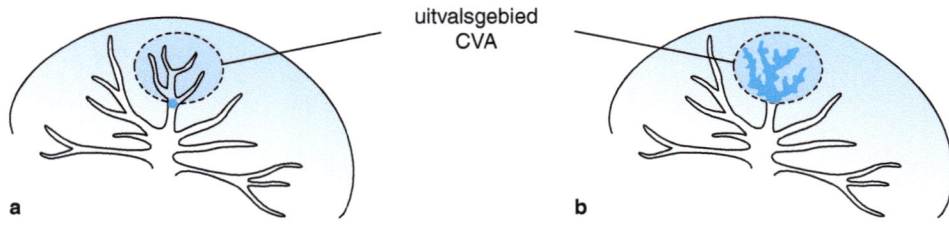

◘ **Figuur 2.7** Uitvalsgebied bij CVA; ten gevolge van infarct (**a**), ten gevolge van bloeding (**b**)

Een deel van de patiënten overlijdt, een ander deel belandt met ernstige restverschijnselen in een verpleeghuis en een derde deel slaagt erin met beperkingen het gewone leven weer op te pakken.

Aan de buitenkant is niet zichtbaar wat de oorzaak van het CVA was. Het maakt niet uit of een deel van de hersenen uitvalt door een bloeding of door een infarct ten gevolge van een embolie of trombose (zie ◘fig. 2.7). Wanneer leken het hebben over een beroerte (infarct) of een hersenbloeding, is het maar de vraag of ze het bij het juiste eind hebben. Alleen met een CT-scan of een MRI is een onderscheid te maken tussen een bloeding en een infarct.

Hersenbloedingen vormen ongeveer 20 % van de CVA's. Hypertensie is de voornaamste oorzaak van een bloeding uit een vat dat in de hersenen ligt. Veel hersenbloedingen leiden in korte tijd tot bewusteloosheid en de dood door de toegenomen druk in de schedel en de uitgebreide uitval van hersenweefsel.

Hersenembolie wordt veroorzaakt doordat er een bloedstolsel uit het hart, vaak uit het linkeratrium, losschiet en een hersenvat afsluit. De oorzaak is meestal atriumfibrilleren, een ritmestoornis van het hart die, zoals we hiervoor zagen, vaak bij oudere patiënten voorkomt. Ook op arteriosclerotische plaques in de arteria carotis kan zich een trombus vormen waarvan af en toe stukjes afbreken die dan in de hersenen terechtkomen. De patiënt is meestal verward en gedeeltelijk verlamd, maar zelden bewusteloos. Vaak is een herstel met restverschijnselen mogelijk.

Hersentrombose is de meest voorkomende vorm van CVA. Je kunt deze trombose in de hersenen heel goed vergelijken met een trombose in de kransslagaders van het hart. Een arterie wordt nauwer als gevolg van arteriosclerose van de vaatwand en het zich daarop vormende bloedstolsel. Wanneer het vat volledig is afgesloten door een trombose, treedt een herseninfarct op, vergelijkbaar met een hartinfarct. Een deel van het hersenweefsel sterft af en de functie kan maar gedeeltelijk worden overgenomen door andere hersencellen. Een dergelijk infarct wordt in de volksmond vaak een beroerte genoemd of ten onrechte een hersenbloeding.

Aneurysmata van de bloedvaten komen voor op oudere leeftijd als gevolg van arteriosclerose. Door verzwakking van de slagaderwand ontstaat een ballonvormige verwijding die als de diameter toeneemt op een gegeven moment kan knappen en op die manier een hersenbloeding veroorzaakt. Helaas worden soms ook jonge mensen getroffen door een hersenbloeding. Meestal gaat het dan om aangeboren aneurysmata in de hersenslagaders.

- **Transient ischaemic attack (TIA)**

Een CVA moeten we onderscheiden van een TIA of transient ischaemic attack. Dit is een voorbijgaande (transient) aanval (attack) van gebrek aan bloed (ischaemic) in de hersenen. Alle mogelijke uitvalsverschijnselen kunnen optreden, maar deze zijn op het moment van contact met de huisarts weer geheel verdwenen. De oorzaak is bijna altijd een embolie uit het hart of uit een vernauwing van de halsslagader (arteria carotis).

Ondanks het feit dat een TIA snel wegtrekt, is het een belangrijke ziekte. Het betekent namelijk dat er ergens in de hersenen een ernstige bloedvatvernauwing is opgetreden, die in korte tijd volledig kan gaan dichtzitten. Een TIA is te beschouwen als een mogelijke voorbode van een CVA. De kans op een volledig CVA na een TIA is, zonder behandeling, ongeveer 10 % per jaar. Soms kan door een operatie aan de halsslagader deze kans aanmerkelijk worden verkleind. Ook een lage dosis acetylsalicylzuur verkleint de kans op een CVA met ongeveer een kwart.

Het beleid bij een CVA is een spoedvisite. Als er geen contra-indicatie is, moet binnen vierenhalf tot zes uur gestart worden met trombolyse. Dit gebeurt in het ziekenhuis in een zogenoemde stroke-unit. Intraveneus wordt een trombolyticum toegediend dat het stolsel moet oplossen. Hiermee wordt de prognose van de patiënt beter en de ernst van de restverschijnselen kan worden beperkt. Als (de familie van) de patiënt belt en er zijn geen klachten meer dan was er sprake van een TIA. Het is de vraag of de patiënt zelf kan vaststellen dat er geen lichte restklachten meer bestaan. In de triagewijzer staat daarom ook vermeld dat de huisarts de patiënt zo snel mogelijk maar in ieder geval binnen één uur moet zien (U2 Spoed).

2.13 Preventie is maatwerk

Heeft het zin om preventief medisch onderzoek te doen? Wat is de voorspellende waarde als er niets wordt gevonden? In deze paragraaf proberen we duidelijk te maken dat het weinig zin heeft iedereen maar te screenen.

> **Check-up?**
>
> 'Ik loop er nou al zo lang over te piekeren. Zou mij dat nu ook kunnen gebeuren, zoals het met de buurman gegaan is? Hij was in de tuin aan het werken, en zomaar ineens … dood! Een hartinfarct. Ik voel me goed hoor, daar niet van. Maar misschien moest ik me maar eens helemaal laten onderzoeken. Per slot van rekening leek de buurman ook kerngezond.'
> 'Ik begrijp, mevrouw Van Dorp, dat u zich onzeker voelt als u zomaar ineens te maken krijgt met de plotselinge dood van een 'gezonde' man in uw omgeving. Er is wel iets voor te zeggen om uw risico op bijvoorbeeld een hartinfarct te onderzoeken. Toch heeft dit onderzoek ook nadelen …'

Mevrouw Van Dorp vraagt om preventief medisch onderzoek, om te weten of er een meer dan normale kans bestaat dat zij een hartinfarct krijgt.

2.13.1 Preventief medisch onderzoek heeft voor- en nadelen

Preventie kan gericht zijn op de hele bevolking. Bij een advies over leefregels die voor iedereen gelden, zijn de nadelen te verwaarlozen en kunnen de voordelen erg groot zijn. Denk aan adviezen als niet roken, gezonde voeding of voldoende lichaamsbeweging.

Anders wordt het wanneer de preventie is gericht op mensen die zich (nog) niet ziek voelen. In dit hoofdstuk beperken we ons tot de preventie van hart- en vaatziekten. Alles wat wordt gezegd over de voor- en de nadelen is echter ook van toepassing op andere vormen van preventie, zoals de vroege opsporing van kanker.

We weten niet wie een hart- of vaatziekte zal krijgen, maar we kennen wel factoren die de kans op een dergelijke aandoening vergroten. De voornaamste risicofactoren zijn leeftijd, geslacht, erfelijke aanleg, een eerder doorgemaakte hart- of vaatziekte, roken, bloeddruk, cholesterolgehalte, gewicht en lichaamsbeweging.

Nu is het in principe mogelijk om bij iedereen al deze factoren in kaart te brengen. Voor ieder mens afzonderlijk zou een schatting kunnen worden gemaakt hoe groot zijn kans op een hart- of vaatziekte is. Aan iedereen afzonderlijk kunnen we dan een plan voorleggen dat erop gericht is zo veel mogelijk risicofactoren gunstig te beïnvloeden. Een aantal gevallen van hart- en vaatziekten zouden we op deze manier kunnen voorkomen. Dat is een voordeel.

De nadelen van een dergelijk beleid zijn echter talrijk. We noemen er hierna een paar:

- Iemand met een hoog risico heeft meer kans op een ziekte dan een persoon met een laag risico. Maar toch komen de meeste hart- en vaatziekten voor bij mensen met een laag risico, eenvoudig omdat deze groep groter is. We noemen dit de preventieparadox. Een rekenvoorbeeld zal dit verduidelijken. Stel dat er in een stad 1.000 mensen wonen die een risico hebben van 10 % om in tien jaar een hartinfarct te krijgen, en 10.000 mensen met een risico van 2 %. Na tien jaar zullen 100 personen uit de groep met het hoge risico, en 200 personen met het lage risico een hartinfarct hebben gehad. Op grond van deze preventieparadox is het wellicht effectiever om aan alle bewoners van de stad gezonde leefregels te adviseren dan de groep met het hoge risico te selecteren en alleen deze te behandelen. Misschien moeten beide benaderingen wel gelijktijdig plaatshebben.
- Het is de vraag hoe effectief het is om mensen met een hoog risico op te sporen en te behandelen, want het is bekend dat pogingen om risicofactoren te beïnvloeden een matig resultaat scoren. Slechts een minderheid van de mensen met een hoog risico stopt werkelijk met roken, de bloeddruk daalt gemiddeld maar een klein beetje. Hetzelfde geldt voor het cholesterolgehalte en het overgewicht: mensen die te weinig bewegen gaan doorgaans maar een beetje meer bewegen.
- Door iemand die (nog) gezond is te gaan behandelen voor een risicofactor wordt hij van gezond mens tot patiënt gemaakt. We noemen dit medicalisering. Iemand die veranderd is in een patiënt gaat zich vaak ook patiënt voelen en zich als patiënt gedragen. Hij kan denken dat allerlei ongemakken samenhangen met de hoge bloeddruk of het cholesterolgehalte. Bovendien hebben de behandelingen – vaak geneesmiddelen – bijwerkingen, waardoor iemand zich slechter gaat voelen. Wie wordt behandeld, moet vaak naar de dokter en ondergaat allerlei onderzoeken (laboratorium, röntgen). Het gevolg kan zijn: verzuim van werk, school of andere verplichtingen. En dan te weten dat dit alles het gevolg is van de behandeling van risicofactoren waarvan men geen last heeft en waarvan men waarschijnlijk ook nooit last zal krijgen. Om een paar mensen gezond te houden, worden vele gezonde mensen tot patiënten gemaakt. Bij een risico op hart- en vaatziekten tussen de 10 en 20 % moeten er tussen de twintig en veertig personen gedurende tien jaar medicijnen gaan gebruiken om slechts één patiënt met hart- en vaatziekten te voorkomen!
- Preventie van hart- en vaataandoeningen brengt voor de medische beroepsbeoefenaren (artsen, assistenten) veel werk mee. Zo veel werk, dat sommigen vinden dat dit onmogelijk is zonder de kwaliteit van de totale medische zorg te schaden. We bespreken in de volgende paragrafen een systeem om met zo weinig mogelijk inspanning een zo groot mogelijk rendement te bereiken, zodat we dit nadeel van het teveel aan werk kunnen ondervangen.

— Ten slotte is preventie zeer kostbaar. Natuurlijk worden er ook medische kosten vermeden. Als we erin slagen een CVA of een hartinfarct te voorkomen, geeft dat ook rendement in termen van geld. Om echter één ziektegeval te voorkomen, moeten veel mensen voor langere tijd worden behandeld. De arbeidsuren van artsen en assistenten, de hulponderzoeken, maar vooral ook de geneesmiddelen kosten veel geld. Aangezien ook voor de gezondheidszorg de middelen beperkt zijn, zal de maatschappij in termen van geld grenzen stellen: hoeveel geld hebben we ervoor over om één hartinfarct te voorkomen?

Aan preventie zijn dus voordelen, maar ook grote nadelen verbonden.

2.13.2 Cardiovasculair risicomanagement

De NHG-standaard *Cardiovasculair risicomanagement* is samengesteld in samenwerking met andere specialisten, zodat in de eerste en tweede lijn overeenstemming is over wanneer iemand behandeld moet worden en op welke manier. De samenstellers waren specialisten uit de huisartsgeneeskunde, interne geneeskunde, epidemiologie, economie, vaatchirurgie, neurologie en cardiologie. Onder cardiovasculair risicomanagement wordt verstaan: de diagnostiek, behandeling, begeleiding en controle van de risicofactoren voor hart- en vaatziekten bij mensen die een verhoogd risico hebben.

Op grond van de eerdergenoemde nadelen die aan preventie verbonden zijn, wordt geadviseerd niet bij iedereen alle risicofactoren op te sporen. Het belang van publieksvoorlichting, bedoeld voor iedereen en gericht op een gezond leefpatroon, is echter onomstreden. Deze voorlichting is in de eerste plaats een taak van de overheid. Er komen steeds vaker campagnes van de overheid die de nadruk leggen op niet roken, gezonde voeding en voldoende beweging.

Ook de huisarts en de assistent hebben een taak bij op het individu gerichte preventie. Deze wordt beschreven in de NHG-standaard *Cardiovasculair risicomanagement*. De huisarts stelt met het oog daarop een risicoprofiel op van spreekuurbezoekers met een verhoogd risico van hart- en vaatziekten (HVZ).

2.13.3 Het risicoprofiel hart- en vaatziekten

De volgende personen komen in aanmerking voor een volledige inventarisatie van het risico dat zij hebben op hart- en vaatziekten:
— patiënten die al een HVZ hebben doorgemaakt;
— patiënten met diabetes mellitus (DM), reumatoïde artritis (RA) of chronische nierschade;
— patiënten met verhoogd familiair risico (vader, moeder, broer of zus met een HVZ voor het 65^e jaar);
— patiënten die bekend zijn met een systolische bloeddruk van 140 mmHg of meer of die hiervoor al medicijnen gebruiken;
— patiënten bekend met een totaalcholesterolgehalte van meer dan 6,5 mmol/l of die hiervoor statines gebruiken;
— patiënten van vijftig jaar en ouder die roken.

Het risicoprofiel bestaat uit factoren op basis waarvan het mogelijk is tot een risicoschatting te komen. Het is een percentage dat aangeeft hoe groot de kans is dat de patiënt in de volgende tien jaar een hart- en vaatziekte krijgt of hieraan sterft. De tabel kan worden afgelezen op basis van leeftijd, geslacht, roken, systolische bloeddruk (SBD) en cholesterolratio (totaalcholesterol/HDL-cholesterol).

De factoren die in het risicoprofiel worden genoteerd:
- leeftijd;
- geslacht;
- roken;
- systolische bloeddruk;
- totaalcholesterol (TC), HDL- en LDL-cholesterol, TC/HDL-ratio en triglyceriden;
- eGFR (berekend uit serumcreatinine);
- glucosegehalte;
- familiaire belasting (vader, moeder, broer of zus HVZ voor het 65^e levensjaar);
- voeding (gebruik van verzadigd vet, vis, groente, fruit en zout);
- alcoholgebruik;
- lichamelijke activiteit;
- Body Mass Index en middelomtrek.

Hulp van de computer

Een grote groep mensen komt in aanmerking voor het opstellen van een risicoprofiel. Dat is een hele klus en zonder computer bijna niet te realiseren. De computer kan alleen maar behulpzaam zijn als is voldaan aan twee voorwaarden:
- *de doelgroepen moeten herkenbaar zijn*;
  De huisarts noteert in het medisch dossier alles per episode. Hieraan wordt de ICPC-code (international code primary care) aan toegevoegd. Diabetes mellitus heeft dan bijvoorbeeld de code T70.
- *in het Elektronisch Patiënten Dossier (EPD) moet een risicoprofiel 'Risico HVZ volgens CVRM' zijn aangemaakt*;
  Meetwaarden worden met elkaar verbonden en opgeslagen onder bijvoorbeeld 'Risico HVZ volgens CVRM'. Je hoeft dan niet apart iedere keer elke losse meting in te voeren maar alleen het risicoprofiel aan te klikken en dan staan alle metingen die bij elkaar horen klaar. Elke meting of alle relevante informatie wordt ingevoerd in de vorm van een getal. Bij elke meting wordt een herhaaldatum afgesproken. De computer bewaakt de follow-up van de patiënt. Steeds opnieuw meldt de computer wanneer de meting of de informatie moet worden herhaald, waardoor het risicoprofiel actueel blijft.

Omdat de uitwisselbaarheid van EPD tussen huisartsen goed moet verlopen wanneer patiënten verhuizen, moeten er ook afspraken zijn over hoe je alles registreert. De NHG adviseert om bij een patiënt een episode aan te maken met de naam: CVRM voor preventieve en groepsgerichte zorg. De bijbehorende ICPC-codering is K49 'Andere preventieve verrichting tr. Circulatorius'. Alle handelingen zoals het opstellen van een risicoprofiel vallen onder deze episode. Mocht de patiënt op een bepaald moment een hoge bloeddruk krijgen dan wordt de naam van de episode gewijzigd in 'Essentiële hypertensie zonder orgaanbeschadiging, CVRM' en wordt de ICPC-code gewijzigd in de code die bij hypertensie hoort (K86). Bij patiënten met bestaande episodes met bijvoorbeeld hypertensie wordt bij de naam CVRM toegevoegd. Als het EPD een attentiewaarde kan toekennen dan wordt die toegekend aan het woordje CVRM.

2.14 De rol van de assistent bij CVRM

2.14.1 Controlefrequentie van patiënten

Omdat je te maken hebt met veel verschillende risicofactoren en behandelingsmethoden is het niet mogelijk om voor alle patiënten hetzelfde controleschema af te spreken. Veel hangt af van in wat voor stadium de patiënt zich bevindt. Is er alleen sprake van risicomanagement of moet hij al worden behandeld? Zit hij in het begin van de behandeling waarbij hij nog ingesteld moet worden op de juiste medicatie? Of is de medicatie al langdurig hetzelfde en voldoende om goede waarden voor bloeddruk of cholesterol te bereiken? In grote lijnen kun je stellen dat in de instelfase vaker controles nodig zijn (maandelijks, driemaandelijks) en dat deze controles minder vaak (halfjaarlijks of jaarlijks) hoeven plaats te vinden als iemand ingesteld is. Een controleschema wordt met de patiënt individueel afgesproken, waarbij rekening wordt gehouden met het risicoprofiel van de patiënt, aanwezigheid van eventuele andere ziekten en de wensen van de patiënt.

Bij elk contact moet in ieder geval worden gekeken naar de leefstijl van de patiënt. Je moet vragen naar roken, hoe het gaat met bewegen, wat doet hij zoal per week? Wat eet hij, wat is zijn alcoholgebruik en hoe zit het met het gewicht en met stress thuis of op het werk? Als er aanknopingspunten zijn, is het verstandig daarop in te gaan. Als de patiënt rookt, kun je kijken of hij ondertussen gemotiveerd is geworden om te stoppen of twijfelt over zijn roken.

Wanneer een patiënt medicijnen gebruikt is het nodig om naar de therapietrouw te vragen. Uit onderzoek blijkt dat patiënten vaak moeite hebben om chronische medicijnen goed te gebruiken als ze niet goed de voor- en nadelen van dit gebruik kennen. Je stelt de vragen neutraal, zodat de patiënt niet een sociaal gewenst antwoord zal geven.

2.14.2 Taken assistent

Omdat de patiënt minder frequent komt, zal de controle over het algemeen door de huisarts of de praktijkondersteuner verricht worden. De assistent kan echter een heleboel zaken zelfstandig afhandelen en voorbereiden voordat de patiënt door de huisarts of de POH gezien wordt. Uiteraard zullen er in de praktijk goede afspraken gemaakt moeten worden over wie wat doet, wie de voorlichting geeft en waaruit die dan moet bestaan. Dit kan alleen maar als dit volgens protocol is vastgelegd. Daar moet duidelijk in staan wie wat wanneer doet en wat er moet gebeuren als er afwijkende waarden worden gevonden.

De volgende items kunnen door de assistent verricht worden:
- CVRM:
    - afnemen anamnese (roken, familiair, bewegen, alcohol, voeding, stress);
    - laboratoriumaanvragen (serumcreatinine, totaalcholesterol, LDL-cholesterol);
    - glucose meten;
    - bloeddruk meten (SBD);
    - lengte en gewicht meten;
    - adviezen beweging, alcohol en voeding;
    - Minimale Interventie Strategie (MIS) stoppen met roken.

- Controles:
  - bloeddruk meten;
  - laboratoriumaanvragen;
  - adviezen beweging, alcohol en voeding;
  - begeleiding stoppen met roken;
  - herhaalmedicatie;
  - therapietrouw signaleren.

2.15 Stoppen met roken

Stoppen met roken maakt deel uit van het beheersen van het risico van hart- en vaatziekten. Daarnaast zijn er tal van andere gezondheidsrisico's verbonden aan roken. Stoppen met roken is de best gedocumenteerde en effectiefste vorm van preventie. Daarom stellen de huisarts en de assistent zich actief op tegenover iedere patiënt die rookt. Van alle patiënten moet in het elektronisch dossier de rookstatus worden vastgelegd: Nooit gerookt, Gestopt (met jaartal) of Roker (met hoeveelheid).

Jaarlijks bezoekt 70 % van alle Nederlanders de huisarts. Uit onderzoek blijkt dat als de huisarts actief naar roken vraagt en hulp aanbiedt waarmee een stoppercentage van 20 % is te behalen. Het is belangrijk om een onderscheid te maken tussen drie groepen rokers: degenen die gemotiveerd zijn tot stoppen, degenen die stoppen overwegen, en degenen die niet gemotiveerd zijn om te stoppen.

Bij stopgemotiveerde rokers is het verstandig om intensieve ondersteuning aan te bieden. Bij de NHG en bij STIVORO is veel informatie beschikbaar. De praktijkondersteuner of de assistent kan de Minimale Interventie Strategie inzetten.

Bij rokers die twijfelen is het belangrijk om samen met de patiënt de voor- en nadelen van roken te bespreken en dit het liefst toe te spitsen op de patiënt zelf. Als hij bijvoorbeeld uit een familie met hart- en vaatziekten komt, bespreek je het risico dat hij loopt.

Het belang van stoppen met roken wordt door iedereen onderschreven.

Chronische longziekten

3.1 Inleiding – 58

3.2 Astma en chronic obstructive pulmonary disease (COPD) – 58

3.3 Hoe vaak komt het voor? – 60

3.4 Oorzaak van astma en COPD – 60
3.4.1 Hyperreactiviteit en allergie – 62

3.5 Symptomen – 63
3.5.1 Exacerbaties – 65
3.5.2 Complicaties – 65

3.6 Anamnese en onderzoek – 66

3.7 Allergieonderzoek – 66

3.8 Longfunctieonderzoek – 67

3.9 Behandeling van astma en COPD – 70
3.9.1 Geneesmiddelen – 71

3.10 Controles van de astma- en COPD-patiënt – 73

3.11 Waar doe je het voor? – 74

3.12 Inhalatietechnieken – 75
3.12.1 Goed inhaleren – 75
3.12.2 Drie verschillende groepen inhalatoren – 76

© Bohn Stafleu van Loghum is een imprint van Springer Media B.V., onderdeel van Springer Nature 2019
M. C. A. P. J. van Abeelen, *Eigen spreekuur en chronische ziekten*, Basiswerk AG,
https://doi.org/10.1007/978-90-368-2293-0_3

Leerdoelen

Aan het eind van het hoofdstuk weet je:
- wat astma en COPD zijn;
- wat de verschillen zijn tussen astma en COPD;
- wat de oorzaken zijn van astma en COPD;
- welke verschijnselen horen bij astma en COPD;
- hoe astma en COPD behandeld kunnen worden;
- welke allergietests in de huisartsenpraktijk uitgevoerd worden;
- hoe je een longfunctieonderzoek verricht;
- hoe je een spreekuur voor COPD-patiënten organiseert;
- wat de instructies zijn voor het inhaleren van geneesmiddelen.

3.1 Inleiding

Astma en COPD komen in Nederland bij 5 tot 10 % van de bevolking voor. In de gemiddelde huisartsenpraktijk zitten ongeveer zeventig patiënten met astma en vijftig patiënten met COPD. Als assistent heb je soms een eigen spreekuur. Nog niet bij alle artsen is dit gebruikelijk. Als assistent kun je assisteren bij onderzoek en heb je een belangrijke adviserende taak. Behalve de theoretische aspecten van astma en COPD behandelen we de praktische toepassingen. Nadat je dit hoofdstuk hebt doorgenomen, heb je voldoende kennis om de arts te ondersteunen bij de diagnose en de behandeling van patiënten met obstructieve longziekten. We bespreken enkele onderzoeken die belangrijk zijn om de diagnose te stellen en adviezen om te komen tot een goede begeleiding.

Kortademig

De heer Beuk, vijftig jaar, heeft vanaf zijn zestiende een pakje sigaretten per dag gerookt. Sinds twee jaar hoest hij steeds meer en is hij kortademig. Als kind had hij eczeem. Later kreeg hij aanvallen van kortademigheid. Deze aanvallen noemt hij zelf bronchitisaanvallen. Onlangs bezocht hij het spreekuur van de huisarts. Deze vertelde hem dat hij waarschijnlijk astma of COPD heeft; misschien wel beide ziekten tegelijk. Stoppen met roken, zo zei de arts, is in elk geval het allerbelangrijkst. Daar schrok de heer Beuk erg van. Want als hij niet stopt, zo hield de huisarts hem voor, zal hij zeker gehandicapt raken, en wellicht vroegtijdig overlijden aan zijn longziekte. De dokter verwees de heer Beuk naar de assistent voor een heleboel dingen: adviezen en hulp bij stoppen met roken, uitvoeren van een allergietest en een longfunctieonderzoek. Verder verzocht hij haar om de heer Beuk in te schrijven voor het spreekuur voor COPD-patiënten. Wat nu?

3.2 Astma en chronic obstructive pulmonary disease (COPD)

Astma en chronic obstructive pulmonary disease (COPD) vormen samen een groep ziekten die wordt gekenmerkt door vernauwing van de luchtwegen (obstructie). Tussen astma en COPD bestaan grote verschillen, maar er zijn ook vloeiende overgangen tussen de twee.

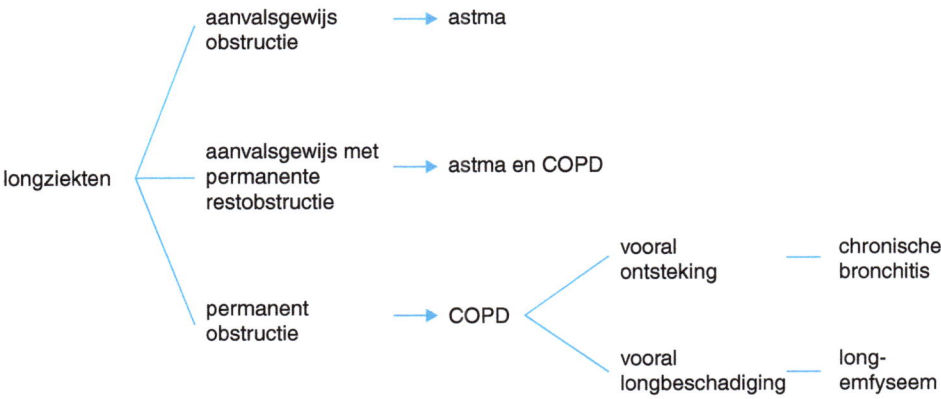

Figuur 3.1 De verschillende obstructieve longziekten

Astma is een ziekte waarbij aanvalsgewijs klachten optreden, maar waarbij bij een goede behandeling in principe een vrijwel normale longfunctie mogelijk is.

COPD is een afkorting van chronic obstructive pulmonary disease (chronisch obstructieve longziekte). Ook bij optimaal behandelen normaliseert de longfunctie niet.

Wanneer sprake is van astma met blijvende bronchusobstructie, hebben we te maken met astma én COPD. Hier treden aanvalsgewijs klachten op, maar tussen de aanvallen door kan geen normale longfunctie worden bereikt.

Om de spraakverwarring nog groter te maken, vermelden we dat er binnen de groep COPD een ziekte is waarbij ontstekingsverschijnselen van de luchtwegen op de voorgrond staan, vaak chronische bronchitis genoemd, en een ander ziektebeeld waarbij beschadiging van longweefsel op de voorgrond staat: longemfyseem. Met – hoe kan het anders – tussen beide weer vloeiende overgangen.

Om de begrippen goed uit elkaar te houden, zetten we alles in schema (zie fig. 3.1).

Astma en COPD zijn in principe verschillende ziektebeelden, maar wel met overeenkomsten. We noemen hierna de verschillen (zie tab. 3.1):

- De vernauwing van de luchtwegen, de obstructie, is bij astma omkeerbaar (reversibel) door geneesmiddelen, bij COPD is de obstructie niet reversibel.
- De longfunctie is bij astma tussen de aanvallen vrijwel normaal, bij COPD is deze blijvend verminderd.
- De voornaamste oorzaak van astma is allergie. Astma behoort met constitutioneel eczeem (een vorm van eczeem die zich vooral voordoet in elleboog- en knieplooien) en hooikoorts tot het atopisch syndroom. De voornaamste oorzaak van COPD is roken.
- Astma komt voor in alle leeftijdsgroepen en begint meestal op jonge leeftijd. De klachten door COPD beginnen doorgaans na het veertigste jaar.
- Astma heeft meestal een gunstig beloop. Als het goed wordt behandeld, is de levensverwachting voor een astmapatiënt normaal. COPD verergert in de loop der jaren en patiënten worden door de ziekte gehandicapt en overlijden vroeger.

◻ Tabel 3.1   Overzicht verschillen tussen astma en COPD. (Bron: NHG-standaard Diagnostiek COPD en astma bij volwassen)

	astma	COPD
risicofactor	atopie	roken
luchtwegobstructie	wisselend, in de regel reversibel	per definitie deels irreversibel
ontstaanswijze (pathofysiologie)	chronische ontsteking in alle luchtwegen, meestal gevoelig voor corticosteroïden	chronische ontsteking met name in de kleine luchtwegen, relatief ongevoelig voor corticosteroïden
leeftijd	alle leeftijden	meestal boven 40e jaar
beloop	overwegend gunstig met wisselende symptomen	overwegend met chronisch geleidelijk langzaam toenemende symptomen
allergologisch onderzoek	moet worden verricht	is niet nodig
levensverwachting	(vrijwel) normaal bij optimale behandeling	verminderd, ook bij optimale behandeling
inhalatie corticosteroïden	meestal geïndiceerd, behalve bij weinig frequente klachten	niet geïndiceerd, behalve bij frequente acute toenames van de klachten

3.3   Hoe vaak komt het voor?

Astma en COPD zijn echte volksziekten. Tussen de 5 tot 10 % van de bevolking lijdt aan een van beide ziekten, waarvan een kwart in een ernstige vorm. In een huisartsenpraktijk van 2.500 patiënten komen ongeveer 120 patiënten met longziekten voor, van wie veertig met ernstige klachten. In de grafiek (zie ◻fig. 3.2) waar leeftijd afgezet is tegen het aantal patiënten per jaar is duidelijk te zien dat COPD voornamelijk boven de veertig jaar voorkomt. In 2017 zijn er 600.000 patiënten met COPD en 610.000 patiënten met astma. Er overlijden per jaar 6.600 patiënten aan COPD (2016) en 122 patiënten aan astma (2015).

3.4   Oorzaak van astma en COPD

Om astma of COPD te krijgen moet aan twee voorwaarden worden voldaan: de patiënt moet aanleg hebben om de ziekte te krijgen en er moeten factoren van buitenaf zijn die ervoor zorgen dat hij ook werkelijk klachten krijgt. Erfelijke aanleg speelt een belangrijke rol. Een kind heeft 20 tot 30 % kans op astma als een van de ouders eraan lijdt. 8 % als geen van beide ouders de ziekte heeft.

De factoren van buitenaf die invloed hebben, verschillen voor astma en COPD. Bij astma zijn het in de eerste plaats allergische prikkels en daarna de niet-allergische prikkels. We spreken van hyperreactiviteit. Bij COPD is de belangrijkste prikkel, met grote voorsprong,

3.4 · Oorzaak van astma en COPD

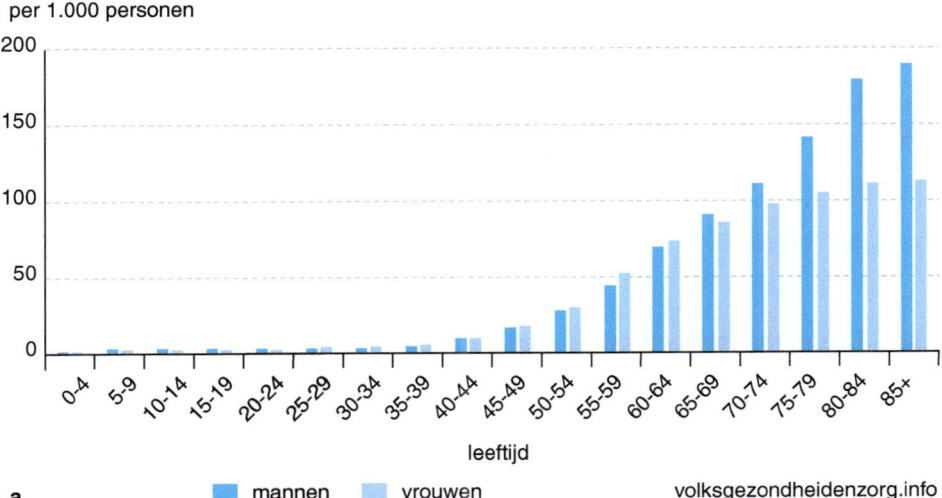

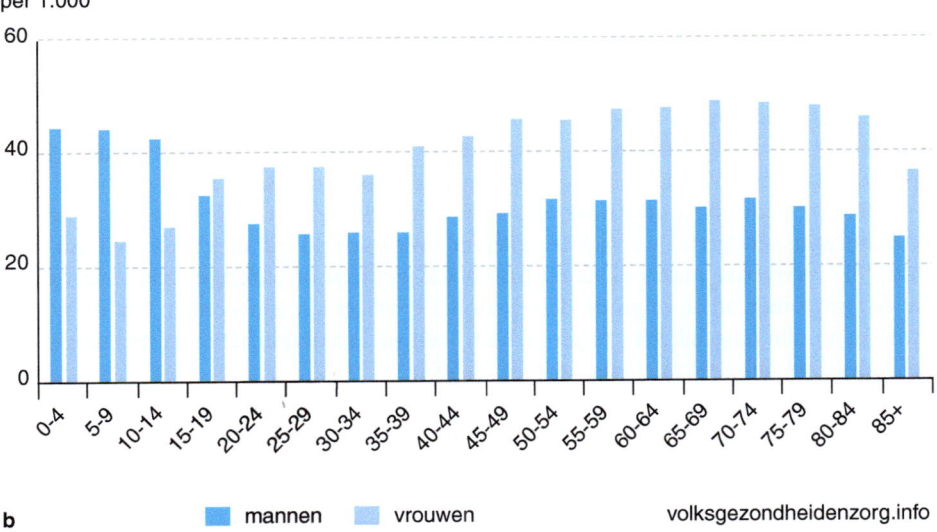

▫ **Figuur 3.2** Prevalentie van astma en COPD bij mannen en vrouwen naar leeftijd

sigarettenrook. Roken en ook andere vormen van hyperreactiviteit spelen ook een rol bij het ontstaan van astma. Bovendien spelen in een later stadium van de ziekte vergelijkbare mechanismen een rol bij astma en COPD. Daarom bespreken we de ontwikkeling van beide ziekten tegelijkertijd.

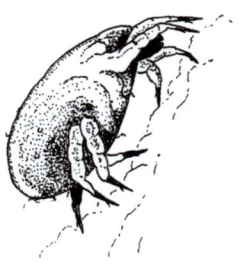

Figuur 3.3 De huisstofmijt

3.4.1 Hyperreactiviteit en allergie

De verschijnselen van astma en COPD kunnen het gevolg zijn van hyperreactiviteit of van allergie. Er is sprake van hyperreactiviteit wanneer de patiënt op een versterkte manier reageert op prikkels die voor de doorsneebevolking pas klachten geven bij veel hogere intensiteit. Van allergie wordt gesproken als een patiënt gevoelig is voor prikkels waarvoor anderen volstrekt niet gevoelig zijn. Soms gaan hyperreactiviteit en allergie samen bij een patiënt.

Prikkels die klachten kunnen veroorzaken bij mensen die hyperreactief zijn, zijn roken (actief en passief), stof, luchtverontreiniging, bak- en braadluchtjes, mist of koude. Soms geeft lichamelijke inspanning klachten. Ook sommige geneesmiddelen kunnen astma verergeren: acetylsalicylzuur, NSAID`s en bètablokkers.

De verschillende hiervoor genoemde prikkels leiden in de luchtwegen tot vernauwing van de kleine luchtwegen (bronchospasme) en overvloedige slijmproductie. Deze overvloedige productie van slijm is een ontstekingsreactie die veel lijkt op de ontstekingsreactie die optreedt bij infecties van de luchtwegen (verkoudheid, longontsteking).

Het vervelende is dat door vaak optredende ontstekingsreacties de hyperreactiviteit van de luchtwegen verergert. Dus: vaak terugkerende verkoudheid kan de symptomen van astma en COPD verergeren; maar ook de obstructie zelf met haar ontstekingsreacties zorgt ervoor dat de symptomen bij de volgende ziekteperiodes ernstiger kunnen worden. Om de hyperreactiviteit zo min mogelijk kans te geven, bestrijden we luchtweginfecties zo veel mogelijk en behandelen we ook de symptomen zo goed mogelijk.

De prikkels die aanleiding geven tot een allergische reactie zijn vooral de huisstofmijt, diverse soorten stuifmeel (pollen) en haren en veren van dieren. Aan de tijd van het jaar waarin de meeste klachten optreden, is soms al enigszins te zien welke allergische prikkel een rol speelt: de huisstofmijt (zie fig. 3.3) vooral in de winter, boompollen in het voorjaar en graspollen in de zomer.

De allergische prikkels (allergenen) brengen veranderingen teweeg in een bepaald type cellen in de slijmvliezen: de mestcellen. Daardoor komen uit deze mestcellen stoffen vrij, waarvan histamine de belangrijkste is, die verantwoordelijk zijn voor de bronchusvernauwing en de ontstekingsreactie in de luchtwegen.

Astma maakt samen met hooikoorts en constitutioneel eczeem deel uit van het atopisch syndroom. Van astmapatiënten is bekend dat zij als zuigeling soms aan dauwworm hebben geleden. Dauwworm is de uiting van constitutioneel eczeem bij baby's; dit eczeem zit vooral op het behaarde hoofd en bij ernstige vormen ook in het gelaat. Later, op kleuterleeftijd, uit constitutioneel eczeem zich vooral aan de buigzijden van de armen en benen.

Terwijl hyperreactiviteit in alle leeftijdsgroepen een grote rol speelt, is allergie vooral een probleem in de middenleeftijd, vijf tot zestig jaar. Allergie komt zelden voor bij jonge kinderen en bejaarden.

De gevolgen van hyperreactiviteit en allergie zijn dus vernauwing van de luchtwegen door een spasme van de gladde spieren (astma) of ontstekingsreacties met overvloedige slijmproductie (chronische bronchitis). Als de ontsteking vaak terugkeert of lang aanhoudt zal uiteindelijk door littekenvorming in de bronchiën een onomkeerbare vernauwing, een obstructie ontstaan. Die zagen we vroeger nog wel eens ontstaan bij astma, maar sinds de invoering van medicijnen die lokaal in de luchtwegen worden toegediend via inhalatoren zien we dit bijna niet meer. Dit in tegenstelling tot COPD. Door het rookgedrag van patiënten zal de ontsteking lang aanhouden. De ontsteking zal steeds ernstiger vormen aannemen en uiteindelijk leiden tot elasticiteitsverlies van de longen en onomkeerbaar verlies van longweefsel (longemfyseem). In de volksmond wordt dit ook wel 'de rek uit de longen' genoemd, maar daar heeft het weinig mee te maken. Door de chronische ontstekingen worden de wanden van de alveoli (longblaasjes) aangetast en kapotgemaakt. De haarvaten die om de alveoli lopen zijn net als de alveoli maar één cellaag dik. De haarvaatjes gaan door een ontsteking gemakkelijk stuk en zullen samen met de alveoli verdwijnen. Dit leidt tot verlies van oppervlakte die nodig is om zuurstof op te kunnen nemen en tot verlies van vaten in de longen. In het begin merk je daar nog niet zo veel van, maar uiteindelijk zal het gasuitwisselingsvermogen van de longen tekortschieten. Aanvankelijk ontstaat er kortademigheid bij inspanning, later kortademigheid in rust en uiteindelijk een chronische kortademigheid en moeheid, waarbij de zuurstofopname zo slecht is dat er continu extra zuurstof moet worden aangeboden. Een bekend beeld hiervan is de patiënt in zijn scootmobiel met een zuurstoffles in het mandje en een zuurstofslangetje in de neus die niets kan. De ernst van de COPD wordt in stadia ingedeeld. Voorheen gebeurde dit aan de hand van objectieve metingen. De zogenaamde GOLD-stadia I tot IV. Omdat de objectieve metingen niets vertelden over hoe de patiënt zich voelde of hoe het verloop van zijn ziekte verder zou zijn, is nu gekozen voor een indeling op basis van de ziektelast. Lichte, matige of ernstige ziektelast. Hier worden de volgende items in meegenomen:

- de mate van klachten en beperkingen, vastgesteld aan de hand van een scorelijst (MCR van 1 tot 5, CCQ van 0 tot 6);
- het aantal ernstige toenames van de ziekte waarvoor de patiënt corticosteroïden moet gebruiken per jaar of opgenomen wordt in het ziekenhuis per jaar;
- FEV1 waarde;
- voedingstoestand van de patiënt.

Een patiënt met een ernstige ziektelast zal in de tweede lijn door de specialist behandeld worden.

3.5 Symptomen

Het beloop van astma kan zeer grillig zijn (zie ook ◻fig. 3.4). Dikwijls veranderen de symptomen met de leeftijd en de klachten kunnen zelfs vele jaren geheel wegblijven, vooral tussen de zes en vijftig jaar.

Kleine kinderen 'zitten vol', rochelen en piepen. Vaak is er tegelijkertijd sprake van eczeem of dauwworm. Dauwworm is een vorm van constitutioneel eczeem bij zuigelingen, dat zich anders voordoet dan bij volwassenen. Vooral het hoofdje is aangedaan.

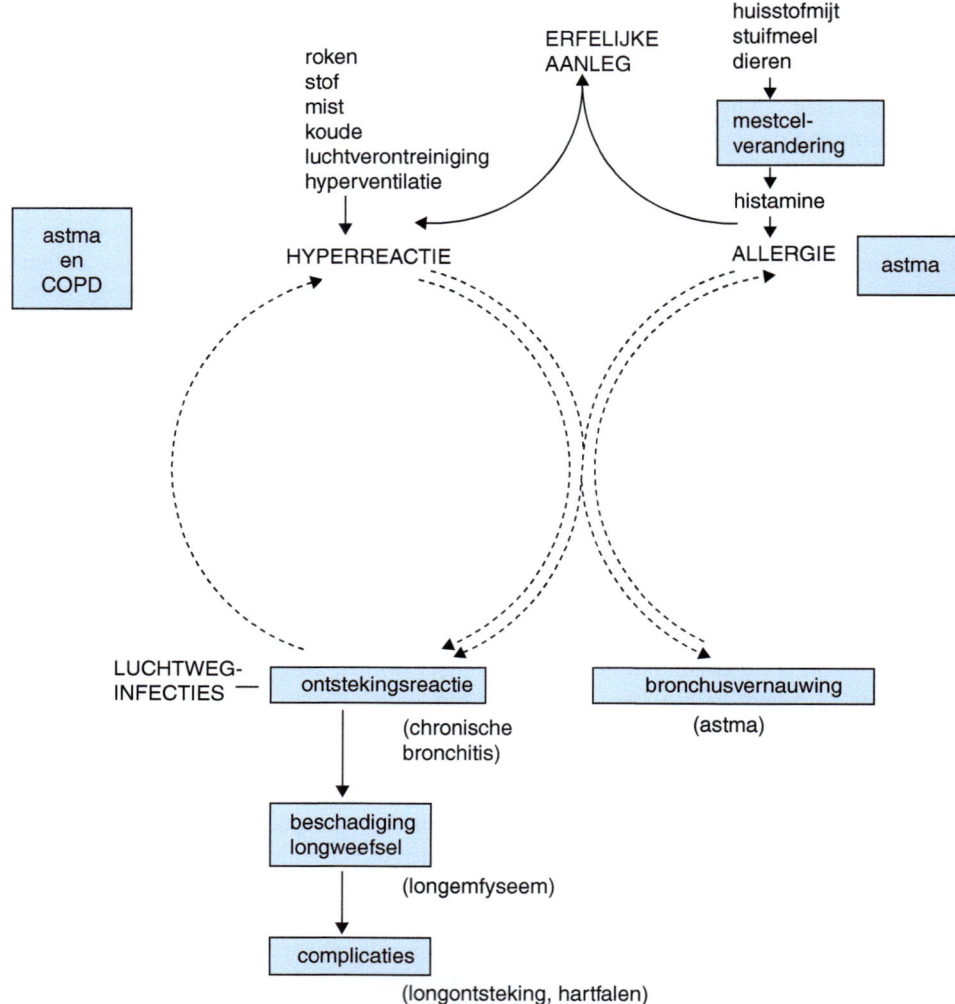

Figuur 3.4 Schematisch overzicht van het ontstaan van klachten bij obstructieve longziekte

Bij kinderen jonger dan zes jaar is vrijwel nooit met zekerheid te zeggen of er sprake is van astma. Daarom spreken we op deze jonge leeftijd liever niet van astma, maar van herhaaldelijk piepen met of zonder hoesten. De kans dat het echt om astma gaat, is groter wanneer ze ook constitutioneel eczeem hebben of als de ouders een atopische ziekte hebben. Ook een goede reactie op een proefbehandeling wijst in de richting van astma. Pas na de leeftijd van zes jaar is een betrouwbaar allergie- en longfunctieonderzoek mogelijk en kan de diagnose worden gesteld op basis van spirometrie. Bij twee derde van de kinderen waarbij de diagnose astma wordt gesteld, verdwijnen de klachten voor de pubertijd.

Schoolkinderen krijgen astma-aanvallen of hoesten veel en langdurig. Vaak hoesten ze 's nachts en ook de benauwdheid treedt 's nachts op of na geleverde inspanning. Op deze leeftijd is er een samenhang met de gewonere vorm van constitutioneel eczeem en later met hooikoorts. De allergie gaat een steeds grotere rol spelen.

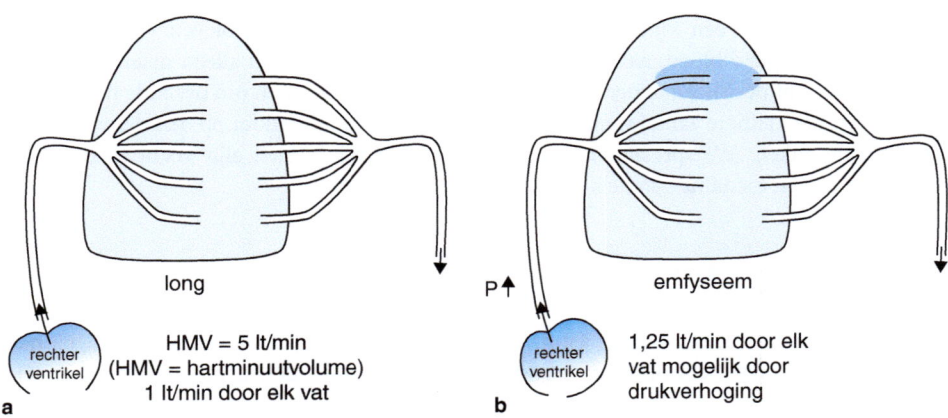

Figuur 3.5 Emfyseem

Volwassenen zullen vooral hoesten, slijm opgeven en kortademig zijn. Als deze klachten aanwezig zijn bij rokende mensen boven de veertig jaar, is de kans groot dat het om COPD gaat.

3.5.1 Exacerbaties

Zowel astma als COPD wordt gekenmerkt door plotselinge verergeringen van de klachten. Dit noemen we een exacerbatie. Een oorzaak van exacerbatie bij astma is een luchtweginfectie (verkoudheid, griep) of een verhoogde blootstelling aan een allergeen. Bij COPD is de oorzaak meestal een luchtweginfectie. Een astma-exacerbatie moet snel en krachtig worden behandeld, waarna de klachten geheel kunnen verdwijnen. Het nare van een exacerbatie bij COPD is dat deze vaak een blijvend negatieve invloed heeft op het functioneren van de longen, waardoor de ziekte permanent in een ernstiger stadium komt. Bij COPD is het snel en krachtig bestrijden van een exacerbatie dus belangrijk om het verloop van de ziekte te beïnvloeden.

Een griepinjectie is belangrijk om exacerbatie tijdens het griepseizoen te voorkomen.

3.5.2 Complicaties

Een patiënt met astma of COPD loopt het risico op een aantal ernstige complicaties:
- een exacerbatie, of acute verergering, werd hiervoor al besproken;
- een pneumonie (longontsteking) kan optreden wanneer bacteriën of virussen via het slecht functionerende slijmvlies weten door te dringen in het longweefsel;
- bij COPD kan ook hartfalen voorkomen.

Vooral bij longemfyseem is een deel van het longweefsel met daarin een groot aantal bloedvaatjes verloren gegaan. In ◘fig. 3.5 is dit schematisch weergegeven. Het grote deel dat verloren is gegaan wordt weergegeven als een blauwe massa (in werkelijkheid zit dit op een andere plaats!) waar geen ventilatie en geen bloedstroom meer is. Toch zal per minuut dezelfde hoeveelheid bloed door de longen heen moeten. In het voorbeeld worden vijf grotere vaten voorgesteld waar per minuut 5 liter bloed doorheen moet. Dat betekent 1 liter door elk vat.

Als door emfyseem één vijfde verdwijnt dan moet door de overgebleven vier bloedvaten dezelfde hoeveelheid bloed, namelijk 1,25 liter per minuut. Dat kan alleen maar door het er met meer kracht doorheen te persen. Het hart moet harder pompen om dezelfde hoeveelheid bloed door het kleinere aantal vaatjes te persen. Het hart kan daardoor op den duur vermoeid en uitgeput raken. We spreken dan van hartfalen. Verschijnselen zijn vocht in de enkels (oedeem) en een toename van de kortademigheid.

3.6 Anamnese en onderzoek

Als een arts denkt dat een patiënt astma of COPD heeft, zal hij in de anamnese vragen naar de klachten die de patiënt heeft en vooral naar de prikkels die de klachten veroorzaken. Het belangrijkste symptoom bij astma is een piepende uitademing. Denkt hij aan hyperreactiviteit dan zal hij vooral willen weten hoeveel en hoe lang de patiënt rookt, en hoe zijn klachten daarop reageren. Hij informeert naar de invloed van koude lucht, mist, smog, bak- en braadluchtjes, verflucht en parfums. Ook de reactie op roken door anderen is belangrijk. Verergering van de klachten bij lichamelijke inspanning kan wijzen op inspanningsastma. Als hij denkt aan allergie vraagt de arts naar verergering van klachten in een stoffige en vochtige omgeving (de huisstofmijt), tijdens voorjaar- of zomerseizoen (stuifmeel) of bij contact met huisdieren.

De arts wint informatie in over de voorgeschiedenis, zowel wat betreft klachten van de longen als klachten die wijzen op andere uitingen van het atopisch syndroom (constitutioneel eczeem, hooikoorts).

Ook zal de arts willen weten of er atopische aandoeningen voorkomen in de familie. Bij het onderzoek zijn vooral van belang het onderzoek op allergie en de longfunctietest. Bij beide onderzoeken kan de assistent een belangrijke rol spelen. Longfunctieonderzoek vindt voor een groot gedeelte plaats in de huisartsenpraktijk, of in opdracht van de huisarts in een huisartsenlaboratorium. Voor het onderzoek naar astma wordt gebruikgemaakt van spirometrie.

3.7 Allergieonderzoek

Een allergietest kan worden uitgevoerd door middel van een bloedtest in het ziekenhuislaboratorium: de Phadiatop. Een positieve Phadiatop betekent dat iemand allergisch is, maar geeft geen informatie over de vraag waarvoor. Ook dit kan worden bepaald door middel van een bloedonderzoek, de specifieke RAST-test. Op het aanvraagformulier van het laboratorium moet dan precies worden aangegeven op welk allergeen men de patiënt wil onderzoeken, bijvoorbeeld RAST-huisstofmijt of RAST-kattenharen. Men kan ook kiezen voor een veelvoorkomende mix van allergenen. Een allergietest die in de huisartsenpraktijk gedaan kan worden is de priktest, dat wil zeggen: het intracutaan allergieonderzoek.

- **De priktest**

Bij het intracutaan allergieonderzoek of de priktest worden de allergenen (de stoffen waarvoor iemand mogelijk allergisch is) in de vorm van druppeltjes op de huid van de onderarm aangebracht. De druppeltjes bevatten extracten van huisstofmijten, diverse soorten pollen, katten- en hondenharen en veren. Door de druppels heen wordt met een speciale naald een prikje gegeven, zodat het allergeen in de huid terechtkomt. Wanneer sprake is van allergie

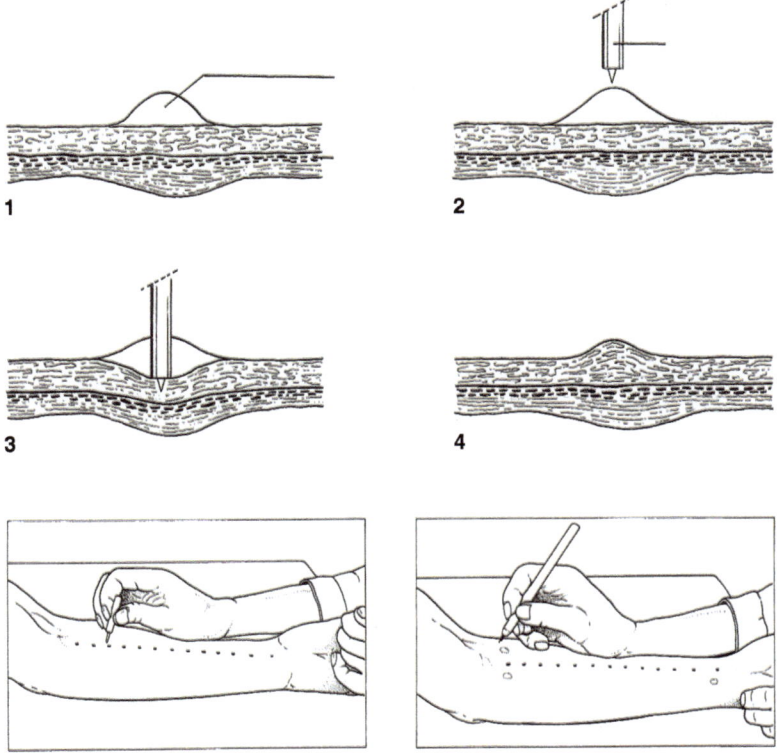

Figuur 3.6 Voorbeeld van een priktest

ontstaat een rode zwelling: een kwaddel of urtica. Na vijftien minuten is deze zwelling maximaal en kan de grootte worden vastgesteld en genoteerd. De diameter van de kwaddel geeft aan hoe sterk de allergische reactie is. Antihistaminica verstoren de reactie. Drie dagen voor de allergietest moet de inname van deze middelen worden gestaakt. Bij kinderen onder de zes jaar is de priktest onbetrouwbaar (zie fig. 3.6).

3.8 Longfunctieonderzoek

Longfunctieonderzoek vindt voor een groot gedeelte plaats in de huisartsenpraktijk of, in opdracht van de huisarts in een laboratorium.

De piekstroommeter

De piekstroommeter is een eenvoudig instrument waarmee je kunt meten hoeveel liter lucht de patiënt maximaal op een bepaald tijdstip kan uitademen. De piekstroom wordt uitgedrukt in liters lucht per minuut. De piekstroommeter zegt vooral iets over de grootte van de grote bronchiën en trachea, en niet zo veel over de kleinere bronchiën waar astma zich voornamelijk afspeelt. Uit onderzoek blijkt dat patiënten piekstroomdagboeken waarin ze dagelijks de waarden moeten noteren slecht bijhouden. De NHG-standaard Astma bij kinderen en Astma bij volwassen geeft geen aandacht meer aan de piekstroommeter. De voorkeur gaat uit naar de spirometer omdat die goed in staat is om de obstructie objectief te meten.

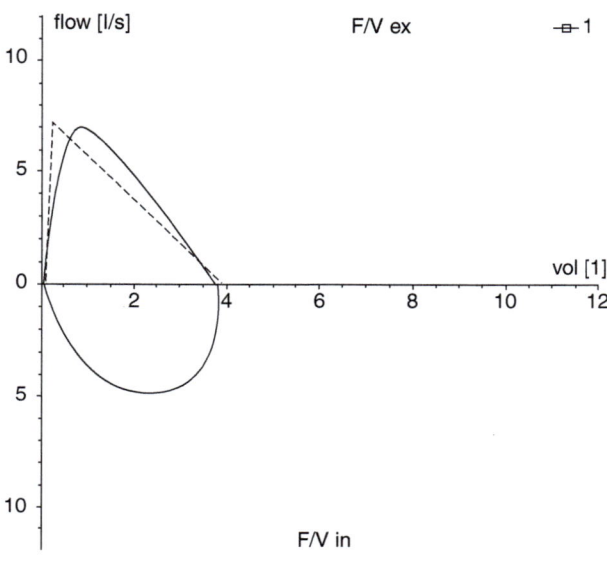

Figuur 3.7 Normaal spirogram

- **Spirometrie**

Bij onderzoek van astma- en COPD-patiënten wordt gebruikgemaakt van spirometrie. Spirometrie kan worden uitgevoerd in de huisartsenpraktijk. Sommige huisartsen vragen het onderzoek aan in een huisartsenlaboratorium of een diagnostisch centrum. Bij spirometrie ademt de patiënt maximaal krachtig in en uit in de spirometer. Dit apparaat bevat een computer die voor elk moment van de adembeweging de luchtstroom berekent, uitgedrukt in liters per minuut. Deze berekende waarden worden in een zogenoemde flowvolumecurve getekend. Aan de vorm van de grafiek kan worden afgelezen hoe ernstig de obstructie van de luchtwegen is, en ook in welk deel van de ademwegen de obstructie vooral is gelokaliseerd. Ook wordt er een curve getekend die het geforceerde uitademingsvolume per seconde weergeeft. Bovendien berekent de computer in de spirometer een aantal waarden die als maat kunnen dienen voor de ernst van de obstructie.

De FEV1 (forced expiratory volume één seconde, één-secondewaarde, geforceerde uitademingsvolume in één seconde) geeft aan hoeveel liter lucht kan worden uitgeblazen in één seconde bij de meest krachtige uitademing, en beginnend bij maximale inademing. Gezonde personen blazen in één seconde 70 tot 90 % van hun longinhoud uit en zijn in drie seconden bijna alle lucht kwijt. Met veel aansporen lukt het misschien om nog twee, drie seconden te rekken. Bij obstructie is er in één seconde veel minder uitgeademd en is de uitademing ook veel langer vol te houden.

De geforceerde vitale capaciteit (FVC) geeft aan hoeveel liter lucht maximaal in totaal kan worden uitgeblazen bij de krachtigste ademhaling, beginnend bij maximale inademing.

Bij COPD zal eerst de FEV1 gestoord zijn. Pas in een later stadium, als er sprake is van longemfyseem, neemt ook de FVC af.

In fig. 3.7 staat een afbeelding van een normaal spirogram. Op de X-as staat het volume in liters, op de Y-as de flow (stroming) in liters per seconde. Naar boven de uitademing en naar beneden de inademing. De patiënt start op 0.0. Geen stroming en geen volume. Hij blaast snel en krachtig uit en hij bereikt binnen enkele milliseconden de top (Peak Expectory

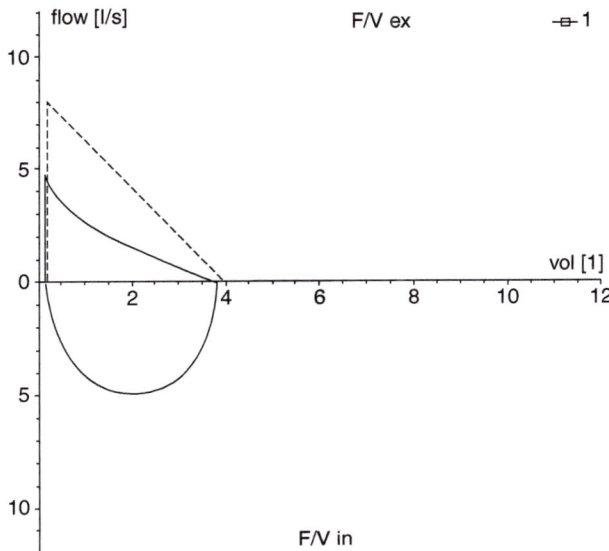

◘ **Figuur 3.8** Spirogram van patiënt met astma

Flow (PEF). Dit is een indicatie voor de doorlaatbaarheid van de grote bronchiën. Na het bereiken van de top neemt de stroomsnelheid af en daalt hij tot nul. Dan is er maximaal uitgeademd en is de FVC af te lezen. Daarna volgt een inademing. Op deze grafiek is de FEV1 niet af te lezen. Daarvoor maakt de computer een grafiek waarin op de Y-as het volume in liters staat en op de X-as de tijd in seconden.

Met spirometrie kunnen we een aantal onderzoeken verrichten.

De eenmalige meting: het gevonden spirogram kunnen we vergelijken met de normale waarde voor personen van hetzelfde geslacht, dezelfde leeftijd, dezelfde lichaamslengte en dezelfde etnische afkomst (ras, bijvoorbeeld negroïde, kaukasische of mongoloïde afkomst). Hiervoor nemen we de uitkomst van de deling FEV1/FVC. Als deze onder de 5de percentiel zit binnen een vergelijkbare groep is COPD waarschijnlijk. Onder de 5de percentiel betekent in dit geval dat de behaalde score bij de slechtste 5 % hoort van een groep mensen die vergelijkbaar zijn voor wat betreft leeftijd, geslacht, lengte, enzovoort. Van de 100 mensen in deze groep hebben er dan 95 een score behaald die hoger is. De eenmalige meting kan dienen als uitgangswaarde om de patiënt door de jaren heen te blijven controleren.

In ◘fig. 3.8 staat een spirogram van een patiënt met astma.

De reversibiliteit: het verschil in het spirogram voor en na de inhalatie van luchtwegverwijdende medicamenten. Ook hier is de FEV1 van het grootste belang. Als de FEV1 meer dan 12 % verbetert na toediening van medicamenten (vergeleken met de normale waarde) is er sprake van reversibiliteit en dat wijst op astma.

In ◘fig. 3.9 staat een spirogram van een patiënt met COPD.

- **Uitvoering spirometrie**

De patiënt mag voorafgaand aan het onderzoek 4 uur lang geen kortwerkende luchtwegverwijders en 12 tot 48 uur lang (afhankelijk van het soort) geen langwerkende luchtwegverwijders gebruiken.

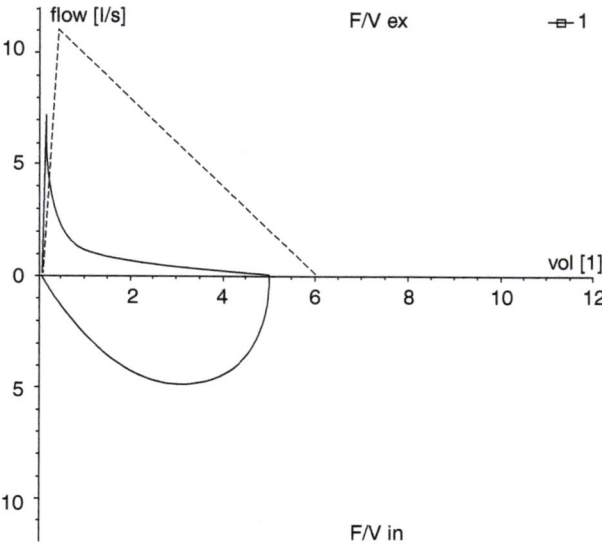

Figuur 3.9 Spirogram van patiënt met COPD

Tabel 3.2 Indeling van COPD aan de hand van de ernst van de luchtwegobstructie

indeling	FEV1/FVC-ratio	FEV1 (% van de voorspelde waarde)
I licht	< 5e percentiel	> 80
II matig ernstig	< 5e percentiel	50–80
III ernstig	< 5e percentiel	30–50
IV zeer ernstig	< 5e percentiel	< 30 of < 50 bij aanwezigheid longfalen

De patiënt krijgt duidelijke uitleg over wat de bedoeling is. Als de spirometer het toelaat kan de patiënt al rustig ademen via het mondstuk en ziet hij op het scherm de curves. De patiënt moet rechtop zitten, met rechte rug en met de voeten stevig op de grond, of staan met rechte rug. De lippen moeten rondom goed aansluiten op het mondstuk. Bij voorkeur wordt gebruikgemaakt van een neusklem om lekkage te voorkomen. Na een diepe inademing vraag je de patiënt zo krachtig en diep mogelijk uit te ademen. Het is het beste de patiënt aan te moedigen om het zo lang mogelijk vol te houden. Herhaal dit tweemaal.

Geef de patiënt na de eerste metingen via een voorzetkamer een aerosol. Vier pufjes salbutamol 100 mcg met een tussenpoos van dertig seconden. Herhaal na vijftien minuten de metingen (zie ◻tab. 3.2).

De waarden zijn waarden na de bronchusverwijding.

3.9 Behandeling van astma en COPD

Patiënten met astma en COPD zullen hun leven zodanig moeten inrichten dat ze zo min mogelijk last hebben van hun ziekte en verergering voorkomen.

Het belangrijkste is stoppen met roken. Ook passief roken is zeer slecht. Lichamelijke activiteiten als sporten, wandelen, fietsen en zwemmen verbeteren de conditie en hebben vaak een gunstig effect op de klachten. Geadviseerd wordt om dagelijks een half uur matig intensief te bewegen door fietsen of wandelen. Mensen die last hebben van inspanningsastma kunnen vaak toch meedoen met sporten als zij van tevoren medicijnen innemen.

Verder kunnen patiënten als ze weten op welke prikkels ze reageren hier rekening mee houden. Zodat ze zo min mogelijk last hebben van prikkelende stoffen, zowel van allergische als van niet-allergische aard. Alleen bij patiënten waar de behandeling niet goed aanslaat kan het zin hebben om te kijken naar hun leefomgeving. Ze kunnen hun huis zo inrichten dat zij zo min mogelijk last hebben van prikkelende stoffen, zowel van allergische als van niet-allergische aard. Dit noemen we saneren. De sanering van de woon- en werkomgeving is in de eerste plaats gericht op het uitbannen van de huisstofmijt. Dit kleine insect produceert uitwerpselen die allergische prikkels vormen en die voorkomen in het huisstof. Omdat de huisstofmijt zich vooral thuis voelt tussen stof en vochtigheid bestaat saneren in het bijzonder uit het bestrijden van vocht en stof.

Saneringsadviezen:
- vochtbestrijding binnenshuis:
  - dertig minuten per dag luchten
  - continu ventileren
  - gebruiken van afzuigkap
  - was buiten drogen
  - zorgen voor constante temperatuur
- de juiste inrichting en stoffering van de woning:
  - goede materiaalkeuze gordijnen en meubels
  - gladde vloeren in de slaapkamer
  - hoezen om matras en kussen, ondoordringbaar voor huisstofmijt
  - geen huisdieren in slaap- en woonkamer
- schoonhouden van de woning:
  - vochtig afnemen
  - stofzuigen alleen als de patiënt niet thuis is
  - niet roken in huis

Bij aangetoonde allergie voor (schilfers van) dierenhaar (katten, honden) is het zinvol om afscheid van het huisdier te nemen.

Patiënten met astma en COPD krijgen elk jaar een oproep voor vaccinatie tegen influenza. Dit is een preventieve maatregel om de kans op exacerbaties en complicaties in de winter te voorkomen. De belangrijkste complicatie van influenza is de pneumonie, de longontsteking.

3.9.1 Geneesmiddelen

Geneesmiddelen vormen – naast stoppen met roken en stimuleren van lichaamsbeweging – de belangrijkste pijler waarop de behandeling van astma en COPD steunt.

Over medicijngebruik bestaan veel misverstanden. Zo is het beslist niet waar dat patiënten aan deze geneesmiddelen verslaafd zouden raken. Ook is het onjuist te stellen dat behandeling van astma en COPD met geneesmiddelen alleen maar symptoombestrijding zou zijn. Integendeel, sommige geneesmiddelen kunnen het verloop van astma en COPD door de

Tabel 3.3 Overzicht van geneesmiddelen bij astma en COPD

bronchusverwijders	Kunnen worden voorgeschreven bij incidentele klachten of voor chronisch gebruik. Bij combinatie met ontstekingsremmers kunnen ze het best als eerste worden gebruikt en daarna pas de ontstekingsremmer			
	kortwerkend	sympaticus	salbutamol terbutamol	SABA
		parasympaticus	ipratropium	SAMA
	langwerkend	sympaticus	salmeterol formoterol	LABA
		parasympaticus	tiotropium	LAMA
corticosteroïden	Ontstekingsremmers die vaak worden toegevoegd aan de luchtwegverwijders. Ze moeten chronisch worden gebruikt om de ontstekingsverschijnselen te onderdrukken. Bij inhalatie zijn er weinig bijwerkingen te verwachten, maar bij langdurig systemisch gebruik geven ze ernstige bijwerkingen.			
	inhalatie		beclometason budesonide fluticasonpropionaat	
	oraal		prednisolon	
leukotrieen-receptorantagonist	oraal		montelukast (LTRA)	

jaren heen in gunstige zin beïnvloeden. Dit komt doordat ontstekingsverschijnselen, zoals die bij astma en COPD voorkomen, de mate van hyperreactiviteit verergeren. Onderdrukken van deze ontstekingsreactie in de luchtwegen door geneesmiddelen kan voorkomen dat de hyperreactiviteit toeneemt. Medicijnen kunnen dus het verloop van de ziekte afzwakken.

De geneesmiddelen hebben natuurlijk wel bijwerkingen, maar deze zijn zeer sterk afgenomen sinds een groot aantal geneesmiddelen via inhalatie wordt toegediend. Het medicament komt zo precies op de goede plaats terecht, waardoor het beter kan werken; de dosis die de patiënt moet innemen is veel kleiner dan wanneer hij het middel, zoals vroeger, oraal innneemt.

Inhaleren is in de medicamenteuze behandeling van obstructieve longziekten de 'grote sprong voorwaarts' geworden, mits het op de juiste manier gebeurt. Er bestaan veel verschillende inhalatoren, zowel in vloeistof- als in poedervorm. De juiste toediening vereist kennis van de inhalatietechniek en oefening. Het is een belangrijke taak van de assistent de patiënt hierover voor te lichten. We komen later hierop terug.

De geneesmiddelen tegen astma en COPD kunnen grofweg worden verdeeld in luchtwegverwijders (SABA, LABA, SAMA, LAMA), die de klachten verminderen, en middelen die het optreden van klachten voorkomen, de inhalatiecorticosteroïden (ICS) (zie tab. 3.3).

De doorsnede van de bronchiën wordt in ons lichaam geregeld door het autonome zenuwstelsel. De sympaticus zorgt ervoor dat de doorsnede groter wordt bij actie. Dit gebeurt doordat het uiteinde van de zenuw een stofje (noradreline) afscheidt dat op de bèta-2-receptor terechtkomt van de gladde spiercel. Deze ontspant zich dan. Een medicijn dat dezelfde werking op die receptor heeft, noemen we een agonist (meewerker). We kennen kort- en langwerkende medicijnen die we met de Engelse term aanduiden als short acting beta agonist (SABA) en long acting beta agonist (LABA). De parasympaticus zorgt ervoor dat de doorsnede van de bronchiën weer kleiner wordt in rust. De uiteinden van de zenuwvezeltjes scheiden een muscarine-achtige stof af. Als die op de gladde spiercel een andere receptor prikkelt, trekt de spiercel samen. Omdat we dat niet willen, zijn er medicijnen die deze receptoren blokkeren en dus het effect tegenwerken. Dit noemen we een antagonist. We kennen dan ook de short acting muscarine antagonist (SAMA) en de long acting muscarine antagonist (LAMA).

Het aantal receptoren is niet steeds gelijk: tijdens ons leven verandert langzaamaan de verhouding tussen de verschillende receptoren. Bij mensen boven de zestig jaar kan het effect van de sympaticus-agonist daarom tegenvallen en kiezen we eerder voor een parasympaticus-antagonist zoals ipratropiumbromide (Atrovent®).

De ontstekingsremmers zijn veruit de belangrijkste geneesmiddelen bij astma, terwijl ze bij COPD maar een beperkte rol spelen. Het zijn inhalatiecorticosteroïden (bijnierschorshormonen, zoals beclometason, budesonide en fluticasonpropionaat). Zij remmen de ontstekingsreactie en daardoor vertragen of voorkomen ze de verergering van astma op lange termijn.

Toediening van deze middelen bij acute klachten is zinloos. Zij moeten trouw elke dag worden genomen, ook op dagen dat de patiënt weinig last heeft.

Men gaat ervan uit dat de astma goed onder controle is als de patiënt niet meer dan twee keer per week overdag symptomen heeft, alles kan doen en 's nachts nergens last van heeft. Ook hoeft hij niet terug te vallen op noodmedicijnen en zijn de spirometriewaarden bij onderzoek normaal. Als dat niet het geval is, worden stapsgewijs meer (of andere) medicijnen toegediend.

Bij heel lichte klachten kan zo nodig een SABA worden voorgeschreven. Deze kunnen ook altijd als noodmedicatie dienst doen omdat ze zo snel werken. De volgende stap is een ICS. Daarna wordt de ICS gecombineerd met een LABA. Na het inhaleren moet de patiënt altijd zijn mond spoelen om bijwerkingen als heesheid, schimmelinfectie of cariës te voorkomen. Een enkele keer blijft de patiënt bijwerkingen houden. Dan kan de ICS worden vervangen door de iets minder goed werkende LTRA.

Een exacerbatie van astma en COPD moet snel en krachtig worden onderdrukt, zowel om de klachten van de patiënt te bestrijden, als om verergering van COPD te voorkomen. Bij een exacerbatie worden meestal hogere doses van de luchtwegverwijder gebruikt. Het belangrijkste middel bij een exacerbatie is de zogenoemde prednisonstootkuur: een behandeling met een hoge dosis corticosteroïden in de vorm van tabletten of capsules prednison: prednisolon 30 mg eenmaal per dag gedurende zeven tot veertien dagen.

De behandeling van COPD gebeurt op basis van de symptomen met bronchusverwijders. Welk medicijn precies wordt deels proefondervindelijk vastgesteld, deels meebepaald door andere ziektebeelden waaraan deze vaak wat oudere patiënten ook lijden. Soms moet tijdelijk ICS bijgegeven worden. Dat kan bijvoorbeeld nodig zijn bij een ziekenhuisopname voor de benauwdheid of bij het optreden van exacerbaties waarbij een prednisolonstootkuur of een antibioticum nodig was. De ICS worden dan na een jaar weer gestopt om te kijken hoe het daarna verder gaat.

3.10 Controles van de astma- en COPD-patiënt

Bij de controles wordt een grotere mate van verantwoordelijkheid bij de patiënt gelegd. We zien in de gezondheidszorg een verschuiving optreden richting zelfmanagement van ziektes. De patiënt krijgt optimale begeleiding, maar moet ook zelf zijn verantwoordelijkheid nemen.

Dus niet meer de arts die zegt dat je moet stoppen met roken omdat het slecht is, maar zelf de keuze maken om te stoppen met roken omdat je ervan overtuigd bent dat dat veel beter voor je is.

Toch is hulp van de arts, praktijkondersteuner en assistent daar een wezenlijk onderdeel van. Voor COPD bestaat er ook ketenzorg (▶par. 1.6).

COPD-patiënten moeten worden gecontroleerd door de arts of praktijkondersteuner. Dit moet gebeuren als er klachten zijn, maar ook zonder klachten is controle zinvol. De assistent kan belangrijke hulp bieden bij de bewaking van COPD-patiënten. Doel van de controle is:
- nagaan of er klachten zijn;
- nagaan of de medicatie nog steeds op de juiste manier wordt genomen;
- motiveren tot of bekrachtigen van stoppen met roken;
- controleren van de longfunctie;
- controleren van het gewicht.

Het gewicht is belangrijk. Overgewicht kan leiden tot slechter functioneren en meer kortademigheid. Mensen met ernstige COPD verliezen echter vaak juist te veel gewicht als gevolg van hun zuurstoftekort. Daardoor neemt hun conditie af en functioneren ze nog slechter. Ondergewicht wordt behandeld met extra voeding.

De assistent kan COPD-patiënten periodiek oproepen voor controle. Voorafgaand aan het consult bij de arts kan zij alvast de nodige metingen doen en het gebruik van de medicatie doornemen.

Bij een geautomatiseerde huisartsenpraktijk kan men het HIS (huisartseninformatiesysteem) opdracht geven om te waarschuwen zodat de noodzakelijke metingen op de vastgestelde termijn worden uitgevoerd: een soort risicoprofiel voor COPD-patiënten, vergelijkbaar met het risicoprofiel voor patiënten met verhoogde kans op hart- en vaatziekten. Net als bij het risicoprofiel voor hart- en vaatziekten ontstaat dan een risicoprofiel voor COPD. Wanneer de arts meedoet aan de ketenzorg COPD, worden de prestatie- en procesindicatoren uit het huisartseninformatiesysteem ingelezen in het Ketenzorg Informatie Systeem (KIS). De controles zijn in ieder geval twee weken na elke medicatieverandering en bij een stabiele COPD minimaal eenmaal per jaar.

Bij een patiënt die slechts af en toe een aanval heeft (intermitterend astma) is controle niet nodig. Bij patiënten die chronisch medicijnen nodig hebben omdat de astma aanwezig blijft (persisterend astma), moet in de instelfase de patiënt elke twee tot vier weken gezien worden. Daarna, afhankelijk van de patiënt, één tot twee keer per jaar.

Ook de astmapatiënt wordt gestimuleerd verstandige keuzes te maken en actief deel te nemen aan de behandeling van zijn astma. Bij zelfmanagement hoort in ieder geval patiëntenvoorlichting, instructie voor zelfcontrole en een actieplan op papier. In dit actieplan staat hoe de patiënt zijn medicatie kan aanpassen aan zijn klachten en hoe hij moet handelen bij exacerbaties, waarbij een stappenplan van medicatie wordt opgenomen. Tot slot wordt beschreven in welke situaties hij contact moet opnemen met de arts.

3.11 Waar doe je het voor?

Bij elk mens gaat tussen het twintigste jaar en zijn overlijden de longfunctie geleidelijk achteruit. Bij de gezonde mens die geen COPD heeft, gaat dit zo langzaam dat hij, ook op zeer hoge leeftijd, nog voldoende longfunctie over heeft om niet gehandicapt te zijn. Bij een patiënt met

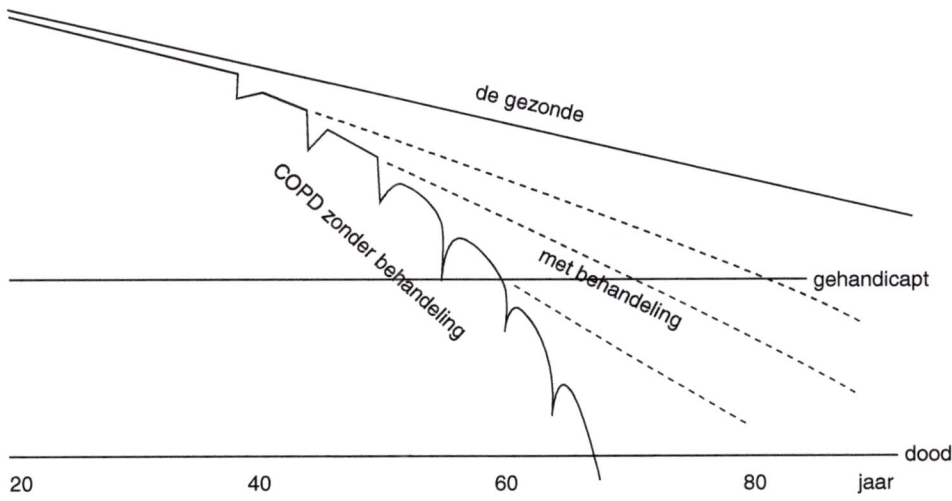

Figuur 3.10 De levenslijn

COPD gaat de longfunctie sneller achteruit, zodat hij op een gegeven moment gehandicapt wordt en jaren later zelfs aan zijn aandoening overlijdt. Vooral door het optreden van exacerbaties zal de 'levenslijn' van de longfunctie steeds sneller dalen (zie fig. 3.10).

Door behandeling – en dat betekent in de eerste plaats stoppen met roken, en in de tweede plaats snel en doeltreffend bestrijden van de exacerbaties – verloopt het verlies van de longfunctie langzamer en treedt invaliditeit later op. Hopelijk wordt dan zelfs de levensverwachting normaal.

Begeleiden van COPD-patiënten is een proces van vele jaren. Het is letterlijk een klus van lange adem.

3.12 Inhalatietechnieken

De werking van de geneesmiddelen bij astma en COPD valt of staat met correct inhaleren. Om te kunnen inhaleren zijn inhalatoren nodig. Het gebruik van deze inhalatoren is moeilijk en er worden veel fouten mee gemaakt.

3.12.1 Goed inhaleren

Een assistent moet aan haar patiënten precies kunnen uitleggen en demonstreren hoe een correcte inhalatie in zijn werk gaat. Daarvoor beschikt zij over een doos met allerlei soorten inhalatoren en hulpstukken, met de bijbehorende placebogeneesmiddelen voor demonstratiedoeleinden.

Ook de volgorde van inhalatie is belangrijk. Als een patiënt een kortwerkende bronchusverwijder moet gebruiken samen met andere medicijnen, is het aan te bevelen met het kortwerkende middel te beginnen. Vijf minuten later zijn de luchtwegen door dit middel verwijd en komen de andere medicijnen effectiever op hun plaats.

Tabel 3.4 Overzicht van inhalatoren met voor- en nadelen

soort	voordeel	nadeel
dosisaerosol	gemakkelijk mee te nemen	moeilijk te leren ongeschikt voor kinderen goede coördinatie nodig
dosisaerosol met luchtkamer	voor alle leeftijden weinig kracht nodig gemakkelijk te leren	groot apparaat, dus moeilijk mee te nemen
poederinhalatoren	gemakkelijk mee te nemen gemakkelijk te leren	ongeschikt voor kleine kinderen meer kracht nodig

De preventief werkende geneesmiddelen kunnen na inhalatie een hoestprikkel veroorzaken, of heesheid of een schimmelinfectie in de keel. Ook is cariës na het gebruik van luchtwegverwijders beschreven. Om dit te voorkomen spoelt de patiënt na het gebruik van een inhalatiecorticosteroïde en luchtwegverwijders de mond met water dat wordt uitgespuugd.

3.12.2 Drie verschillende groepen inhalatoren

Om te inhaleren kan de arts, in overleg met de patiënt, een keuze maken uit drie soorten inhalatiemethoden. In het overzicht van ◘tab. 3.4 worden deze genoemd, samen met hun voordelen en hun nadelen.

- Dosisaerosol

Een verstuiver of dosisaerosol is een spuitbusje in een houdertje. Het vloeibare geneesmiddel wordt, verneveld in een drijfgas, afgevuurd (zie ◘fig. 3.11).
Het succes van de inhalatie is afhankelijk van de techniek van het inademen: dat moet precies op het goede moment gebeuren. Deze coördinatie van de ademhaling en de hand die op het spuitbusje drukt, is moeilijk. De meeste patiënten doen het dan ook fout, met slechte resultaten als gevolg. Eigenlijk wordt een dosisaerosol zonder luchtkamer dan ook nauwelijks meer toegepast.

- Dosisaerosol met luchtkamer

Een luchtkamer, voorzetkamer of inhalatiekamer (door veel patiënten 'de ballon' genoemd) is een ruimte waarin het geneesmiddel door een verstuiver wordt verspreid voordat het, soms na meerdere inademingen, door de patiënt wordt geïnhaleerd (zie ◘fig. 3.12). De voordelen zijn talrijk. Deze methode is eenvoudig in het gebruik, omdat de coördinatie van handbeweging en ademhaling geen probleem is. Er is erg weinig kracht nodig bij de ademhaling, zodat de methode ook geschikt is voor kleine kinderen en voor mensen die erg kortademig zijn. Een nadeel is dat een voorzetkamer erg groot is en bijvoorbeeld niet past in een binnenzak of een damestasje. Om mee te nemen is een poederinhalator (zie hierna) dan ook praktischer. Vaak is het echter raadzaam dat patiënten die doorgaans via een poederinhalator inhaleren voor noodsituaties toch ook over een dosisaerosol met voorzetkamer beschikken.

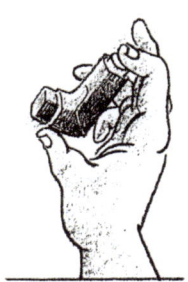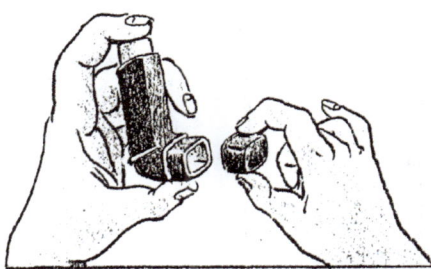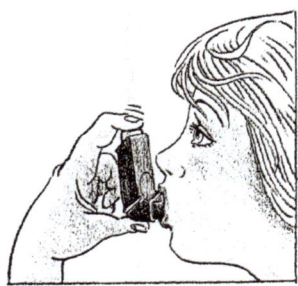

Schud de verstuiver goed.	Neem het beschermkapje af. Houd de verstuiver met de opening naar beneden.	Adem uit. Plaats het mondstuk tussen de tanden en sluit de lippen om het mondstuk. Adem langzaam in, druk tegelijk op de verstuiver en blijf inademen. Houd de adem 5-10 tellen vast... Spoel na gebruik van inhalatie-corticosteroïden uw mond met wat water. Slik dit niet door.

Figuur 3.11 Inhaleren door middel van een verstuiver

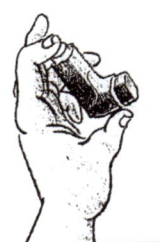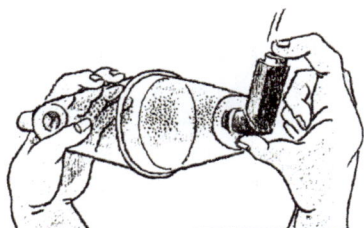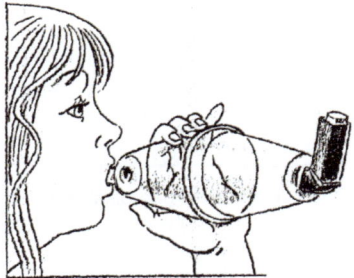

Schud de verstuiver goed. Plaats de verstuiver op de inhalatiekamer.	Breng het voorgeschreven aantal wolkjes in de inhalatiekamer, maar niet meer dan drie wolkjes tegelijk.	Plaats het mondstuk van de inhalatie-kamer tussen de tanden en sluit de lippen om het mondstuk. Adem rustig in en uit door de inhalatiekamer, zodat u de klep hoort tikken. Adem vijf keer in en uit, kinderen tien keer. Volwassenen bij kortademigheid ook tien keer.

Figuur 3.12 Inhaleren door middel van een verstuiver met voorzetkamer

Voor kinderen jonger dan vier jaar is er een speciale voorzetkamer, die met het mondstuk zowel de neus als de mond omsluit (zie fig. 3.13). Deze is zelfs toepasbaar bij zuigelingen. Via deze speciale voorzetkamer kan slechts één pufje per keer worden toegediend. Na een wolkje van het geneesmiddel laat men het kind tienmaal inademen, waarbij erop gelet wordt dat het klepje in de voorzetkamer beweegt.

Het is erg belangrijk dat kinderen het inhaleren niet eng vinden. Dat kunnen de ouders bewerkstelligen door veel te oefenen als het kind niet benauwd is. Bovendien kunnen zij het kind in de box laten spelen met een luchtkamer. De knuffel kan voor patiënt spelen.

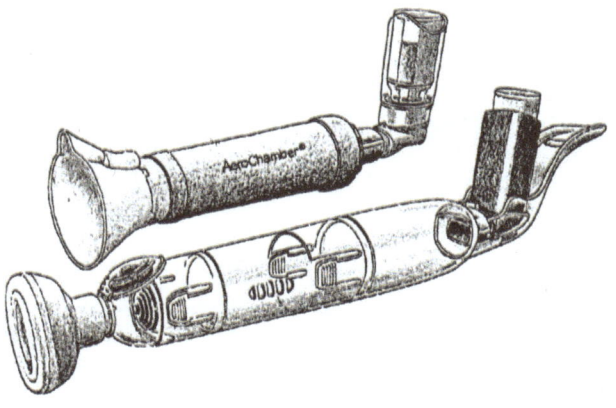

Figuur 3.13 Inhalatie- of voorzetkamers voor kinderen

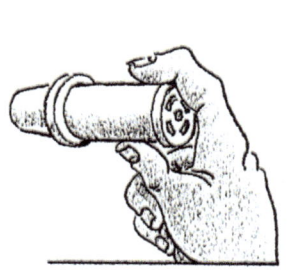
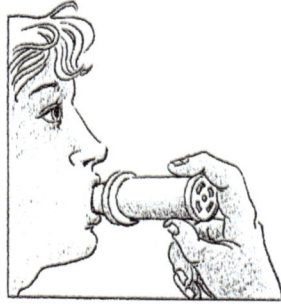
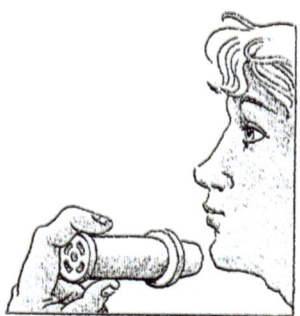

Maak de inhalator gebruiksklaar.* Houd de poederinhalator horizontaal. Adem uit.

Plaats het mondstuk tussen de tanden en sluit de lippen om het mondstuk. Adem krachtig en diep door de mond in.

Neem de inhalator uit de mond. Houd de adem vijf tellen vast... en adem uit. Herhaal vanaf: 'Plaats het mondstuk..' spoel na gebruik van inhalatie-corticosteroïden uw mond met wat water. Slik dit niet door.

Figuur 3.14 Inhaleren door middel van poederinhalator

- Poederinhalatoren

Bij het gebruik van een poederinhalator wordt het geneesmiddel in de vorm van poederdeeltjes door de kracht van de ademhaling zelf naar de luchtwegen vervoerd (zie fig. 3.14). Er is dus een betrekkelijk krachtige inademing nodig. Een poederinhalator is dan ook onbruikbaar voor kleine kinderen (jonger dan zes jaar) en voor mensen die ernstig kortademig zijn. Een voordeel is wel dat de coördinatie tussen hand en ademhaling geen rol speelt.

Omdat een poederinhalator klein en gemakkelijk mee te nemen is, is het voor de meeste mensen met astma of COPD de meest geschikte toedieningsvorm voor alledag. Er zijn vele soorten poederinhalatoren, die elk hun eigen gebruikswijze hebben. Veel gebruikt wordt de diskus: een apparaat dat zestig doses bevat van het geneesmiddel (zie fig. 3.15). Een ander

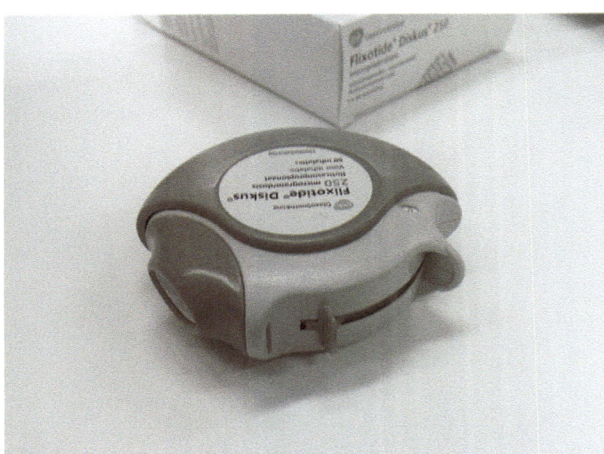

Figuur 3.15 Diskus gevuld met Flixotide

bekend type poederinhalator is de turbuhaler. Het is belangrijk dat de 'multi-dose'-inhalatoren wel een telmechanisme hebben, zodat de gebruiker kan zien wanneer de laatste dosis verbruikt is. Zo voorkom je dat er alleen maar lucht wordt ingeademd zonder werkzame stof.

- **Onderhoud**

Voorzetkamers moeten minstens eenmaal per week worden afgewassen in een warm sopje, daarna met schoon water nagespoeld en goed gedroogd aan de lucht. Door het gebruik van een theedoek kan de voorzetkamer statisch worden, waardoor het medicijn aan de wand gaat plakken. Elk jaar schrijft de arts een nieuwe voorzetkamer voor. Het mondstuk van een dosisaerosol wordt eveneens eenmaal per week schoongemaakt, nadat het spuitbusje is verwijderd. Een poederinhalator wordt eenmaal per week met een vochtige doek schoongemaakt.

Diabetes mellitus

4.1	Wat is suikerziekte? – 82	
4.1.1	**Wat gebeurt er bij een tekort aan insuline? – 85**	
4.2	Type 1 en type 2 – 86	
4.3	Diabetes mellitus type 2 – 87	
4.4	Hoe wordt de diagnose gesteld? – 87	
4.5	Renale glucosurie – 90	
4.6	Het doel van de behandeling – 90	
4.7	De instelling van diabetes type 2 – 91	
4.8	Controles van de diabetespatiënt – 92	
4.9	De diabetespatiënt die insuline gebruikt – 93	
4.9.1	**Hypoglykemie, hypoglykemisch coma – 93**	
4.10	De driemaandelijkse controle – 94	
4.11	De jaarlijkse controle – 95	
4.12	Diabetes en oogziekten – 96	
4.13	Diabetes en zwangerschap – 96	

© Bohn Stafleu van Loghum is een imprint van Springer Media B.V., onderdeel van Springer Nature 2019
M. C. A. P. J. van Abeelen, *Eigen spreekuur en chronische ziekten*, Basiswerk AG,
https://doi.org/10.1007/978-90-368-2293-0_4

Leerdoelen

Na het lezen van dit hoofdstuk weet je:
- meer over diabetes, de klachten, verschijnselen en de complicaties;
- wat het verschil is tussen de twee vormen van diabetes en hoe de diagnose wordt gesteld;
- wat het doel van de behandeling is;
- wat de relatie is tussen diabetes en oogziekten;
- wat de relatie is tussen diabetes en hart- en vaatziekten;
- wat de relatie is tussen diabetes en zwangerschap;
- hoe je een diabetesspreekuur organiseert.

4.1 Wat is suikerziekte?

Controle

'Mevrouw, kent u me nog? Ik ben Henk Maassen. De vorige keer vroeg ik u om te onderzoeken of ik suikerziekte had, naar aanleiding van die rijbewijskeuring, weet u nog? Nou, ik heb inderdaad diabetes! De dokter heeft de diagnose gesteld. En al een heleboel geregeld en nagekeken. Nu kom ik bij u voor een afspraak voor de controle. En voor wat er nog meer moet gebeuren. En stoppen met roken moet echt, zei de dokter!'

'Mevrouw, ik was bij een andere arts voor een keuring in verband met het verlengen van mijn rijbewijs. Wat bleek toen? De dokter dacht dat ik suikerziekte had; ik had een beetje suiker in de urine. En toen moest ik ineens aan mijn moeder denken, die had ook suikerziekte. Vreselijk! Ze werd later blind en toen ze bijna zeventig jaar was moesten haar beide benen worden geamputeerd. Een jaar later is ze overleden aan een hersenbloeding. O ja, en de dokter zei ook nog dat ik niet meer mocht roken en dat ik moest afvallen. Ik ben wel geschrokken! Zou u mijn bloed willen nakijken of ik echt suikerziekte heb?'

Ons lichaam bestaat uit ongeveer 100.000 miljard cellen. Elke cel kan alleen maar in leven blijven als het beschikt over energie. De cel is een klein fabriekje dat allerlei taken moet uitvoeren. Soms ook nog extra taken zoals samentrekken bij spiercellen, geleiden en veroorzaken van elektrische prikkels bij zenuwcellen en soms produceren van stofjes zoals bij klier- en slijmcellen. De noodzakelijke energie krijgt de cel door een stof te verbranden. Glucose is de belangrijkste brandstof in ons lichaam. Elke lichaamscel neemt glucose op om te verbranden tot kooldioxide en water. Daarbij komen warmte en energie vrij. De warmte zorgt voor onze lichaamstemperatuur.

De koolhydraten die in de voeding zitten worden in het maagdarmkanaal afgebroken tot onder andere glucose, dit is de kleinste vorm van suiker. Dit gebeurt onder invloed van het enzym amylase, dat de speekselklieren en de pancreas (de alvleesklier) uitscheiden in het maagdarmkanaal. In het laatste deel van de dunne darm wordt glucose door de darmcellen opgenomen en afgegeven aan de onderliggende haarvaatjes. Daarna wordt het door het hele lichaam vervoerd en bezorgd bij de cellen. Vlak na een maaltijd is het aanbod van glucose hoog en midden in de nacht is het afwezig.

Opnemen van de glucose uit het bloed door de cellen is een ingewikkeld proces, dat kan plaatsvinden dankzij het hormoon insuline. Simpel gezegd is insuline de sleutel die bepaalde openingen in de celwand kan openen waardoor glucose de cel in kan. Insuline wordt geproduceerd in de eilandjes van Langerhans. Dit zijn groepjes cellen die als een eilandje in de

4.1 · Wat is suikerziekte?

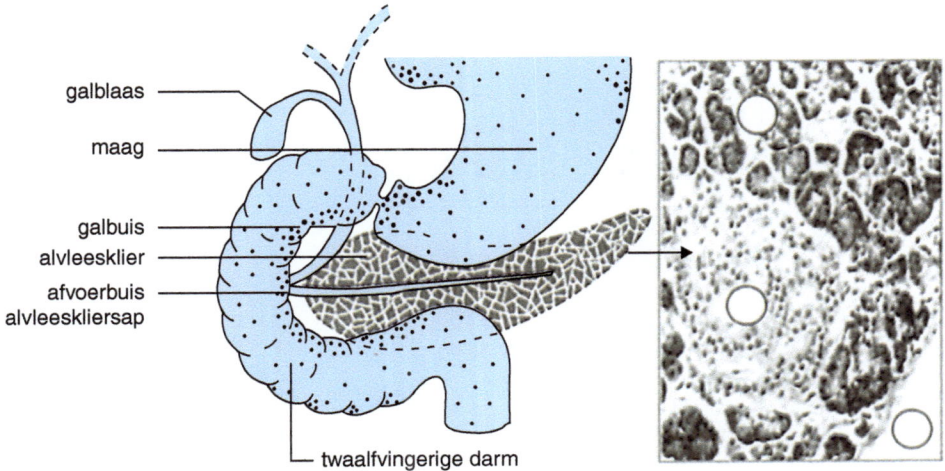

Figuur 4.1 De alvleesklier en de eilandjes van Langerhans

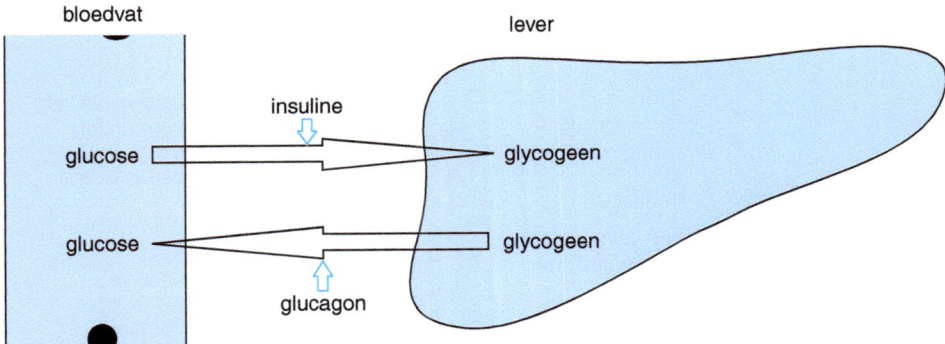

Figuur 4.2 Werking insuline en glucagon bij overschot of tekort aan glucose

pancreas liggen (zie ▢fig. 4.1). De pancreas is een gemengde klier. Het is een exocriene klier (hij geeft onder andere enzymen af via een afvoerbuis aan het duodenum), maar het is tevens een endocriene klier (hij geeft de hormonen glucagon en insuline af zonder afvoerbuis, direct aan het bloed).

Insuline vervult ook een functie in de lever. Als er een groot aanbod is van suiker, zoals vlak na een maaltijd, wordt deze overtollige suiker als voorraad opgeslagen in de lever onder invloed van insuline. Suiker wordt in de lever opgeslagen in de vorm van glycogeen.

Als er tussen de maaltijden een tekort aan suiker dreigt te ontstaan, wordt de opgeslagen suiker weer afgegeven aan het bloed. Daar zorgt glucagon voor, een ander hormoon dat ook in de pancreas wordt aangemaakt (▢fig. 4.2).

Het samenspel tussen insuline en glucagon zorgt ervoor dat de hoeveelheid glucose in het bloed tussen bepaalde waarden schommelt. Er is altijd glucose beschikbaar als noodzakelijke brandstof voor de cellen. In het bovenste deel van ▢fig. 4.3 zie je dit proces uitgelegd bij een groot aanbod van glucose in de normale situatie. Je ziet schematisch een bloedvat met van boven naar beneden de gebeurtenissen in de cel, de lever en in de nieren. De pijltjes geven

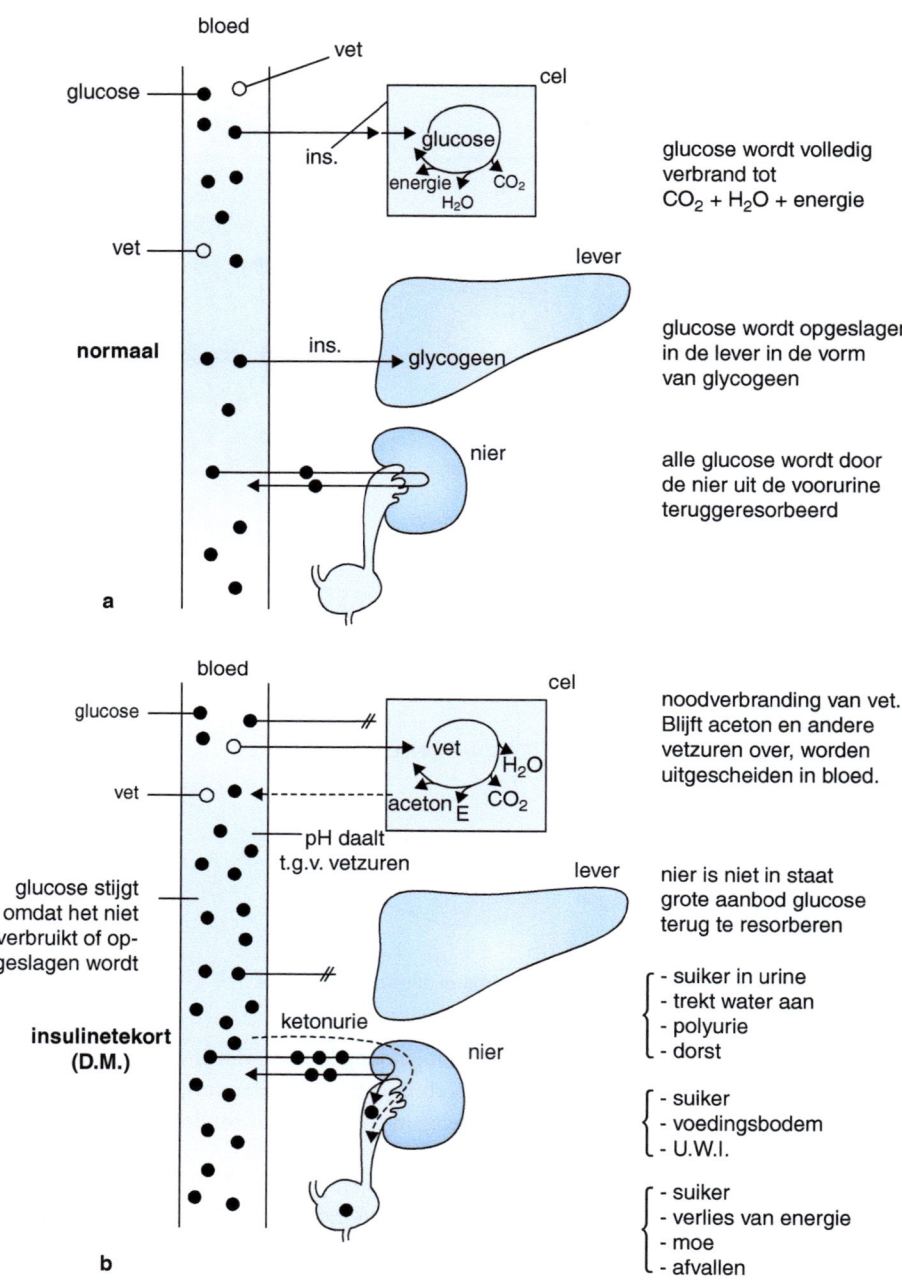

◼ **Figuur 4.3** Noodverbranding van vet. Er blijven aceton en andere vetzuren over, die worden uitgescheiden in bloed. **a** Normale situatie (boven), **b** insulinetekort (onder)

het verloop van glucose (de zwarte bolletjes) aan. Insuline opent het deurtje in de cel zodat glucose naar binnen kan en kan worden verbrand. Het is een schone, optimale verbranding. Behalve energie en warmte blijft er alleen koolstofdioxide over die we uitademen en water dat we eventueel uitplassen. Bij een groot aanbod wordt glucose in de lever opgeslagen als glycogeen. In de nieren wordt glucose eerst gefilterd (voorurine) maar dan weer teruggehaald omdat het een belangrijke stof is die we niet kwijt willen. Het gevolg van dit alles is dat onder invloed van insuline het bloedsuikergehalte gaat dalen. Het gaat immers vanuit het bloed naar de cel en naar de lever.

De ziekte die we diabetes mellitus (suikerziekte) noemen is in wezen niets anders dan een tekort aan insuline. Dat gebrek kan ontstaan doordat de eilandjes van Langerhans geen of te weinig insuline produceren, maar ook doordat de patiënt een meer dan normale hoeveelheid insuline nodig heeft. Vooral dikke mensen hebben meer insuline nodig, waardoor zij aan diabetes kunnen lijden terwijl de eilandjes toch een redelijke hoeveelheid insuline produceren.

4.1.1 Wat gebeurt er bij een tekort aan insuline?

Om goed te kunnen begrijpen wat er gebeurt bij een tekort aan insuline moet je het onderste deel van ◘fig. 4.3 bekijken.

Er is geen of een tekort aan insuline waardoor het deurtje in de cel niet opent. Glucose kan niet naar binnen. De cel moet brandstof hebben dus het schakelt over op vetverbranding. Dit is geen schone, optimale verbranding. Behalve energie en warmte, koolstofdioxide en water ontstaan er vetzuren (ketonen) die aan het bloed worden afgegeven. Bij een groot aanbod van glucose kan dit niet in de lever worden opgeslagen als glycogeen. Er wordt te weinig glucose uit het bloed naar de cellen getransporteerd, er wordt minder glucose opgeslagen in de lever en door dit alles stijgt de bloedsuikerspiegel. Als de bloedsuiker boven een bepaalde grenswaarde stijgt, is de nier niet meer in staat alle suiker uit de voorurine terug te halen en zal er ook glucose in de urine komen: er ontstaat glucosurie.

Met de glucose verlaat ook een grote hoeveelheid water het lichaam, omdat suiker een grote vochtaanzuigende werking heeft. De patiënt moet dus veel plassen (polyurie), waardoor hij dorst krijgt. Patiënten draaien het soms om, ze melden niet dat ze veel moeten plassen, omdat ze denken dat dat door het vele drinken komt.

Omdat met de glucose in de urine veel ongebruikte energie verdwijnt, zal de patiënt afvallen bij een normale eetlust. Ook kunnen vermoeidheidsklachten op de voorgrond staan. In urine met een hoog suikergehalte kunnen bacteriën uitstekend groeien. Een diabetespatiënt heeft vaker een blaasontsteking (cystitis).

De symptomen van diabetes zijn dus polyurie, dorst, veel drinken, vermagering bij goede eetlust, vermoeidheidsklachten en vaker infecties.

Vetten kunnen op een eenvoudige manier in de cel komen. Daar is geen 'sleutel' nodig die een poortje open zet. Bij de verbranding van vetten blijven er dus vetzuren over die in de bloedsomloop terechtkomen en via de nieren worden uitgescheiden. Deze zuren verstoren de zuurbalans in ons lichaam en zijn schadelijk. Deze vetzuren worden ook wel ketonen genoemd. Een voorbeeld ervan is aceton dat via de nieren wordt uitgescheiden, maar omdat het vluchtig is ook via de ademhaling. Dit is te ruiken aan de adem van de patiënt met insulinetekort.

Schematisch voorgesteld ziet het voorgaande er als volgt uit:

glucose + zuurstof →   energie + warmte + kooldioxide + water
vet + zuurstof →   energie + warmte + kooldioxide + water + ketonen (vetzuren)

Als de zuurgraad, de pH van ons bloed, te laag wordt door de verzuring, kunnen cellen niet meer goed functioneren. De eerste cellen die uitvallen zijn de hersencellen. De patiënt kan dan in coma raken. We noemen dit een hyperglykemisch acidotisch coma. Dit is een coma met een te hoge suikerspiegel en een te zure ('acid') samenstelling van ons lichaamsvocht.

Bij een diabetespatiënt is het normale functioneren van het lichaam verstoord. Doordat cellen niet optimaal hun werk kunnen doen, door een veranderende vetsamenstelling en giftige afvalproducten in het bloed, worden vele processen verstoord. Bij diabetes kunnen dan ook een hele serie zeer ernstige complicaties optreden: verhoogde kans op infecties – vooral vaginale schimmelinfecties, bacteriële infecties van huid en slijmvliezen, slechte wondgenezing, ulcus cruris (open been), oogafwijkingen die leiden tot blindheid, nierafwijkingen, vroegtijdige arteriosclerose die leidt tot verhoogd risico op hartinfarct, cerebrovasculaire accidenten, gangreen aan de benen, vernauwing van slagaders aan de benen en problemen in de zwangerschap.

Het is belangrijk om het onderscheid te maken tussen enerzijds de klachten die op korte termijn ontstaan als er een tekort is aan insuline, en anderzijds de klachten die pas in de loop der jaren ontstaan. In het eerste geval gaat het om klachten zoals hierboven beschreven bij de symptomen van suikerziekte. Deze symptomen kunnen in enkele dagen tot weken ontstaan als er vrij acuut helemaal géén insuline meer wordt geproduceerd of in weken tot maanden als er een tekort aan insuline is. Soms is het tekort aan insuline zo gering dat de patiënt nauwelijks symptomen heeft en per toeval bij een bloedonderzoek een te hoog suikergehalte wordt ontdekt. In het tweede geval zijn er de klachten die vooral ontstaan door de verstoorde biochemische processen in de cellen en de veranderde vetsamenstelling in het bloed. Deze klachten zijn vooral terug te voeren op beschadigingen van de kleine en grotere bloedvaten.

Uit de voorgaande lange rij van symptomen en complicaties valt gemakkelijk op te maken dat mensen die vroeger op jonge leeftijd diabetes mellitus kregen, meestal niet oud werden. Dit is gelukkig helemaal veranderd sinds men in staat is om kunstmatig insuline te maken. Omdat insuline een eiwit is dat door het maagzuur wordt afgebroken kan het alleen parenteraal, via een injectie, in het lichaam worden gebracht.

4.2 Type 1 en type 2

Diabetes komt voor in twee typen.

Type 1 is een vorm waarbij de cellen van de eilandjes van Langerhans geen insuline meer produceren. Waarschijnlijk is het een auto-immuunziekte waarbij het lichaam antistoffen tegen de insulineproducerende cellen maakt, die daardoor kapotgaan. Type 1 ontstaat meestal op jongere leeftijd en is altijd insulineafhankelijk. Type 1 kan iedereen overkomen.

Type 2 is een vorm waarbij nog wel insuline wordt geproduceerd, maar de hoeveelheid ontoereikend is. Dit kan ontstaan doordat de insulineproducerende cellen in de eilandjes van Langerhans minder goed werken. Ook kunnen de lever-, spier- en vetcellen verminderd gevoelig zijn geworden voor insuline. Dit wordt ook wel het metabool (stofwisselings) syndroom genoemd en gaat gepaard met een gestoorde stofwisseling en afwijkende bloedwaarden voor onder andere cholesterol en vetten. Een patiënt kan ook meer insuline nodig hebben door bijvoorbeeld overgewicht. Omdat type 2 meestal bij ouderen voorkomt, spreken we ook wel van ouderdomsdiabetes. Met behulp van medicijnen kunnen de cellen geprikkeld worden om meer insuline te produceren. Wanneer dit onvoldoende helpt, moet er ook insuline toegediend worden. Van type 2 is bekend dat een genetische aanleg een rol speelt bij het ontstaan. Het komt dan ook vaker voor in families. Als een van de ouders, broers of zussen deze vorm van suikerziekte heeft, is er een verhoogd risico op het ontstaan van suikerziekte. Ook blijkt type 2 bij bepaalde bevolkingsgroepen twee- tot viermaal zo vaak voor te komen. Mensen met een Turkse, Marokkaanse, Surinaamse of Hindoestaanse afkomst hebben een grotere kans op suikerziekte.

4.3 Diabetes mellitus type 2

Ouderdomsdiabetes of diabetes type 2 is een veelvoorkomende ziekte.

De recentste cijfers zijn uit 2017. Toen waren er 1.1 miljoen patiënten met diabetes mellitus. 91 % hiervan heeft diabetes type 2. Het aantal patiënten neemt per jaar met ongeveer 60.000 toe en deze toename zal stijgen. Die stijging wordt enerzijds verklaard door de vergrijzing. De groep ouderen wordt groter en daardoor ook het aantal patiënten met diabetes. Daarnaast neemt het eten van ongezonde voeding en het aantal mensen met overgewicht toe. Ook zijn huisartsen actiever geworden in het opsporen van patiënten met diabetes.

Over het algemeen worden deze patiënten helemaal behandeld in de eerstelijnsgezondheidszorg.

Diabetes is om drie redenen een belangrijke ziekte, ook voor de patiënt:
1. De ziekte kan aanzienlijke klachten veroorzaken: dorst, veel plassen, gewichtsverlies, moeheid, jeuk, vaginale- en huidinfecties, impotentie en onvruchtbaarheid. Deze klachten kunnen voor een groot gedeelte worden tegengegaan door een goede instelling van de diabetes.
2. Diabetes kent zeer belangrijke complicaties op de langere termijn: complicaties aan de ogen (cataract en netvliesafwijkingen), nierafwijkingen, afwijkingen aan de zenuwen die leiden tot onder meer gevoelsstoornissen en afwijkingen aan de kleine bloedvaten. De afwijkingen aan de kleine bloedvaten kunnen leiden tot wondjes aan de voet die een slechte genezingstendens hebben. Dit probleem wordt nog verergerd door de meestal ook aanwezige gevoelsstoornissen. Die zijn ervoor verantwoordelijk dat de voetafwijkingen niet gevoeld worden, waardoor ze slecht worden verzorgd en verergeren. Deze zogenoemde diabetische voet kan soms amputatie noodzakelijk maken.
3. Diabetes is een risicofactor voor hart- en vaatziekten, samen met roken, hoge bloeddruk, verhoogd cholesterolgehalte, overgewicht en bewegingsarmoede. Een goede behandeling van de diabetes kan zowel de complicaties van diabetes als het risico van hart- en vaatziekten in gunstige zin beïnvloeden. Om aan te geven hoe het risico toeneemt voor diabetespatiënten kun je de tabel gebruiken van de NHG-standaard Cardiovasculair Risicomanagement. Voor een diabetespatiënt moet je vijftien jaar bij de leeftijd optellen en in de tabel bij die hogere leeftijd aflezen. Dus bij een DM-patiënt van 45 jaar gebruik je in de tabel de leeftijd van 60 jaar.

4.4 Hoe wordt de diagnose gesteld?

Bij alle klachten die op diabetes kunnen wijzen, kan het bloedsuikergehalte van de patiënt worden nagekeken. De NHG-standaard geeft verder als richtlijn dat bij alle spreekuurbezoekers met een verhoogd risico boven de 45 jaar en bij vrouwen die zwangerschapsdiabetes hebben gehad om de drie jaar een bloedglucosebepaling verricht moet worden.

Tabel 4.1 Bloedsuikerwaarden

		veneus plasma (na venapunctie)
normaal	nuchter glucose	< 6,1
	niet nuchter	< 7,8
gestoord	nuchter glucose	≥ 6,1 en < 7,0
diabetes mellitus	nuchter glucose	≥ 7,0
	niet nuchter	≥ 11,0

Tot een verhoogd risico horen personen bij wie suikerziekte in de familie voorkomt of die afkomstig zijn uit Turkije, Marokko of Suriname. Bij personen met een Hindoestaanse achtergrond komt suikerziekte zo vaak voor dat bij hen al geadviseerd wordt om vanaf het 35^e jaar elke drie jaar te controleren. Ook bij personen met overgewicht (BMI > 27) en patiënten met hypertensie, hart- en vaatziekten en vetstofwisselingsstoornissen moet de huisarts extra alert zijn op het ontstaan van suikerziekte. Niet omdat deze ziekten een verhoogde kans geven op suikerziekte maar omdat suikerziekte een belangrijke extra risicofactor is voor arteriosclerose.

De glucosespiegel of het bloedglucosegehalte varieert nogal. Vlak na een maaltijd neemt het suikergehalte toe en lange tijd na een maaltijd is hij een stuk lager. Om de waarden te kunnen vergelijken, gaat men uit van nuchtere (minimaal acht uur) bloedsuikers óf van bloedsuikers gemeten twee uur na een koolhydraatrijk ontbijt, bestaand uit ten minste twee belegde sneetjes brood en een kop thee met suiker.

De normaalwaarden voor de met vingerprik gemeten bloedsuiker liggen nuchter onder de 5,6 en na het ontbijt onder de 7,8 mmol/l.

De diagnose diabetes is zeer waarschijnlijk als twee maal de gemeten nuchtere waarde 7.0 mmol/l of hoger is. Worden er tussenliggende waarden gevonden dan is de diagnose twijfelachtig en wordt het onderzoek na drie maanden herhaald (zie ◘tab. 4.1). Voor de diagnose wordt uitgegaan van de veneuze waarde zoals die in het laboratorium wordt vastgesteld omdat dit de meest betrouwbare uitslag geeft. De draagbare glucosemeters zoals die in de huisartsenpraktijk gebruikt worden geven een veneuze waarde aan. De meter stelt de capillaire waarde bij via een rekenformule. De glucosemeters zijn minder betrouwbaar. Ze geven een meetfout van 10 tot 15 %, zelfs als ze regelmatig geijkt worden.

Een andere bepaling in het laboratorium is het HbA1c in het bloed. Hemoglobine is het bloedeiwit dat in de erytrocyt zit. Het is verantwoordelijk voor het zuurstoftransport. De levensduur van de erytrocyt is ongeveer 120 dagen. Dagelijks worden er grote aantallen nieuwe erytrocyten gevuld met hemoglobine. Een klein deel van dit hemoglobine bevat glucose en wordt HbA1c genoemd. De hoeveelheid glucose dat gebonden wordt is afhankelijk van het glucosegehalte van de dag van aanmaak. Dit HbA1c verdwijnt pas uit het lichaam als de erytrocyt afsterft. De hoeveelheid HbA1c is daarom een goede maat voor de gemiddelde hoeveelheid glucose in het bloed gedurende de afgelopen twee tot drie maanden. De referentiewaarde is afhankelijk van de leeftijd van de patiënt en de duur van zijn suikerziekte. Voor mensen onder de zeventig jaar is de streefwaarde ≤ 53 mmol/mol. Het voordeel van de HbA1c-bepaling is dat men niet afhankelijk is van het toevallige meetmoment van de glucose in het bloed. De patiënt die vlak voor de controle enkele dagen streng op zijn suiker let, heeft

4.4 · Hoe wordt de diagnose gesteld?

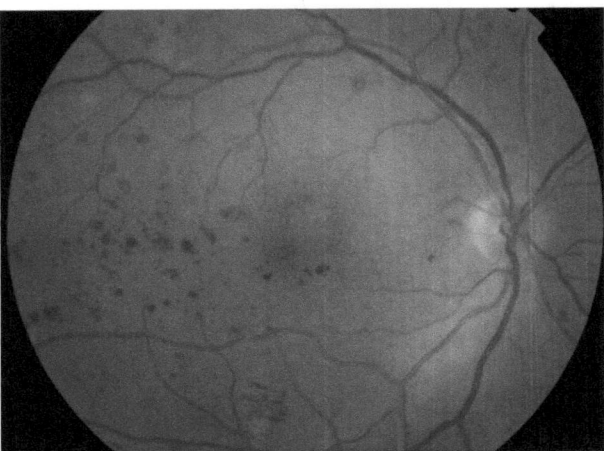

Figuur 4.4 Fundusfoto

een normale bloedsuiker maar valt wel op omdat het HbA1c verhoogd is! De bepaling wordt in het laboratorium gedaan, maar we zien ook steeds meer dat laboratoriumapparatuur in de huisartsencentra geplaatst wordt door bedrijven. Zo kunnen eenvoudige bloedonderzoeken in de praktijk gedaan worden. Dit wordt ook wel aangeduid met POCT (point of care testing). Het bedrijf levert en onderhoudt de apparatuur en schoolt de medewerkers in het gebruik ervan.

Er zijn ook onderzoeken die erop gericht zijn om vroegtijdig complicaties aan te tonen of uit te sluiten. Het vaststellen van de sensibiliteit (aanraakgevoeligheid) gebeurt om de diabetische voet te voorkomen. Bij neuropathie zijn de zenuwen beschadigd en door verminderde doorbloeding kunnen er ontstekingen en vaatafsluitingen ontstaan in de onderbenen en voet. Deze leiden tot chronische zweren en gangreen (afsterven) waarvoor vroeger vaak amputaties van tenen, voorvoet of onderbeen noodzakelijk waren. Een vroeg verschijnsel van de neuropathie is de verminderde sensibiliteit. Om die te bepalen wordt gebruikgemaakt van een standaard plastic draadje, een monofilament. Het 10g-filament wordt kort (ongeveer 1 seconde) loodrecht op de huid van de voet gedrukt tot het een beetje doorbuigt. Hiermee wordt een standaarddruk gegeven waarmee het gevoel goed te testen is. De ernst van de aandoening aan het onderbeen wordt uitgedrukt in de Sims-classificatie van 0 tot 3. Bij een Sim 0 is er geen sprake van sensibiliteitsverlies of perifeer arterieel vaatlijden. Bij een Sim 3 is er een chronische zweer aanwezig of sprake van een amputatie.

Een fundusfoto is erop gericht om vaatafwijkingen in het oog vroegtijdig op te sporen en te volgen om zo later een slechte visus of blindheid te voorkomen. Een fundusfoto (zie fig. 4.4) wordt meestal gemaakt in het ziekenhuis. Er wordt een foto gemaakt van de binnenzijde van het oog waarop het netvlies met de bloedvaten is te zien. Om de foto te kunnen maken moeten de pupillen met druppels (Atropine) groter worden gemaakt. Na 20 tot 30 minuten wordt de foto gemaakt.

Door de flits kunnen er nog wat nabeelden van de flits zichtbaar zijn. Omdat door de wijde pupillen patiënten vaak wat wazig zien, mogen ze tot twee uur na het gebruik geen auto rijden. Vaak moet er dus iemand mee!

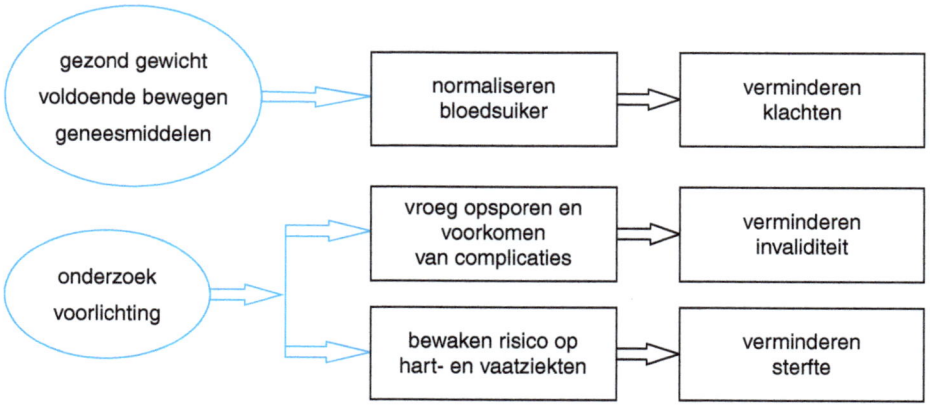

◘ Figuur 4.5   Het doel van de diabeteszorg

4.5 Renale glucosurie

Soms wordt glucose in de urine gevonden terwijl de bloedsuikerwaarde niet verhoogd is. Dat betekent dat de patiënt geen diabetes heeft. Zijn nier laat dan glucose door bij een bloedspiegel waarop de meeste mensen nog al hun glucose vasthouden. Meestal is deze renale glucosurie een onschuldige aandoening die niet behandeld hoeft te worden.

4.6 Het doel van de behandeling

Diabetes type 2 wordt in het algemeen door de huisarts behandeld. Het doel van de behandeling is drieledig (zie ◘fig. 4.5):
1. de diabetes zo goed mogelijk instellen om klachten te voorkomen;
2. complicaties van diabetes in een zo vroeg mogelijk stadium opsporen;
3. behalve diabetes de andere risicofactoren van hart- en vaatziekten in kaart brengen en behandelbare risicofactoren behandelen om complicaties zo veel mogelijk te voorkomen.

Het is belangrijk om de duur en de kwaliteit van het leven te verbeteren. Uiteraard heeft de patiënt hierin een belangrijke inbreng, want hij bepaalt immers wat voor hem belangrijk is en wat hij onder kwaliteit verstaat. De patiënt zal zelf een stuk regie van de ziekte en zijn behandeling in handen moeten nemen. De patiënt zal zich kennis, inzichten en vaardigheden eigen moeten maken om dit te kunnen doen. Het is een van de belangrijke taken van de POH om dit in gesprekken op het niveau van de patiënt op te pakken. Pas daarna is het voor de patiënt duidelijk welke keuzes hij wil en kan maken.

In de gesprekken komen de volgende zaken aan de orde: Het belang van:
- streefwaarden voor bloedsuikers, cholesterol en bloeddruk;
- een gezonde leefstijl;
- haalbare doelen op het gebied van leefstijl, dieet, roken, bewegen en chronisch gebruik van medicijnen;
- dagelijkse inspectie en verzorging van de voeten;
- regelmatige controles;

- herkennen van de signalen van een ontregelde glucose (hypo- of hyperglycaemie) en weten wat te doen;
- weten hoe te handelen bij ziekte, koorts, braken en tijdens reizen;
- controle en (zelf) reguleren van de behandeling.

4.7 De instelling van diabetes type 2

Patiënten met diabetes type 2 hebben te hoge bloedsuikerwaarden door een relatief gebrek aan insuline. Het gewicht van de patiënt bepaalt in hoge mate de hoeveelheid insuline die hij voor de stofwisseling nodig heeft. Ook is de gevoeligheid van de lichaamscellen voor insuline afgenomen waardoor er meer insuline nodig is om hetzelfde effect te bereiken. De aanwezige insuline wordt beter benut als de patiënt lichamelijk actief is.

Hieruit volgen de belangrijkste leefregels die we zien als eerste stap van de behandeling.

Een belangrijke behandeling van diabetes is het dieet wanneer er sprake is van overgewicht. Bij een patiënt met een Body Mass Index van boven de 25 stelt bij voorkeur een diëtist dit dieet vast. Er wordt niet zo veel verboden. Het dieet bestaat uit gewone gezonde voeding, maar dan wel in zodanige hoeveelheden dat het gewicht van de te dikke patiënt daalt tot een BMI van minder dan 25. De patiënt mag normaal suiker gebruiken, hoewel hij piekbelastingen beter kan vermijden. Het gebruik van speciale suikervrije producten in het dieet wordt zelfs ontraden. Vaak worden om toch een beetje smaak aan die producten te geven andere stoffen gebruikt die uit vet of andere ongezonde producten bestaan.

Een ander belangrijk punt is stimuleren van beweging. Een patiënt die wekelijks tweeënhalf uur wandelt, fietst of zwemt, verliest daardoor gewicht en zal ook de door het lichaam gemaakte insuline beter kunnen benutten. De intensiteit van de beweging moet zo zijn dat de patiënt er licht van gaat hijgen.

Ook zal de arts de patiënt adviseren te stoppen met roken omdat dit ook een belangrijke risicofactor is voor arteriosclerose. Om de doelstellingen te behalen is het belangrijk dat de patiënt leert met zijn ziekte om te gaan. Voorlichting is daarbij belangrijk, zodat de patiënt de kennis die hij over de ziekte krijgt kan omzetten in een gedragsverandering. De patiënt moet in staat gesteld worden zijn eigen behoeften, doelen en behandeling te bepalen. De arts of POH helpt elke individuele patiënt om voor hem de juiste keuzes te maken.

Pas als de patiënt een normaal gewicht heeft, of als het niet lukt om op voorgaande wijze de bloedsuiker na drie maanden voldoende te laten dalen, kan een beroep worden gedaan op medicamenten (zie ◘tab. 4.2). Omdat er bij DM type 2 nog wel sprake is van enige insulineproductie en er dus een relatief tekort is, kan men wat langere tijd nemen tussen de verschillende stappen. Na de leefstijladviezen wordt gestart met metformine, elke twee tot vier weken worden er zo nodig meer tabletten bij gegeven. Als bij de maximale dosis nog geen goede glucosewaarden worden bereikt, wordt gliclazide aan de metformine toegevoegd. Als daarna nog steeds geen goede bloedsuikers bereikt worden dan wordt gestart met insuline.

De arts zal altijd het gebruik van andere geneesmiddelen en mogelijk bestaande ziektes bij de keuze voor een bepaald geneesmiddel betrekken. Ook kunnen bijwerkingen of onvoldoende reageren op het geneesmiddel andere keuzes noodzakelijk maken. In de NHG-standaard worden nog andere geneesmiddelen beschreven zoals de PP-4-remmers of GLP-1-receptoragonisten. Wij beperken ons tot de geneesmiddelen die in het primaire stappenplan van de NHG-standaard zijn beschreven en in ◘tab. 4.2 vermeld staan.

Tabel 4.2 Overzicht geneesmiddelen bij diabetes mellitus type 2

voorbeelden	opmerkingen
metformine	– maag-darmbijwerkingen, hoofdpijn, vermoeidheid, smaakstoornis – melkzuuracidose (verzuring van bloed), kans is klein hierop bij tijdig staken medicatie bij braken, diarree of dreigende dehydratie
gliclazide	– gewichtstoename (ca. 2 kg) – kleine kans op ontstaan hypoglykemie – zelden: gastro-intestinale bijwerkingen, huiduitslag, leverfunctiestoornis, pancytopenie (vermindering van alle cellen in het bloed)
insuline	– gewichtstoename (ca. 0,5–3 kg) – hypoglykemie – huidreacties bij de injectieplaats – lipodystrofie (vetweefsel verdwijnt of verdikt op sommige plaatsen) – eerst enige toename retinopathie
overig: PP-4-remmer of GLP-1-receptoragonist	

Tabel 4.3 Streefwaarden voor de instelling van diabetes mellitus

nuchter glucose	4,5–8
glucose twee uur na maaltijd	< 9
HbA1c	Afhankelijk van leeftijd, duur van ziekte etc. zijn er vier verschillende streefwaarden. Deze worden beschreven in de NHG-standaard Diabetes Mellitus type 2.

4.8 Controles van de diabetespatiënt

De controles zijn gericht op de optimale instelling van de diabetes, vroegtijdig opsporen van complicaties en behandelen van de andere risicofactoren voor arteriosclerose. De patiënt wordt om de drie maanden gezien op de praktijk. Meestal worden de controles (zie tab. 4.3) door de praktijkondersteuner of door de assistent verricht, maar eenmaal per jaar controleert de huisarts de patiënt.

In veel huisartsenpraktijken wordt de patiënt met diabetes in de ketenzorg geplaatst. De ketenzorg werkt volgens een zorgstandaard en de verantwoordelijkheid van de zorg van de patiënt ligt bij één zorgaanbieder, die andere zorgverleners inschakelt. Ook de bekostiging is anders. De zorgaanbieder krijgt na overleg met de verzekeringsmaatschappij één vast bedrag waarvoor hij alle zorg moet aanbieden en waaruit hij ook andere zorgverleners, laboratoria, diëtisten, podotherapeuten, enzovoort betaalt. De verzekeraar maakt duidelijk wat hij voor het bedrag van de zorgverlener verlangt.

Er zijn procesindicatoren. Voorbeelden hiervan zijn: huisartsen, assistenten, POH's kunnen aantonen geschoold te zijn in diabeteszorg; er wordt gebruikgemaakt van een keteninformatiesysteem; alle patiënten worden volgens de zorgstandaard opgeroepen voor een fundusfoto.

Daarnaast zijn er prestatie-indicatoren. Voorbeelden hiervan zijn: na één jaar is 10 % van alle patiënten die roken gestopt; na één jaar is bij 90 % van de patiënten de glucose onder de 7 mmol/l. De laatste jaren blijkt dat er niet veel gezondheidswinst meer wordt behaald door streng te sturen op de prestatie-indicatoren. Er wordt steeds meer ingezet op in samenspraak met de patiënt keuzes maken die bij die patiënt passen. Meer nadruk op het gesprek met de patiënt dan op de afvinklijstjes. Zelfmanagement waarbij de gesprekstechnieken uitgaan van een positieve benadering voor wat voor de patiënt belangrijk én haalbaar is.

4.9 De diabetespatiënt die insuline gebruikt

Wanneer de huisarts er met behulp van dieet en tabletten niet in slaagt een diabetespatiënt afdoende te behandelen, gaat hij over op het gebruik van insuline. Het is ook de aangewezen behandeling voor diabetes type 1. Het hormoon insuline wordt kunstmatig bereid en aan de patiënt toegediend door middel van injecties of soms, bij moeilijk in te stellen patiënten, door middel van een infuuspompje.

Er zijn verschillende soorten insuline die vooral verschillen in werkingsduur. De kortwerkende soorten moeten meerdere keren per dag worden toegediend, de langwerkende meestal een- tot tweemaal daags. In alle gevallen is de insulinegebruikende patiënt afhankelijk van zijn dagelijkse insuline-injecties. Deze injecties moet hij combineren met een nauwkeurig aan de hoeveelheid insuline aangepast dieet met maaltijden op vaste tijdstippen. Wat dit betekent voor het dagelijks functioneren van een patiënt laat zich raden. Extraatjes in de vorm van snoep, een feestmaaltijd, een avondje lekker doorzakken, een trektocht per fiets met ongeregelde maaltijden: allemaal dingen die wel mogelijk zijn, maar die alleen maar kunnen na zorgvuldig rekenen en plannen. Een diabeticus wordt dagelijks vele malen aan zijn ziekte herinnerd.

Om niet afhankelijk te zijn van de medische zorg hebben de meeste patiënten geleerd om zelf hun insuline te spuiten, subcutaan in het bovenbeen of in de buik.

Gelukkig zijn er tegenwoordig manieren om redelijk normaal te leven met diabetes. Met de insulinepen is het gemakkelijk en nauwelijks pijnlijk om een aantal keer per dag insuline te spuiten. Samen met eenvoudige bloedsuikerbepalingen met een bloeddruppel uit een vingerprik kan de patiënt die zich verdiept heeft in zijn ziekte de hoeveelheid insuline, de hoeveelheid eten en de inspanningen op elkaar afstemmen.

4.9.1 Hypoglykemie, hypoglykemisch coma

Omdat er een afstemming moet zijn tussen de hoeveelheid koolhydraten die iemand eet, de hoeveelheid insuline die hij spuit én de activiteit die hij verricht, kan het gebeuren dat er iets misgaat. Hij kan per ongeluk te veel insuline spuiten, te weinig of te laat eten of meer inspanning dan verwacht verrichten. Het gevolg is dat de bloedsuiker te veel daalt en dat er te weinig suiker in het bloed is. Er ontstaat dan hypoglykemie of een 'hypo'. De patiënt voelt dit meestal zelf aankomen. Hij krijgt een hongergevoel, kan gaan bibberen of transpireren. Soms wordt hij onrustig, slaat hij wartaal uit of wordt hij agressief. Als de patiënt snel suiker neemt, stijgt de bloedsuikerspiegel en verdwijnen de verschijnselen. Patiënten hebben daarom vaak enkele suikerklontjes bij zich. Wanneer de bloedsuiker erg snel daalt en de patiënt de signalen niet herkent, kan de patiënt, omdat de hersencellen onvoldoende suiker krijgen om te blijven functioneren, in coma raken, het hypoglykemisch coma.

Het hypoglykemisch coma komt voor bij patiënten die met insuline behandeld worden en ontstaat redelijk snel. De behandeling bestaat uit het intraveneus toedienen van een suikeroplossing. De patiënt komt dan bij 'aan de naald'. Een andere mogelijkheid is toedienen van het andere pancreashormoon: glucagon intramusculair. Glucagon werkt op de lever. De suikervoorraad die in de lever is opgeslagen in de vorm van glycogeen wordt door glucagon omgezet in suiker en aan het bloed afgegeven. Meestal werkt glucagon binnen vijf tot tien minuten. Hoewel een 'hypo' het vaakst optreedt bij het gebruik van insuline kan het ook voorkomen bij het gebruik van orale antidiabetica.

Wanneer een patiënt te weinig insuline gebruikt of nog niet behandeld wordt, kan er een diabetisch coma ontstaan. Het ontstaansmechanisme is in ▶par. 4.1 'Wat is suikerziekte?' al behandeld. Het hyperglykemisch acidotisch coma ontstaat geleidelijk en gaat gepaard met een verdiepte ademhaling met acetongeur, snelle pols en lage bloeddruk. De behandeling is zeer ingewikkeld en gebeurt in het ziekenhuis. De suikerspiegel wordt dan zeer geleidelijk teruggebracht naar normaal door middel van een infuus waarin glucose en insuline zit. Ook wordt erg goed op de elektrolyten (zoals kalium) in het bloed gelet.

Een hypoglykemisch coma kan levensbedreigend zijn. Daarom wordt in twijfelgevallen altijd suiker gegeven wanneer de patiënt nog in staat is te slikken. Een coma is altijd een spoedgeval in de huisartsenpraktijk.

Als je als doktersassistent een telefoontje krijgt over een patiënt die bekend is met diabetes die 'raar' gedrag vertoont en nog aanspreekbaar is, dan is het advies om meteen suiker te geven. Geadviseerd wordt minstens zestien tot twintig gram suiker opgelost in water te geven. Dit zijn bijna twee eetlepels suiker! Vraag altijd of je na vijftien minuten terug kunt bellen om te kijken wat het resultaat is. Is er geen verbetering of gaat de patiënt achteruit dan is dit een indicatie voor een spoedvisite.

4.10 De driemaandelijkse controle

In de meeste praktijken, zeker als de patiënt deelneemt aan de ketenzorg, zal de driemaandelijkse controle door de praktijkondersteuner worden verricht. Als bij een patiënt alle waarden goed zijn kan in overleg de controle eens in de zes maanden worden afgesproken.

De controle bestaat uit:
- informeren naar klachten, problemen met dieet, gewicht of medicijnen;
- bepalen van gewicht en nuchtere bloedglucose;
- bij insulinegebruik: vierpuntsdagcurve, om de drie of zes maanden HbA1c;
- bepalen van de bloeddruk;
- controle van de voeten bij Sims 2 of 3 als patiënt niet onder controle staat van een podotherapeut.

Een vierpuntsdagcurve bestaat uit vier metingen van nuchter 's morgens tot voor het slapen gaan. Afhankelijk van het doel van vierpuntsdagcurve wordt ook nog voor of na de lunch en voor of na de avondmaaltijd geprikt.

In sommige praktijken bepaalt de assistent, als voorbereiding op het consult van de POH, het gewicht, de bloedsuiker en de bloeddruk.

4.11 De jaarlijkse controle

Bij de jaarlijkse controle van de huisarts worden alle mogelijke problemen gestructureerd nagevraagd. Je moet dan denken aan problemen met de ziekte zelf, problemen met betrekking tot medicatie, eventuele bijwerkingen of moeite met de therapietrouw. Ook hoe de patiënt zich voelt: problemen met seksualiteit of depressieve klachten. Je vraagt gericht naar mogelijke complicaties van hart- en vaatstelsel. Angina pectoris of claudicatio-klachten, tekenen van hartfalen of gevoelsstoornissen in de benen of voeten. Hoe het gaat met de ogen.

Bij alle patiënten wordt uitvoerig lichamelijk onderzoek verricht om eerste verschijnselen van complicaties te ontdekken. Specifiek wordt gekeken naar de voeten en bij insulinegebruik naar de injectieplaatsen. Verder wordt het lichaamsgewicht en de bloeddruk bepaald en het bloedonderzoek is veel uitgebreider dan bij de driemaandelijkse controle. De volgende onderzoeken worden in het laboratorium bepaald: glucose nuchter, HbA1c, serumcreatinine, de berekende nierfunctie (eGFR) en het kaliumgehalte. Ook de albumine/creatinineratio of albumineconcentratie in de urine wordt bepaald. Dit wordt gedaan om vroegtijdig complicaties aan de nieren vast te kunnen stellen.

Voor diabetespatiënten is een goede voetverzorging erg belangrijk, zoals we in ▶ par. 4.3 'Diabetes mellitus type 2' al opmerkten. Een patiënt met diabetes is, net als een patiënt met perifeer arterieel vaatlijden, zeer kwetsbaar bij ontstekingen en beschadigingen aan de voeten. Dat komt door een vernauwing van de bloedvaten, waardoor onvoldoende zuurstof en voeding naar de weefsels in de voeten worden vervoerd. Wondjes en ontstekingen herstellen minder voorspoedig. Bovendien is bij diabetes vaak het gevoel in de voeten verminderd, waardoor beschadigingen minder snel worden opgemerkt. Extra controle en verzorging van de voeten zijn dus belangrijk. Een dagelijkse inspectie door de patiënt hoort daarbij, evenals een regelmatig bezoek aan de pedicure. Zijn er eenmaal afwijkingen aan de voeten als gevolg van diabetes, dan zal een podotherapeut de controles van de voeten kunnen overnemen. De assistent kan de patiënt een voorlichtingsfolder over voetverzorging meegeven.

Voetverzorgingsadviezen:
- dagelijks wassen en goed droogdeppen, vooral tussen de tenen;
- tevoren met de hand de temperatuur van het badwater controleren;
- teennagels recht afknippen, niet te kort;
- dagelijks schone wollen sokken dragen zonder naad;
- goede ruime platte schoenen dragen met verende binnenzool;
- niet op blote voeten lopen.

Een diabetespatiënt gaat periodiek op controle bij de assistent en de arts. Verder bezoekt hij ook regelmatig de diëtist, de pedicure, de podotherapeut, de wijkverpleegkundige of de diabetesverpleegkundige en de oogarts. Het is een hele belasting voor de patiënt. Als je bedenkt dat diabetes een van de meest voorkomende chronische aandoeningen is, begrijp je ook dat de zorg voor diabetespatiënten een belangrijk deel van de tijd van diverse medische hulpverleners in beslag neemt.

Voor de diabetespatiënt bestaat veel voorlichtingsmateriaal, mede opgesteld door de Diabetes Vereniging Nederland. Deze actieve patiëntenvereniging legt sterk de nadruk op zelfcontrole. De patiënt kan leren zelf zijn bloedsuikerspiegel te bepalen. Het kan een taak van de assistent zijn de patiënt de techniek van de zelfcontrole te leren.

4.12 Diabetes en oogziekten

Diabetes is in Nederland de meest voorkomende oorzaak van slechtziendheid en blindheid. Het kan een oorzaak zijn van cataract (staar), een troebeling van de ooglens, die door een operatie verholpen kan worden.

Veel ernstiger is de netvliesafwijking, die we diabetische retinopathie noemen. Het is een ziekte van de kleine bloedvaten in het netvlies. Ze treedt bij vrijwel alle diabetespatiënten twee tot twintig jaar na het begin van de ziekte op. Wanneer de beginnende retinopathie wordt behandeld met laserstralen kan de achteruitgang van het gezichtsvermogen worden afgeremd. Daarom moet iedere patiënt met diabetes regelmatig een oogheelkundig onderzoek ondergaan. Tijdens een fundoscopie wordt het netvlies bekeken. Meestal zal er echter een fundusfoto gemaakt worden die de specialist later kan bekijken. Hierop kan hij vaatafwijkingen, bloedinkjes en netvliesafwijkingen zien. Wanneer er afwijkingen worden gezien dan wordt elk jaar opnieuw een fundusfoto gemaakt om sneller in te kunnen spelen op de achteruitgang van het netvlies. Als er geen afwijkingen worden gezien is het volgende onderzoek na twee jaar. Als er dan weer geen afwijkingen zijn na drie jaar.

4.13 Diabetes en zwangerschap

Een van de ernstigste problemen bij diabetes is de gecompliceerde zwangerschap. Een vrouw met diabetes heeft minder kans om in verwachting te raken en, wanneer ze zwanger is, veel meer kans op vroeggeboorte, een dood kind, zwangerschapshypertensie, een te groot kind of een kind met aangeboren afwijkingen.

Daarom wordt bij zwangeren de diabetes altijd zeer nauwkeurig behandeld en wel met insuline.

Daarnaast bestaat er de zwangerschapsdiabetes. Deze vrouwen hebben normaal geen diabetes, maar tijdens de zwangerschap is hun insulineproductie ontoereikend voor de vergrote vraag. De suikerstofwisseling is dan verstoord. Deze vrouwen hebben een grotere kans op latere leeftijd ouderdomsdiabetes te krijgen.

Dit alles is belangrijk voor de assistent om te begrijpen dat het voor een diabetespatiënt lang niet altijd een 'blijde verwachting' is. Denk alleen maar aan de last van het dagelijks spuiten van insuline en van de frequente controles door de specialist die nodig zijn om de diabetes goed in te stellen. Uiteraard is zwangerschapsdiabetes of een diabeet die zwanger is een indicatie voor bevalling en controle door de gynaecoloog en kan de patiënt niet thuis onder begeleiding van de verloskundige bevallen.

Om diabetes in de zwangerschap goed te kunnen instellen, hanteert men een dagcurve. Gedurende een dag wordt op verschillende tijdstippen de bloedsuiker gemeten. Nagegaan wordt of deze op geen enkel tijdstip te laag is onder invloed van de insuline, of te hoog, zodat het ongeboren kind zich niet optimaal ontwikkelt.

Bevolkingsonderzoeken

5.1 Bevolkingsonderzoek – 98
5.1.1 Inleiding – 98
5.1.2 Voor- en nadelen – 99

5.2 Cervixcarcinoom – 102
5.2.1 Bevolkingsonderzoek op cervixcarcinoom – 104
5.2.2 De oproep door de regionale Bevolkingsonderzoekorganisatie – 104
5.2.3 De oproep bij de vrouw – 105
5.2.4 Veelvoorkomende vragen na ontvangst van de oproep – 105
5.2.5 Het spreekuur door de assistent – 107
5.2.6 De uitslag – 109
5.2.7 Non-responders en controleoproepen – 109
5.2.8 De doktersassistent in opleiding – 110

5.3 Mammacarcinoom – 110
5.3.1 Bevolkingsonderzoek op mammacarcinoom – 111
5.3.2 De oproep door de regionale Bevolkingsonderzoekorganisatie – 112
5.3.3 De oproep bij de vrouw – 112
5.3.4 Het onderzoek – 113
5.3.5 De uitslag – 113

5.4 Darmcarcinoom – 114
5.4.1 Bevolkingsonderzoek op darmcarcinoom – 115
5.4.2 De oproep door de regionale Bevolkingsonderzoekorganisatie – 116
5.4.3 De oproep bij de mensen thuis – 116
5.4.4 Het onderzoek – 117
5.4.5 De uitslag – 118

© Bohn Stafleu van Loghum is een imprint van Springer Media B.V., onderdeel van Springer Nature 2019
M. C. A. P. J. van Abeelen, *Eigen spreekuur en chronische ziekten*, Basiswerk AG,
https://doi.org/10.1007/978-90-368-2293-0_5

Leerdoelen

Na het lezen van dit hoofdstuk:
- ken je de medische achtergronden van baarmoederhals-, borst- en darmkanker;
- kun je uitleggen wat de voor- en nadelen van een bevolkingsonderzoek zijn;
- kun je patiënten informeren over de onderzoeken;
- kun je patiënten informeren en helpen bij de keuzes bij bevolkingsonderzoeken;
- ken je de vervolgstappen bij gevonden afwijkingen.

5.1 Bevolkingsonderzoek

5.1.1 Inleiding

In de loop der jaren zijn we steeds ouder en gezonder geworden. De levensverwachting is voor vrouwen 83 jaar en voor mannen 80 jaar. Dit is vooral het gevolg van verbetering van onze welvaart en de ontwikkelingen in de geneeskunde. Door de welvaart zijn de omstandigheden waarin we leven en werken sterk verbeterd. Door betere hygiëne, voeding en woningen is de kans op infectie afgenomen en de weerstand toegenomen. De ontwikkelingen in de geneeskunde maken het mogelijk om steeds vroeger de kans op ziekte te voorspellen, vroeger te diagnosticeren en te behandelen met steeds nieuwere en technisch hoogstaande behandelmethoden.

Het voorkómen van ziekten valt onder de primaire preventie van ziekten. Je kunt hierbij denken aan het vaccineren van baby`s, kinderen en jongvolwassenen tegen kinderziekten zoals mazelen, rodehond en hersenvliesontsteking. Ook campagnes van de overheid die aansporen tot gezond gedrag vallen hieronder. De 'Stoppen met roken'-campagne moet bijvoorbeeld het ontstaan van longkanker en COPD terugdringen. Ook bij de huisarts worden leefstijladviesprogramma's ingezet om de kans op hart- en vaatziekten te verkleinen.

Soms kun je ziekten niet voorkómen maar kun je in een vroeg stadium, nog voordat de patiënt iets merkt, de ziekte al opsporen en daarna snel starten met een behandeling. Natuurlijk om daarmee de genezings- en overlevingskansen te verhogen. Dit valt onder de secundaire preventie.

Het onderzoeken van een groep mensen die mogelijk een ziekte of aandoening hebben maar hiervan nog niet op de hoogte zijn, wordt een screening genoemd. Het kan daarbij om een kleine groep gaan. Een voorbeeld hiervan is het contactonderzoek door de GGD als bij iemand open tuberculose is geconstateerd. De GGD gaat dan bij familieleden en vrienden testen of zij een positieve (mantoux)test hebben. Zo nodig wordt de groep waar gezocht wordt steeds groter. Zoals we in het hoofdstuk over diabetes mellitus hebben gezien wordt ook van de huisarts gevraagd om alle patiënten boven de 45 jaar die een verhoogd risico hebben op DM te screenen door middel van een glucosebepaling. Er zijn ook landelijke screenings waarbij heel grote bevolkingsgroepen worden opgeroepen. Deze screenings vallen onder het Nationaal Programma Bevolkingsonderzoek van de overheid en worden dan ook bevolkingsonderzoek genoemd.

De internationale criteria voor een bevolkingsonderzoek werden in 1986 door Wilsun en Jungner opgesteld en door de Wereld Gezondheidsorganisatie in 2008 aangevuld:
De ziekte of aandoening moet vaak genoeg voorkomen om het bevolkingsonderzoek te rechtvaardigen, zij moet te behandelen zijn en het onderzoek mag niet te belastend zijn voor de patiënt. Je kunt bijvoorbeeld niet bij alle twintigjarigen een bloedonderzoek verrichten als de ziekte bij slechts enkele twintigjarigen in Nederland wordt gevonden. Ook is het niet

mogelijk om bij alle vijftigjarigen elk jaar een gastroscopie te verrichten om maagcarcinoom te voorkomen. Het onderzoek is te belastend en het maagcarcinoom groeit te snel. Als er geen goede behandeling voor de aandoening is, heb je ook niets aan zo'n onderzoek. Verder moeten de kosten van het onderzoek en de behandeling in redelijke verhouding staan tot de voordelen: minder opnamen, ziekteverzuim en minder kosten voor de gezondheidszorg.

Een ander belangrijk aspect van een bevolkingsonderzoek is dat het alleen zin heeft als er zo veel mogelijk mensen aan deelnemen. Stel dat je een ziekte hebt die 1 op de 10.000 mensen treft. Je vindt dan 9999 keer geen enkele afwijking en slechts één patiënt die je preventief kunt behandelen. Als de opkomst bij de screening minder dan de helft is, is de kans dat degene met die ziekte daarbij zit erg klein en vind je bij de screening niemand die de ziekte heeft.

Bij een bevolkingsonderzoek draait het om grote cijfers; het individuele belang van een patiënt telt maar voor een heel klein deel mee bij de keuze om een bevolkingsonderzoek te starten.

Ook de huisarts heeft naast de curatieve taken een preventieve taak. Hij is bij uitstek degene die het individuele belang van de patiënt behartigt. Voor de individuele patiënt worden, afhankelijk van zijn risicofactoren, extra onderzoeken afgesproken en er wordt een risicoprofiel opgesteld. Meestal gaat het om 'case-finding': de patiënt komt op het spreekuur met een klacht en nadat deze klacht is afgehandeld, gaat de huisarts specifiek in op de risicofactoren van de patiënt of doet hij gericht onderzoek. Een voorbeeld van dat laatste is eens in de drie jaar bloedsuiker prikken bij iemand boven de 45 jaar bij wie in de familie diabetes type 2 voorkomt.

5.1.2 Voor- en nadelen

Bij een bevolkingsonderzoek is het bewezen dat de voordelen voor de gehele groep groter zijn dan de nadelen. Voor een individuele patiënt ligt dat anders. Vandaar dat iedereen zelf de afweging moet maken of hij wel of niet meedoet aan het bevolkingsonderzoek. Daarvoor is het noodzakelijk dat de patiënt goed geïnformeerd is en alle feiten kent voordat hij zijn keuze maakt. De doktersassistent kan de patiënt daarbij helpen.

- *Beperkingen van onderzoeken en tests*
  De meeste onderzoeken zijn niet volmaakt. Het liefst hebben we een onderzoek waarbij de test positief is als iemand ziek is en daarbij niemand mist. Alle zieken worden uit de groep gehaald: 100 %. Het aantal zieke personen dat de test aanwijst uit een groep van alleen maar zieke personen wordt de sensitiviteit van de test genoemd.
  Bij een test met een sensitiviteit van 95 % worden van de honderd mensen met de ziekte er vijf gemist. Deze krijgen dan te horen dat ze 'gezond zijn' (fout-negatief).
  Ook heb je het liefst een onderzoek dat negatief is als iemand de ziekte niet heeft en daarbij geen fouten maakt. Alle aangewezen gezonden zijn ook echt gezond: 100 %. Het aantal gezonde personen dat de test aanwijst uit een groep van alleen maar gezonde personen wordt de specificiteit van de test genoemd. Bij een test met een specificiteit van 95 % worden van de honderd gezonden er vijf aangeduid als ziek (fout-positief).

Als voorbeeld het onderzoek op darmkanker. De specificiteit van de test 'bloed bij de ontlasting' is 92 %. Dit betekent dus dat van de honderd gezonden er bij acht bloed wordt aangetroffen. Zij moeten worden doorverwezen voor verder onderzoek om te kijken wat de oorzaak is van het bloedverlies. De sensitiviteit is 65 %. Dat betekent dat er bij 100 patiënten met bloed in de ontlasting er 35 te horen krijgen dat er geen bloed is gevonden. Ze krijgen het idee dat er niets aan de hand is.

Het stuk over specificiteit en sensitiviteit is misschien moeilijk, maar het is belangrijk om te weten dat dit eigenlijk voor alle tests geldt. Bij elke test vind je fout-positieven. Je denkt dat er een afwijking is, maar er is niets aan de hand. En bij elke test vind je fout-negatieven. Je denkt dat er niets aan de hand is, maar met de patiënt is wel wat aan de hand. Een arts zal daarom ook nooit alleen oordelen op een enkele test, hij kijkt naar de hele patiënt, het zogenaamde klinische beeld.

- *Voordeel bevolkingsonderzoeken*
  Door deel te nemen aan het bevolkingsonderzoek kan een ziekte in een vroeg stadium worden opgespoord. Daardoor kan eerder met een behandeling worden begonnen. Dat maakt de behandeling minder ingrijpend en met minder bijwerkingen, er zijn meer behandelmogelijkheden en ook de overlevingskansen zijn groter.
  Een goede uitslag kan de patiënt geruststellen waardoor hij zich minder zorgen maakt. Soms maakt deelnemen aan bevolkingsonderzoeken dat de patiënt zich bewuster is van zijn lichaam en de kans op ziektes. Hij kan daardoor gezonder gaan leven en beter omgaan met mogelijk risicovolle gewoontes.

- *Nadeel bevolkingsonderzoeken*
  Gezonde personen moeten een onderzoek ondergaan dat ze soms als onaangenaam ervaren. Het kan spanningen oproepen tijdens het wachten op de uitslag. De uitslag is niet altijd betrouwbaar. Sommige mensen krijgen te horen dat verder onderzoek nodig is. Ze kunnen daardoor ongerust worden, terwijl later blijkt dat er niets aan de hand is of dat het gaat om een onschuldige afwijking. De zogenaamde fout-positieve uitslagen. Ook krijgen sommige mensen een geruststellende uitslag en wordt de aandoening gemist. De zogenaamde fout-negatieve uitslagen. Dan kan het gebeuren dat de patiënt ten onrechte onvoldoende acht slaat op beginnende symptomen waardoor vertraging ontstaat in de diagnose en behandeling van hun ziekte. Als je een afwijking vindt, dan wordt de patiënt behandeld. Sommige vormen van kanker groeien erg langzaam, maar dat is vooraf niet te voorspellen. Er worden dus soms patiënten behandeld die, als ze niet deel hadden genomen aan het bevolkingsonderzoek, nooit klachten hadden ontwikkeld. Dan waren die patiënt een hoop zorgen, onderzoek en nare behandelingen bespaard gebleven.

Een bevolkingsonderzoek is bedoeld om ziekten op te sporen bij gezonde mensen. Het is dus ongeschikt voor patiënten die al bekend zijn met de aandoening of van wie bekend is dat ze een verhoogd risico hebben op een aandoening. Deze patiënten worden begeleid en gescreend door de huisarts of specialist. Een patiënt die behandeld is voor borstkanker staat onder controle van de specialist, die regelmatig op indicatie een mammografie laat verrichten.

Het bevolkingsonderzoek is ook niet bedoeld voor patiënten met klachten. Iemand met bloed bij de ontlasting moet niet wachten op het bevolkingsonderzoek maar moet contact opnemen met de huisarts. Ook wanneer kortgeleden bij het bevolkingsonderzoek niets is gevonden.

De Nederlandse overheid biedt via het Nationaal Programma Bevolkingsonderzoek acht onderzoeken aan voor verschillende doelgroepen:

- *Zwangeren*:
  - bloedonderzoek tijdens het eerste bezoek aan de verloskundige op infectieziekten en resusfactor;
  - combinatietest of nipt-test op Down-, Edwards- of Patausyndroom. Bij deze syndromen zijn er ernstige afwijkingen ten gevolge van een extra chromosoom (trisomie 21, 18 en 13);

- 20-weken-echo om **neuralebuisdefecten** (open ruggetje, enzovoort) of andere aangeboren afwijkingen uit te sluiten.
- *Pasgeborenen*:
  - *hielprik*: een bloedonderzoek bij alle pasgeborenen tussen de vijfde en achtste dag op:
    - congenitale hypothyreoïdie (CHT);
    - fenylketonurie (PKU), een stofwisselingsziekte;
    - adrenogenitaal syndroom (AGS), een erfelijke chronische bijnieraandoening;
    - een groot aantal (rond de dertig) andere erfelijke ziekten, waaronder sikkelcelziekte (afwijkingen aan rode bloedcellen) en cystic fybrosis (taaislijmziekte).
  - *gehoortest*; een gehoortest in de eerste weken na de geboorte op aangeboren doofheid.
- *Volwassenen in een bepaalde leeftijdscategorie*:
  - *mammacarcinoom*: een onderzoek op borstkanker voor alle vrouwen tussen de 50 en 75 jaar door middel van mammografie elke twee jaar;
  - *cervixcarcinoom*: een onderzoek op baarmoederhalskanker voor alle vrouwen tussen 30 en 60 jaar door middel van een uitstrijkje elke vijf of tien jaar;
  - *coloncarcinoom*: een onderzoek op coloncarcinoom voor alle mannen en vrouwen tussen de 55 en 75 jaar door middel van een zelfonderzoektest van feces (iFOBT) die elke twee jaar wordt opgestuurd. Bij een positieve test volgt een coloscopie.

We kennen de volgende preventieprogramma's:
- vaccinaties van zuigelingen (DKTP, HIB, BMR, MenACWY en pneumokokkenvaccin);
- griepvaccinatie;
- HPV-vaccinatie op twaalfjarige leeftijd voor meisjes ter voorkoming van baarmoederhalskanker;
- MenACWY voor tieners. Tot 1 januari 2018 zat er in het meningokokkenvaccin alleen type C. Daarna zijn er ook de typen A, W en Y toegevoegd. Omdat er in 2018 een opleving was van de mogelijk zeer ernstig tot dodelijk verlopende meningitis type W onder jongeren, werden deze opgeroepen voor vaccinatie.

In dit hoofdstuk richten we ons verder alleen op de bevolkingsonderzoeken waar je als doktersassistent mee hebt te maken. Het onderzoek op cervixcarcinoom, waarbij je een uitvoerende taak hebt en de onderzoeken op mammacarcinoom en coloncarcinoom. Hier heb je vooral een voorlichtende en adviserende taak.

De bevolkingsonderzoeken vallen in Nederland onder het RIVM (Rijksinstituut voor Volksgezondheid en Milieu). Voor de bevolkingsonderzoeken op baarmoederhals-, darm- en borstkanker heeft het RIVM de organisatie en uitvoering opgedragen aan vijf organisaties: Bevolkingsonderzoek Noord (Groningen, Friesland en Drenthe), Bevolkingsonderzoek Oost (Gelderland en Overijsel), Bevolkingsonderzoek Midden-West (Noord-Holland, Utrecht, Flevoland), Bevolkingsonderzoek Zuid-West (Zuid-Holland, Zeeland) en Bevolkingsonderzoek Zuid (Noord-Brabant en Zeeland).

Deelname aan het bevolkingsonderzoek is gratis. Het wordt door de overheid betaald. Komen er echter afwijkingen aan het licht, dan val je niet meer onder het bevolkingsonderzoek. Je bent van een 'gezond' persoon veranderd in een mogelijke patiënt. Vervolgonderzoeken vallen dan onder de eigen ziektekostenverzekering. In Nederland is er een verplicht eigen risico van € 385,- (2019, bedrag wordt jaarlijks vastgesteld). Pas als dit bedrag bereikt is gaat de verzekering de verdere kosten betalen.

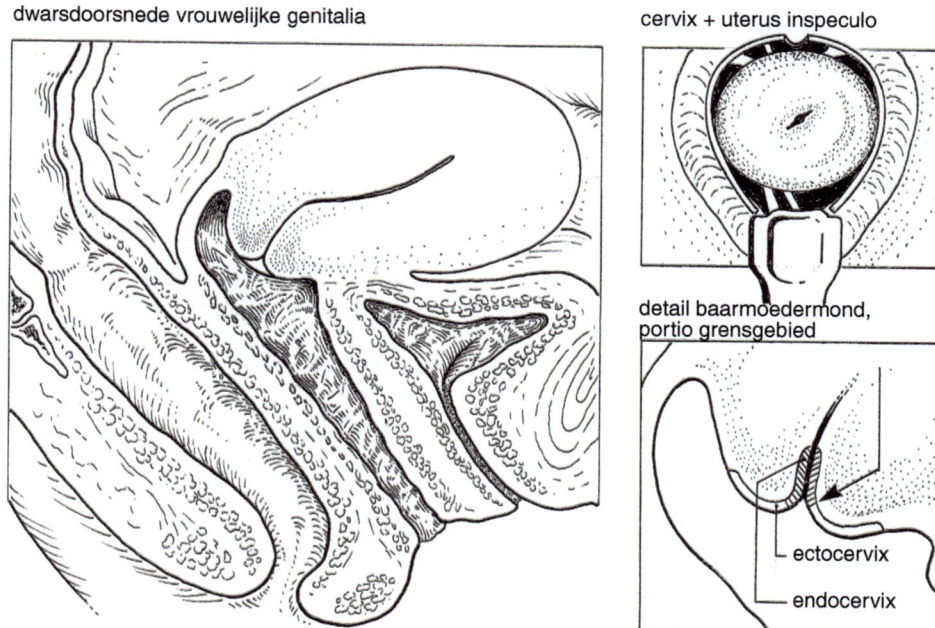

◘ **Figuur 5.1** Cervix

5.2 Cervixcarcinoom

Baarmoederhalskanker ontstaat in slijmvliescellen die veranderen in kwaadaardige cellen met ongeremde groei. Deze cellen groeien in het onderliggende weefsel. Er kunnen cellen loslaten en zich via bloed of lymfe verplaatsen naar verderop gelegen weefsel. Invasieve groei en de vorming van metastasen zijn kenmerkend voor maligne (kwaadaardige) tumoren. Het 'voordeel' bij cervixcarcinoom is dat het een langdurig proces is. Tussen het allereerste begin, de afwijkende slijmvliescellen, en het ontstaan van cervixcarcinoom ligt een periode van zes tot twintig jaar.

Het gaat meestal om veranderingen van het plaveiselcelepitheel op het grensgebied van het slijmvlies aan de binnenzijde (cilinderepitheel) en dat aan de buitenzijde van de cervix (plaveiselepitheel; zie ◘fig. 5.1). Dit wordt ook wel endocervix (baarmoederslijmvlies) en ectocervix (baarmoedermondslijmvlies) genoemd.

Bij een uitstrijkje wordt altijd gekeken of beide epitheelsoorten aanwezig zijn. Alleen dan is het zeker dat ook het grensgebied aanwezig is.

We weten dat een virus, het humaan papillomavirus (HPV afkomstig uit dezelfde groep van virussen als het wrattenvirus), een rol speelt bij het ontstaan van cervixcarcinoom. Dit virus wordt via geslachtsgemeenschap overgebracht. Hoe meer wisselende contacten hoe groter de kans dat het virus is overgebracht. Ook blijken roken en het doormaken van zwangerschappen een verhoogd risico te vormen. Normaal gesproken is het afweersysteem in staat het virus in één tot twee jaar uit te schakelen. Het cervixcarcinoom zelf is in ieder geval niet erfelijk of besmettelijk.

Omdat 80 % van alle vrouwen een besmetting oploopt met het HPV-virus is vanaf 2010 een vaccinatie voor alle twaalfjarige meisjes gestart. Deze leeftijd is gekozen omdat de meeste meisjes op deze leeftijd nog niet seksueel actief zijn. Er zijn meer dan honderd soorten

HPV-virus, waarvan er zo'n twaalf cervixcarcinoom kunnen veroorzaken. Deze worden daarom ook wel hoog risico humaan papillomavirus genoemd, afgekort hrHPV. Van deze twaalf hrHPV zijn HPV type 16 en HPV type 18 verantwoordelijk voor 70 % van het aantal cervixcarcinomen. Deze twee zitten dan ook in het vaccin. Dat betekent dat je ondanks de vaccinatie nog steeds wel cervixcarcinoom kunt krijgen, maar dat de kans daarop veel kleiner is geworden. Ook na vaccinatie is meedoen aan het bevolkingsonderzoek noodzakelijk.

Na een besmetting is de kans op baarmoederhalscarcinoom erg klein. Meestal wordt het virus binnen twee jaar door ons afweersysteem onschadelijk gemaakt. Dat gebeurt bij acht op de tien vrouwen. Soms ontstaan door de infectie afwijkende slijmvliescellen. Vaak worden die ook nog door het lichaam opgeruimd. Als de veranderde cellen onder invloed van een blijvende infectie door blijven veranderen, kan baarmoederhalskanker ontstaan. Dit proces duurt minimaal vijftien jaar. In het begin zijn er geen klachten. Pas in een later stadium kan de vrouw last krijgen van abnormaal bloederige afscheiding, spontaan tussen de normale menstruaties of na gemeenschap (contactbloeding). Als het om weinig bloedverlies gaat ziet het eruit als een bruinige afscheiding of wat bruinachtige veegjes in het ondergoed. Ook bloedverlies na de menopauze moet altijd als verdacht worden beschouwd totdat het tegendeel is bewezen. Voor deze abnormale bloedingen geldt dat ze door de huisarts gezien moeten worden. Het zijn alarmsignalen waarop jij als assistent alert behoort te zijn. De huisarts zal dan de patiënte onderzoeken en zelf een uitstrijkje maken. Dit zijn uitstrijkjes op indicatie.

Jaarlijks wordt bij 600–700 vrouwen de diagnose cervixcarcinoom gesteld en overlijden er tussen 200–250 vrouwen aan. De Gezondheidsraad verwacht dat door de vaccinatie met het HPV-virus deze getallen in de toekomst gaan halveren.

Bij vroegtijdige opsporing en behandeling is de kans op genezing nagenoeg 100 %. Als er afwijkende cellen worden gevonden, zal de huisarts de patiënte verwijzen naar de gynaecoloog. Die verricht een colposcopie. Hij bekijkt de baarmoedermond met een soort van microscoop, eventueel na een kleuring. Hierdoor worden afwijkingen duidelijker zichtbaar en kunnen er eventueel biopten worden genomen. Wanneer er een voor- of beginstadium aanwezig is van cervixcarcinoom heeft hij de keuze uit enkele lokale behandelingen:

- *Lisexcisie*: het aangetaste weefsel wordt weggeschrapt of -gesneden. Dit gebeurt poliklinisch; lokale verdoving is nodig.
- *Conisatie*: het aangetaste weefsel wordt met een stukje van de baarmoedermond in de vorm van een kegeltje weggesneden. De patiënte wordt onder narcose gebracht of verdoofd met een ruggenprik. De patiënte wordt een dag opgenomen.
Na een lisexcisie of een conisatie is er een verhoogde kans op vroeggeboorte als een vrouw zwanger wordt.
- *Uterusextirpatie*: bij enkele vrouwen die geen kinderwens meer hebben en die ook andere gynaecologische problemen hebben (bijvoorbeeld hevige, pijnlijke menstruaties) wordt in overleg met de patiënte besloten tot het verwijderen van de gehele baarmoeder. Uiteraard is dit een forse ingreep onder narcose.

Als het cervixcarcinoom zich al in een verder stadium bevindt, is de prognose nog redelijk; deze wordt slechter naarmate de primaire tumor en de metastasen zich verder uitbreiden. De behandeling is in dat geval ook ingrijpender:
- uterusextirpatie;
- uterusextirpatie inclusief adnexa (eierstokken, eileiders met steunweefsel) en top van de vagina.

Bij metastasen naar lymfeklieren worden bovenstaande operaties uitgebreid met in- en uitwendige bestraling. Bij een inwendige bestraling wordt korte tijd een houdertje met radioactief materiaal in de vagina geplaatst. Bij uitwendige bestraling wordt de onderbuik dagelijks enkele minuten van buitenaf bestraald.

5.2.1 Bevolkingsonderzoek op cervixcarcinoom

Omdat bij alle patiënten die baarmoederhalskanker ontwikkelen er een hrHPV-infectie aan vooraf gaat, is het bevolkingsonderzoek trapsgewijs opgezet. Eerst wordt gekeken of er hrHPV aanwezig is. Is er geen hrHPV (hrHPV-negatief), dan wordt er niet verder gekeken. Is er wel hrHPV (hrHPV-positief), dan wordt verder onderzoek verricht. Onder de microscoop worden de via een uitstrijkje afgenomen baarmoederhalscellen beoordeeld.

5.2.2 De oproep door de regionale Bevolkingsonderzoekorganisatie

Voor het oproepen van de vrouwen wordt de Gemeentelijke Basis Administratie (GBA) gebruikt. Iedereen die in Nederland woont dient ingeschreven te zijn in de gemeente waarin hij woont. De gegevens worden vastgelegd in de GBA.

Alle vrouwen tussen de 30 en 60 jaar worden opgeroepen om deel te nemen aan het bevolkingsonderzoek. De eerste keer in het jaar dat de vrouw 30 wordt, daarna bij 35 en 40 jaar. Bij het bepalen van de volgende oproep wordt gekeken of er hrHPV aanwezig is: hrHPV-positief controle na vijf jaar, hrHPV-negatief controle na tien jaar. Normaal gesproken stopt het bevolkingsonderzoek bij 60 jaar maar als op die leeftijd een positieve hrHPV wordt gevonden, wordt de vrouw nog eenmaal opgeroepen op 65-jarige leeftijd.

De envelop die de vrouw ontvangt bevat naast het onderzoeksformulier ook uitgebreide informatie over de voor- en nadelen van een bevolkingsonderzoek, hoe de vrouw zich kan afmelden voor het onderzoek en uitstel kan aanvragen als ze zwanger is of minder dan zes maanden geleden bevallen is. Dat kan telefonisch maar ook op een digitaal patiëntenportaal. De folder legt alles begrijpelijk en met veel tekeningen uit.

Sommige vrouwen zien enorm op tegen het onderzoek en zien daarom af van deelname. Om zo veel mogelijk vrouwen te bereiken is er de mogelijkheid om een zelfafnameset aan te vragen.

Wanneer de vrouw dit doet krijgt ze na zestien weken een set thuisgestuurd. Hierin zit een eenvoudig in te brengen hulsje met daarin een borsteltje. Dit wordt met een knopje uitgeschoven en de patiënte moet het vijf keer ronddraaien in de vagina, waarbij ze een klikje hoort. Het borsteltje schuift weer in het hulsje en kan worden afgesloten en opgestuurd naar het laboratorium. Daar wordt gekeken of er hrHPV aanwezig is. Wanneer de uitslag positief is moet de vrouw alsnog naar de huisarts om daar een uitstrijkje van de baarmoedermond te laten maken voor het beoordelen van de cellen.

Als een vrouw niet op de oproep reageert, wordt na zestien weken een herinneringsoproep verstuurd waarbij automatisch een aanvraag voor de zelfafnameset wordt toegevoegd. De vrouwen die wel aan het bevolkingsonderzoek deelnemen moeten zich melden bij de huisarts. De uitnodigingsbrief moeten ze meenemen. Deze bevat namelijk twee stickers met barcodes die nodig zijn voor de verdere verwerking. Een moet er op het laboratoriumformulier en de andere op het onderzoekspotje.

5.2.3 De oproep bij de vrouw

Als de oproep bij de vrouw op de mat valt zit daar veel informatie bij. De meeste vrouwen zullen daarmee voldoende geïnformeerd zijn om een bewuste keuze te kunnen maken om al dan niet deel te nemen aan het bevolkingsonderzoek. Het blijkt dat vrouwen van dertig, van sommige groepen met een migratieachtergrond en van lagere sociaaleconomische status minder vaak gehoor geven aan de oproep. Vaak zijn onwetendheid en angst daar de oorzaak van. Het is belangrijk dat je je dit realiseert. Goede feitelijke informatie kan deze angst wat wegnemen.

Angst voor het gynaecologisch onderzoek

Uitleg over het onderzoek, **uitleg** dat jij als assistent het uitstrijkje maakt, dat de patiënte mag meekijken en vragen mag **stellen**, dat je stopt als zij het wil en dat je haar kunt helpen zich te ontspannen, kan de volgende angsten wat verminderen:

- angst voor pijn, vooral tijdens het inbrengen van 'iets' in de vagina;
- angst om abnormaal te zijn. De meeste vrouwen hebben een gebrekkige kennis over hun eigen geslachtsdelen. Dit heeft te maken met opvoeding en taboes over het aanraken en bekijken van je eigen geslachtsdelen. Uit deze beperkte kennis van zichzelf en anderen kan bij vrouwen met een negatief zelfbeeld gemakkelijk onzekerheid ontstaan;
- angst voor het onderzoek zelf. Wat wordt er nu eigenlijk precies onderzocht en hoe gaat dat dan?
- angst om halfnaakt op een onderzoekbank te moeten liggen in een onprettige houding.

Angst voor kanker

Sommige vrouwen zijn zo bang voor kanker dat ze liever een struisvogeltactiek hanteren. Ze laten liever niets onderzoeken, omdat de angst dat er kanker gevonden wordt zo groot is. Ze denken dat ze zo'n uitslag niet aankunnen.

De kans dat kanker wordt gevonden is echter erg klein: per jaar wordt bij 700 vrouwen baarmoederhalskanker gediagnosticeerd, abnormale cellen worden vaker aangetroffen.

Het aantal vrouwen dat per jaar overlijdt, is ongeveer 200 tot 250. Als je dit afzet tegen het risico op borstkanker is het heel gering. Aan borstkanker overlijden ongeveer 3.500 vrouwen per jaar.

Door relatief eenvoudige ingrepen bij abnormale cellen en beginstadia van kanker is volledige genezing mogelijk.

5.2.4 Veelvoorkomende vragen na ontvangst van de oproep

Het onderzoek is niet verplicht maar wordt wel dringend aangeraden, omdat bij vroegtijdige ontdekking in bijna alle gevallen volledige genezing mogelijk is. Het onderzoek is gratis en wordt verricht in de eigen huisartsenpraktijk, meestal door de assistent. Hierna volgen enkele vragen die bij veel vrouwen opkomen als ze een oproep ontvangen.

'Ik ben ongesteld, zwanger of geef borstvoeding'

Als de cellen door bloedbijmenging moeilijk te beoordelen zijn, heeft het geen zin om een uitstrijkje te maken. De beoordeling is dan niet betrouwbaar. Om die reden wordt het uitstrijkje uitgesteld tot na de menstruatie.

Ook vinden onder invloed van hormonen veranderingen van de slijmvliescellen plaats van de uterus, cervix en vagina. Ook dan is de beoordeling lastiger. Het duurt even voordat de hormonale veranderingen in de cellen verdwijnen. Daarom is het advies het uitstrijkje uit te stellen tijdens de zwangerschap én tot zes maanden na zwangerschap. Borstvoeding geven is geen probleem.

'Waarom krijg ik geen oproep (meer)?'

Uitnodigingen voor deelname aan het bevolkingsonderzoek worden verstuurd in het jaar dat een vrouw 30, 35, 40, 50 of 60 jaar wordt. Alleen als bij 40, 50 of 60 jaar een hrHPV-positieve uitslag wordt gevonden, wordt na vijf jaar opnieuw gekeken, dus op 45-, 55- en 65-jarige leeftijd.

Cervixcarcinoom wordt een enkele keer aangetroffen bij vrouwen onder de 30 jaar. De kans hierop is zo klein dat het niet gerechtvaardigd is alle vrouwen op te roepen. Als iemand onder de 30 jaar gynaecologische klachten heeft, is het verstandig een consult af te spreken. De huisarts neemt eventueel een 'uitstrijkje op indicatie' af.

Uit onderzoek is gebleken dat bij vrouwen die een normale uitslag van het uitstrijkje hadden in het jaar dat ze 60 werden, daarna nog zelden een voorstadium van cervixcarcinoom ontstaat. Alleen als de vrouw op deze leeftijd hrHPV-positief is wordt op 65-jarige leeftijd nog gecontroleerd.

'Waarom wordt maar om de vijf of tien jaar gekeken? Is dat wel veilig genoeg?'

Het is bekend dat veranderingen in de baarmoedercellen ontstaan door een langdurige infectie met hrHPV. Als deze aanwezig blijft, duurt het wel vijftien jaar voordat kanker ontstaat. Daarom is het verantwoord om het onderzoek eens in de vijf of tien jaar te verrichten afhankelijk of je hrHPV-positief bent. Je bent dan op tijd om afwijkingen tijdig op te sporen en de kans op het missen van een cervixcarcinoom neemt niet toe.

'Ik heb last van tussentijds bloedverlies, ik verlies bloed na de gemeenschap. Moet er nu een tussentijds uitstrijkje worden gemaakt?'

Als een vorig uitstrijkje volledig normaal was, is een tussentijds uitstrijkje niet direct noodzakelijk. Wel moet de patiënte een afspraak maken om uit te zoeken waar het onregelmatige bloedverlies vandaan komt. Er kan een erosie of een ontsteking aan de cervix of de vagina bestaan. De huisarts kan beoordelen of een 'uitstrijkje op indicatie' nodig is. Wanneer tussentijds bloedverlies aan (beginnend) pilgebruik te wijten is, hoeft de patiënte niet op het spreekuur te komen.

'Mijn baarmoeder is verwijderd en ik krijg toch een uitnodiging'

Controleer het medisch dossier van de patiënte. Als de totale baarmoeder is verwijderd, hoeft de vrouw niet te komen. Adviseer de patiënte dit te melden bij de Bevolkingsonderzoeksorganisatie. Dan wordt dit genoteerd en krijgt zij geen nieuwe oproepen meer.

'Krijg ik vanzelf weer een oproep of moet ik dat zelf in de gaten houden?'

Als alles goed is, krijgt een patiënte vanzelf weer een oproep na vijf jaar of tien jaar. Bij afwijkingen krijgt de patiënte afhankelijk van de gevonden afwijking het advies om over enkele weken of maanden een nieuwe afspraak te maken; gaat het om een langere periode, dan krijgt zij een controleoproep.

5.2.5 Het spreekuur door de assistent

Je mag niet zomaar uitstrijkjes voor het bevolkingsonderzoek afnemen. Je dient de basisscholing cervixscreening afgerond te hebben en minimaal tien uitstrijkjes per jaar te maken. Elke drie jaar moet je de vervolgopleiding cervixscreening volgen om deskundig en bekwaam te blijven. De basisscholing bestaat uit een e-learningmodule, een praktijkopdracht en twee dagdelen praktijkonderwijs. De vervolgopleiding bestaat uit een e-learningmodule en één dagdeel onderwijs.

Het spreekuur wordt gepland op een tijdstip dat je rustig kunt werken en niet gestoord wordt door de telefoon. Het beste is om een vaste middag per week hiervoor in te plannen. Zorg dat er in de ruimte een aparte kleedhoek is met privacy voor de vrouw. Plan, zeker in het begin, genoeg tijd voor een uitstrijkje. Je moet rekenen op ongeveer vier vrouwen per uur.

De techniek van het uitstrijkje komt hier kort ter sprake.

Als assistent kun je in principe alle uitstrijkjes maken die in het kader van het bevolkingsonderzoek worden afgenomen. De volgende vrouwen verwijs je echter naar het gewone spreekuur van de huisarts:
- vrouwen bij wie het uitstrijkje gemaakt wordt op medische indicatie;
- vrouwen met klachten zoals pijn, contactbloedingen of abnormale afscheiding;
- vrouwen die te kennen geven dat ze liever door de huisarts worden geholpen.

- **Voorbereiding**
- Leg de benodigde materialen klaar (nierbekken, speculum, afname- en verzendmateriaal, handschoenen, korentang met gaasje, formulieren).
- Let op: omdat het materiaal voor het bevolkingsonderzoek verstuurd wordt naar één van de vijf laboratoria van de Bevolkingsonderzoeksorganisatie is dit anders dan de materialen die voor de lokale laboratoria worden gebruikt. Het materiaal (formulier, potje en borsteltje) en de werkwijze is daarom vaak anders bij een uitstrijkje op indicatie.

- **Voorlichting**
- Roep de vrouw binnen en stel haar op haar gemak met een inleidend gesprekje.
- Vraag of eerder een uitstrijkje is gemaakt en of ze vragen heeft over het bevolkingsonderzoek of over het maken van een uitstrijkje.
- Geef zo nodig in begrijpelijke woorden uitleg en voorlichting over het verloop van het onderzoek.
- Vraag of ze eventueel nog gebruik wil maken van het toilet, het onderzoek is vervelend met een volle blaas.
- Informeer naar contra-indicaties (menstruatie, zwangerschap, korter dan zes maanden geleden bevallen).

- **Uitvoering**
- Vul samen met de vrouw het laboratoriumformulier in.
- Geef duidelijk aan welke kleding uit moet en vraag de vrouw daarna plaats te nemen op de onderzoekbank. Zorg voor privacy voor de vrouw met een gordijn of als dit niet mogelijk is door even de kamer te verlaten.
- Leg alle stappen uit; bied eventueel een spiegel aan om mee te kijken.
- Voer alle handelingen rustig uit en maak geen ruwe of onverwachte bewegingen.

- Maak het speculum warm onder de kraan en controleer de temperatuur bij jezelf aan de binnenzijde van je pols. Zeg tegen de vrouw dat het speculum warm is gemaakt of vertel dat je even laat voelen aan de binnenzijde van haar bovenbeen of het de goede temperatuur heeft. (In menig protocol staat dit laatste vermeld, maar er is ook wel iets tegenin te brengen. Vaak wordt te laat of soms helemaal niet gewaarschuwd. De vrouw verwacht niet daar aangeraakt te worden en schrikt, het been wordt nat en als het speculum te heet is, doet het ook nog eens pijn.)
- Geef als de vrouw erg gespannen is uitleg over de manier waarop ze zich kan ontspannen. Je kunt vragen om de bekkenspieren aan te spannen alsof ze de urine moet ophouden en weer te ontspannen. Herhaal dit een paar maal. Je kunt bij het inbrengen vragen om een klein beetje te persen.
- Waarschuw de vrouw voordat je de schaamlippen spreidt.
- Breng het speculum schuin in (denk aan de urineleider).
- Houd oogcontact en let op non-verbale signalen.
- Maak de baarmoedermond alleen voorzichtig schoon als er veel slijm of bloed aanwezig is.
- Neem celmateriaal af op de juiste manier: Breng het borsteltje in de baarmoedermond in en draai daarna vijf keer volledig rond met de wijzers van de klok mee. Stamp het borsteltje tien keer goed uit op de bodem van het potje en draai het daarna nog krachtig rond. Het borsteltje moet weggegooid worden en mag niet in het potje achterblijven.
- Verwijder het speculum. Voordat je terugtrekt eerst goed openen zodat de portio vrijkomt en pas daarna niet helemaal sluiten. Hiermee voorkom je dat er slijmvlies bekneld raakt. Leg het speculum in een emmer met ontsmettingsvloeistof.
- Vraag de vrouw zich aan te kleden en bied een inlegkruisje aan.

Roep de huisarts erbij als:
- je de baarmoedermond niet kunt vinden of bereiken (dit is geen onkunde, het overkomt iedereen wel eens);
- je abnormale dingen ziet, zoals vreemd uitziende bultjes, poliepen, een onrustige baarmoedermond die abnormaal rood is en snel bloedt;
- je merkt dat de vrouw extreme pijn heeft of fors bloedt bij het inbrengen of afnemen van het uitstrijkje.

Afronding
- Vul bij het laboratoriumformulier het onderdeel 'Aspect cervix' in. Plak de barcodesticker van de uitnodigingsbrief van de patiënte rechtsboven op de aangegeven plaats van het formulier. Plaats de andere barcodesticker horizontaal op het laboratoriumpotje.
- Laat de vrouw nog even zitten.
- Zeg dat een beetje bloedverlies na een uitstrijkje normaal is.
- Vertel de vrouw dat zij binnen vier weken de uitslag krijgt thuisgestuurd.
    - Geen hrHPV, controle na vijf (als de vrouw 30 of 35 jaar is) of na tien (40 of 50) jaar. Zij krijgt automatisch opnieuw een oproep.
    - Wel hrHPV maar geen afwijkende cellen. Controle na zes maanden.
    - Wel hrHPV en afwijkende cellen. Verwijzing naar de gynaecoloog voor verder onderzoek
    - Niet goed te beoordelen. Er was te weinig materiaal om er iets over te kunnen zeggen. Het onderzoek wordt na zes weken herhaald.

◘ Tabel 5.1 PAP-classificatie

Pap-classificatie	Omschrijving	Beleid
PAP 0	Niet te beoordelen	Controle-uitstrijkje na zes weken.
PAP 1	Normale cellen	Controle-uitstrijkje na zes maanden.
PAP 1 controle	Normale cellen	Vervolgoproep BVO vijf jaar
PAP 2	Kleine celafwijkingen	Verwijzing gynaecoloog. Vrouw wordt verzocht contact op te nemen met de huisarts.
PAP 3a1	Geringe celafwijkingen	
PAP 3a2	Matig afwijkende cellen	Verwijzing gynaecoloog. Huisarts krijgt drie werkdagen vóór de vrouw de uitslag. Van de huisarts wordt actief benaderen van vrouw én gynaecoloog verwacht.
PAP 3b	Tekenen van ernstig afwijkende cellen	
PAP 4	Carcinoma in situ, ernstig afwijkende cellen die nog niet zijn ingedrongen in het omliggende weefsel.	
PAP 5	Kankercellen aanwezig	

- Vraag of de patiënte nog vragen heeft en rond het onderzoek duidelijk af.
- Vermeld in het medisch dossier: datum onderzoek, eventuele bijzonderheden en als er niets bijzonders was, vermeld dit dan ook (bijvoorbeeld: 12-1-2020 Bevolkingsonderzoek Cervix: geen duidelijke afwijkingen (g.d.a.)).
- Ruim de kamer op en vernieuw het papier op de onderzoekbank voordat je de volgende vrouw binnenroept.

5.2.6 De uitslag

De patiënte krijgt binnen vier weken de uitslag toegestuurd. De mogelijke uitslagen voor de vrouw staan hiervoor vermeld. Alleen als er hrHPV wordt gevonden zullen de cellen onder de microscoop worden onderzocht. Een uitstrijkje wordt ingedeeld in klassen, variërend van lichte afwijkingen tot aangetroffen cervixcarcinoom. Er wordt geclassificeerd op basis van de KOPAC-B-codering. Deze codering wordt omgezet naar voor de dagelijkse praktijk handigere PAP-codering (zie ◘tab. 5.1), genoemd naar de Griekse arts Papanicolaou die het uitstrijkje in 1928 heeft ontwikkeld.

5.2.7 Non-responders en controleoproepen

De Bevolkingsonderzoekorganisatie heeft op basis van de Gemeentelijke Basis Administratie een goed overzicht van alle vrouwen van een bepaalde leeftijd. Omdat alles geautomatiseerd verloopt door middel van barcodes op formulieren en onderzoeksmateriaal is er goed overzicht op het verloop van het proces. Als een vrouw niet reageert na de oproepbrief krijgt ze automatisch na zestien weken een herinneringsoproep. Reageert ze daar niet op dan krijgt ze na vijf jaar opnieuw een oproep om deel te nemen aan het bevolkingsonderzoek. Ook de uitslagen zijn bepalend voor het verdere verloop. PAP 0, automatisch oproep voor hercontrole na zes weken, PAP 1 hercontrole na zes maanden. Bij PAP 2 en hoger krijgt de huisarts bericht als de patiënte geen contact heeft opgenomen met de gynaecoloog.

5.2.8 De doktersassistent in opleiding

Het is van belang dat je je realiseert dat je eigen opvattingen over seksualiteit, intimiteit en de manier waarop je daarmee omgaat een rol kunnen spelen bij het omgaan met patiënten. Misschien heb je tijdens de beroepspraktijkvorming wel eens meegekeken met de assistent of heb je zelf al eens een uitstrijkje afgenomen. Je zult je zo'n eerste keer toch wat ongemakkelijk hebben gevoeld. Je bent niet gewend om de intieme delen van een andere vrouw aan te raken; dit hoort normaal gesproken bij seksuele intimiteit. Je zult een bepaald schaamtegevoel moeten overwinnen. Gelukkig gaat dat meestal vrij snel, omdat je het onderzoek na enkele keren als volledig normaal gaat ervaren. Er zit dan ook geen emotionele (seksuele) lading meer achter.

Je bewust zijn van je eigen normen en waarden en de daaraan gekoppelde (voor)oordelen helpt mee om een professionele houding aan te nemen. Ondanks dat kan er nog heel veel fout gaan op het communicatieve vlak, zowel verbaal als non-verbaal. Ook de patiënte is gespannen en kan bepaalde opmerkingen of signalen verkeerd interpreteren. Als je bijvoorbeeld met veel moeite de baarmoedermond gevonden hebt en dan iets in jezelf mompelt kan de patiënte daaruit ten onrechte afleiden dat je iets raars hebt gezien. Als ze dan niets vraagt, is het mogelijk dat ze bij het wachten op de uitslag ervan overtuigd is dat ze kanker heeft en vier weken volledig onnodig ongerust is.

Bedenk dat je te maken krijgt met allerlei vrouwen die hun eigen opvattingen hebben over uiterlijk, levensstijl, hygiëne en seksualiteit. Uiteraard hoef je het hier niet mee eens te zijn, maar een neutrale en niet-veroordelende houding is vereist. Het is tegenwoordig bepaald geen uitzondering meer dat vrouwen bij de geslachtsorganen een tattoo of een piercing hebben. Opgetrokken wenkbrauwen brengen net zo goed een boodschap over als negeren. Doe je of je niets ziet of maak je er een opmerking over? Het kan geen kwaad om daarover van tevoren eens na te denken.

Belangrijk is het in ieder geval om tijdens het onderzoek een ontspannen sfeer te creëren. Vermijd vragen of opmerkingen die met seksuele gemeenschap te maken hebben of die onbedoeld dubbelzinnig uitgelegd kunnen worden. Maak ook geen opmerkingen over het onderzoek of het verloop ervan. Houd je aan de feiten. Dus wel: 'Ik ga nu met het speculum naar binnen', maar niet: 'Wat gaat het speculum inbrengen moeilijk bij u.' De vrouw kan gaan denken dat ze abnormaal nauw gevormd is.

5.3 Mammacarcinoom

Borstkanker ontstaat in de cellen van melkklierkwabjes of melkkliergangen in de borst. Meestal bij vrouwen maar sporadisch ook bij een man. Het is de meest voorkomende vorm van kanker bij vrouwen. Per jaar overlijden 3.200 vrouwen aan deze aandoening. Eén op de acht vrouwen (12 %) krijgt in de loop van haar leven borstkanker. In tegenstelling tot het cervixcarcinoom is er geen duidelijke oorzaak aan te geven waardoor de cellen veranderen en kwaadaardig ontsporen. Naast erfelijkheid is de leeftijd een van de belangrijkste risicofactoren. Verder speelt een kleinere rol de belasting door de oestrogenen en progestagenen, de vrouwelijke hormonen. Als iemand hier langer aan is blootgesteld dan neemt het risico iets toe. Een voorbeeld hiervan is als je heel jong ongesteld wordt en pas laat in de overgang komt. Er zijn meerdere vormen van borstkanker. Wanneer het zich beperkt tot de kwabjes (lobair) of melkklierengang (ductus) spreken we van carcinoma is situ (LCIS respectievelijk DCIS). In 85 % van de gevallen is er echter sprake van een invasieve vorm, de kankercellen dringen dan het omliggende vet-, klier- en steunweefsel binnen. Er zijn ook nog zeldzame vormen van borstkanker zoals de vorm waarbij er doorgroei is naar de huid (ziekte van Paget). Alle invasieve vormen van kanker hebben de neiging om te metastaseren (uitzaaien) via de bloed- of de lymfevaten.

Borstkanker geeft over het algemeen geen klachten. Bij toeval wordt een knobbeltje in de borst ontdekt of ontstaan klachten zoals afscheiding uit de tepel, intrekken van de tepel, schilfering en eczeem rond de tepel die niet reageert op zalf, of verschijnselen van een borstontsteking zonder dat er koorts bij is of borstvoeding wordt gegeven.

Als de diagnose borstkanker bevestigd is door een punctie of tijdens het verwijderen van een knobbeltje dan wordt een behandelplan opgesteld. Hoe dat eruitziet is erg afhankelijk van het soort carcinoom, hoe vroeg de diagnose is gesteld en of er metastasen aanwezig zijn. Door de vroege diagnostiek en de verbeterde behandelingsmethoden is de vijfjaarsoverleving 86 % en de tienjaarsoverleving 77 %.

De belangrijkste behandeling van mammacarcinoom is operatieve verwijdering van de tumor. Soms kan dat lokaal (borstsparend) maar soms moet meer weefsel worden meegenomen (mastectomie, amputatie van de borst).

Een multidisciplinair team bekijkt wat voor de patiënte de beste behandeling is. Hier wordt de TNM-classificatie voor gebruikt. Dit staat voor: tumorsoort, de grootte en eventuele doorgroei in het omliggende weefsel (T), de uitzaaiing naar lymfeklieren in omgeving (Nodus) en of er metastasen op andere plekken aanwezig zijn (M). Aanvullende therapie kan vóór of na de operatie toegepast worden. We kennen de volgende aanvullende therapieën:

- *radiotherapie*: bestraling op en rond de tumor;
- *chemotherapie*: intraveneus worden gedurende meerdere maanden samengestelde kuren met cytostatica toegediend;
- *immunotherapie*: bij sommige kankervormen zitten er eiwitten op de buitenkant van de cellen die de groei van de tumor bevorderen. Met immunotherapie worden deze eiwitten geblokkeerd;
- *antihormonale therapie*: Bij een groot aantal kankervormen zitten er oestrogeenreceptoren aan de cellen die ervoor zorgen dat de cellen onder invloed van oestrogenen groeien. Door deze receptoren te blokkeren of door oestrogenen af te remmen rem je het groeiproces.

5.3.1 Bevolkingsonderzoek op mammacarcinoom

Als borstkanker in een vroeg stadium wordt vastgesteld is de prognose veel beter en de behandeling minder belastend voor de patiënte. Voordat het bevolkingsonderzoek werd ingevoerd kwam borstkanker pas aan het licht wanneer de vrouw klachten had of als ze een knobbeltje in de borst voelde. Met een mammografie kan lang voordat de vrouw iets kan voelen al iets te zien zijn op het mammogram. Dit is een röntgenfoto van de borsten. Omdat borstkanker snel kan ontstaan is voor een tweejarige screening gekozen. De sensitiviteit van de mammografie is 71 %. Dit betekent dat van elke tien vrouwen met borstkanker er door de mammografie zeven gevonden worden. De overige drie melden zich later met klachten of omdat ze toevallig een knobbeltje in de borst hebben gevonden.

Omdat leeftijd de belangrijkste risicofactor is, wordt vanaf 50 jaar gestart met de screening. Op jongere leeftijd komt borstkanker ook voor maar door de dichtheid van het borstweefsel worden te veel tumoren gemist om een bevolkingsonderzoek te rechtvaardigen. Ook stopt men met 75 jaar. Vaak groeien borsttumoren langzaam en kan het zijn dat de patiënte er nooit last van gaat krijgen. Als je iets vindt, wordt er altijd behandeld. Zo'n behandeling is altijd een emotionele en fysieke belasting voor de patiënt. Door de hogere leeftijd en mogelijk andere bestaande ziekten kan de levenskwaliteit sterk achteruitgaan en werkt de behandeling dus averechts.

Patiënten van wie bekend is dat ze een hoger risico lopen dan de normale bevolking worden buiten het bevolkingsonderzoek om gescreend door de huisarts of de specialist. Het gaat daarbij om de volgende patiënten:

- Patiënten met een belaste familieanamnese. Via een uitgebreid diagram wordt het beleid vastgesteld wanneer borst-, eierstok-, eileider- of prostaatkanker bij eerste- of tweedegraadsfamilieleden is vastgesteld.
- Vastgesteld dragerschap van een genmutatie. De bekendste zijn BRCA-1 en BRCA-2. De kans op het ontstaan van borstkanker bij deze genmutatie is 50 %.
- Doorgemaakte borstkanker in het verleden: borstkanker met doorgroei of ductaal carcinoma in situ.
- Bestraling van de borstkas in verleden voor andere vormen van kanker.

De screening vindt plaats in een mobiel onderzoekscentrum. Dat is een grote bus waarin een röntgenapparaat staat, een kleedruimte, een administratieve ruimte en een kleine wachtruimte. Er zijn geen sanitaire voorzieningen. Een bezoek aan dit onderzoekscentrum dat steeds enkele dagen in een gemeente staat, duurt ongeveer twintig minuten.

5.3.2 De oproep door de regionale Bevolkingsonderzoekorganisatie

De regionale Bevolkingsonderzoekorganisatie verzorgt de uitnodigingen op basis van de GBA. Alle vrouwen tussen de 50 en 75 jaar worden om de twee jaar uitgenodigd om deel te nemen aan het bevolkingsonderzoek. De eerste oproep is meestal in het jaar dat de vrouw 50 wordt maar door de route van het onderzoeksteam kan het ook wel eens in het 51^e of 52^e jaar vallen.

De envelop die de vrouw ontvangt, bevat naast het uitnodigingsformulier ook een uitgebreide informatiefolder over de voor- en nadelen van een bevolkingsonderzoek. Verder bevat de envelop een korte vragenlijst die de vrouw moet invullen voordat ze deelneemt en een invullijst wanneer ze zich wil afmelden voor het onderzoek. Dat kan éénmalig of blijvend zijn. Ze kan aangeven wat de reden voor afmelding is.

5.3.3 De oproep bij de vrouw

Als de oproep bij de vrouw op de mat valt zit daar veel informatie bij. De meeste vrouwen zullen daarmee voldoende geïnformeerd zijn om een bewuste keuze te kunnen maken om al dan niet deel te nemen aan het bevolkingsonderzoek. Angst is vaak een reden om niet deel te nemen. Goede feitelijke informatie kan deze angst wat wegnemen.

Angst voor het onderzoek

Om een goede afbeelding te kunnen maken van het klierweefsel wordt de borst tussen twee platen geklemd. Deze druk kan pijnlijk zijn en een enkele keer voor een blauwe plek zorgen. Als de pijn te heftig is kan de patiënte dit altijd aangeven bij de medewerker, die daar rekening mee kan houden. Op dit moment zijn er nog geen onderzoeken beschikbaar die net zo betrouwbaar zijn als de mammografie en die minder pijnlijk zijn. Er wordt wel gezocht naar een minder pijnlijk onderzoek. Zoals de borst tussen de platen klemmen op geleide van de druk in de borst in plaats van met voor iedereen dezelfde kracht. Ook gekeken wordt of met behulp van laserlicht tumoren op te sporen zijn.

Er wordt gewerkt met röntgenstraling. De dosering is erg laag en brengt nauwelijks een risico met zich mee. De stralenbelasting is 0,6 milliSievert. De natuurlijke jaarbelasting is in Nederland 2,6 mSv. Elk jaar nemen een miljoen mensen deel aan het bevolkingsonderzoek. Er is uitgerekend dat door de stralenbelasting één vrouw per jaar dodelijk verlopende borstkanker krijgt. Daartegenover staan 850 sterfgevallen die per jaar voorkomen worden.

Angst voor kanker

Borstkanker komt vaak voor. Door deelname aan het bevolkingsonderzoek wordt het veel eerder gevonden, waardoor de prognose veel beter is. De kans op overlijden wordt door regelmatige deelname gehalveerd. Bij deelname van 1.000 vrouwen aan het onderzoek blijkt dat er bij 975 niets wordt gevonden. Bij 25 wordt een afwijking gezien. Bij 7 van deze 25 vrouwen wordt borstkanker gevonden.

Patiënten die niet reageren op de oproep van het bevolkingsonderzoek worden na twee jaar opnieuw opgeroepen.

5.3.4 Het onderzoek

De patiënte moet zich met de uitnodigingsbrief, de ingevulde vragenlijst en een identiteitsbewijs melden op het aangegeven tijdstip bij het mobiele onderzoekscentrum. De borsten mogen niet ingesmeerd zijn met een lotion, zalf of poeder. Zinkzalf mag zelfs twee tot drie weken voorafgaand aan het onderzoek niet worden gebruikt. De foto is dan minder goed te beoordelen. De patiënte moet haar bovenlichaam ontbloten voor de röntgenfoto's. De patiënte kan bij de kledingkeuze's morgens hier rekening mee houden. Van elke borst worden twee foto's gemaakt. Eén in een schuine richting en één in een verticale richting. Om een zo goed mogelijk beeld te krijgen wordt de borst daarbij tussen twee platen gekneld, wat pijnlijk kan zijn. Het hele onderzoek duurt ongeveer vijf minuten. De patiënte kan zich daarna aankleden maar moet nog even wachten. Als de foto, het mammogram, technisch gelukt is, mag de patiënte naar huis; anders moet het opnieuw.

Borstprotheses voor borstvergroting of pacemakers zijn geen probleem bij het maken van de foto's. Een enkele keer kan een deel van de borst daardoor iets minder goed te beoordelen zijn.

5.3.5 De uitslag

Binnen tien dagen krijgt de patiënte schriftelijk de uitslag. De uitslag kan zijn: *Geen afwijking gevonden* (98 op de 100), *Niet genoeg informatie* (1 op de 100), *Een afwijking gezien* (1 op de 100).

Tabel 5.2 BI-RAD-classificatie

BI-RAD-classificatie	Omschrijving	Beleid
BI-RAD 0	Te weinig informatie op de foto om goed te kunnen beoordelen. Aanvullend onderzoek is nodig.	HA verwijst patiënte naar afdeling radiologie in ziekenhuis waar mammapoli is. De radioloog geeft patiënte de uitslag en verwijst zo nodig naar mammapoli.
BI-RAD 1	Mammogram is normaal.	Patiënte krijgt brief met *Geen afwijkingen*. Volgende oproep na twee jaar.
BI-RAD 2	Afwijking die zeker goedaardig is.	
BI-RAD 3	Afwijking die meer dan 98 % goedaardig is. Radioloog geeft advies richting uitslag BI-RAD 2 of BI-RAD 4.	
BI-RAD 4	Afwijking die verdacht is maar niet typerend voor kwaadaardige tumor.	HA verwijst patiënte naar mammapoli voor verder onderzoek en behandeling. Bespreekt met patiënte de uitslag en verwachtingen van de patiënte t.a.v. verdere begeleiding door de huisarts.
BI-RAD 5	Afwijking die typische kenmerken vertoond van een kwaadaardige tumor.	

Elk mammogram wordt door twee radiologen onafhankelijk van elkaar beoordeeld. Bij twijfel kijkt ook een derde radioloog naar het mammogram. De beoordeling is van BI-RAD 0 tot BI-RAD 5 (zie tab. 5.2). BI-RAD staat voor Breast Imaging Reporting And Data system.

De huisarts heeft bij afwijkingen een belangrijke rol in het begeleiden van de patiënte. Bij patiënten waar iets wordt gevonden krijgt de huisarts daarom vooraf een bericht. Hij kan dan de patiënte actief benaderen voordat deze de mededeling per post ontvangt.

5.4 Darmcarcinoom

Darmkanker ontstaat meestal uit poliepen in de dikke darm en endeldarm. De poliepen zijn goedaardige woekeringen van kliercellen uit het darmslijmvlies. De poliepen kunnen verschillende vormen aannemen, van kleine afwijkende pukkeltjes in het slijmvlies tot paddenstoelachtige uitgroeiingen. Een klein deel van deze poliepen kan kwaadaardig worden. Dit is een langzaam proces. Het kan tien tot vijftien jaar duren. Per jaar overlijden 5.000 patiënten aan deze aandoening en bij 15.000 mensen per jaar wordt darmkanker gevonden.

De kans op darmkanker is verhoogd als er een familiaire belasting is, als er chronische ontstekingen in de darmen zijn zoals colitis ulcerosa of de ziekte van Crohn en bij het toenemen van de leeftijd. Naast deze niet te beïnvloeden factoren zijn er factoren die met een gezonde leef- en voedingsstijl aan te pakken zijn. Dit zijn overgewicht, eten van bewerkte vleeswaren zoals worst en veel rood vlees, roken en het gebruik van alcohol.

Als de diagnose darmkanker bevestigd is door een punctie of na het verwijderen van een poliep dan wordt een behandelplan vastgesteld. Hoe dat eruitziet is erg afhankelijk van hoe vroeg de diagnose is gesteld en of er metastasen aanwezig zijn. De vijfjaarsoverleving is

61 % maar varieert tussen 94 % bij stadium I (lokaal en geen uitzaaiingen) tot slechts 8 % bij stadium IV (uitzaaiingen). Door deelname aan het bevolkingsonderzoek verwacht men dat de overall vijfjaarsoverleving van 61 % stijgt naar 85 %.

De belangrijkste behandeling van darmcarcinoom is operatieve verwijdering van de tumor. Dat betekent dat er een stuk darm verwijderd wordt. Soms kan de darm weer aan elkaar gemaakt worden maar als dat niet lukt, krijgt de patiënt een tijdelijke of definitieve kunstmatige opening op de buikwand, een zogenaamde stoma of anus prenaturalis (AP).

Een multidisciplinair team bekijkt wat voor de patiënt de beste behandeling is. Soms is aanvullende therapie na de operatie nodig. We kennen de volgende aanvullende therapieën:
- *Chemotherapie*: intraveneus worden gedurende meerdere maanden samengestelde kuren met cytostatica toegediend. Hier zit bijna altijd 5-fluorouracil bij.
- *Immunotherapie*: bij sommige kankervormen zitten eiwitten op de buitenkant van de cellen die de groei van de tumor bevorderen. Met immunotherapie worden deze eiwitten geblokkeerd. Er wordt gebruik gemaakt van zogenoemde monoklonale antilichamen.

5.4.1 Bevolkingsonderzoek op darmcarcinoom

We hebben gezien dat de vijfjaarsoverleving fors toeneemt als darmkanker in een vroeg stadium wordt vastgesteld. Omdat darmpoliepen en darmkanker vaak onzichtbaar bloed verliezen is gekozen voor een test die alleen menselijk bloed opspoort. Dit is de immunologische faeces-op-occult-bloed-test, iFOBT. Een andere term die voor dezelfde test wordt gebruikt is de fecaal immunochemische test, FIT. De test toont een eiwit uit (onzichtbaar) menselijk bloed aan. Omdat dit eiwit door het maagzuur en de enzymen in de dunne darm wordt afgebroken, betekent een positieve test dat het bloedverlies uit het colon of rectum moet komen. De sensitiviteit van de iFOBT is 65 %. Dit betekent dat van elke 100 mensen met bloed in de ontlasting er 65 worden gevonden. De overige 35 worden twee jaar later opnieuw opgeroepen tenzij ze eerder met klachten naar de huisarts gaan. De kans is klein dat bij hen de volgende keer opnieuw bloed gemist wordt. Daarnaast is het verantwoord om dit te missen. De ontwikkeling van poliep tot kanker is een proces van tien tot vijftien jaar. Men verwacht dat de sensitiviteit voor het vinden van kanker uiteindelijk 80 tot 90 % wordt. Alle patiënten waarbij bloed wordt gevonden in de ontlasting krijgen een colonscopie. De sensitiviteit hiervan is bijna 100 %.

Omdat leeftijd de belangrijkste risicofactor is, wordt vanaf 55 jaar gestart met de screening. Ook stopt men met 75 jaar. Vaak groeien darmpoliepen langzaam en kan het zijn dat de patiënt er nooit last van gaat hebben. Als je iets vindt dan wordt er altijd behandeld, wat een emotionele en fysieke belasting is voor de patiënt. Door de hogere leeftijd en mogelijk andere bestaande ziekten kan de levenskwaliteit sterk achteruitgaan en dan werkt de behandeling dus averechts. Het bevolkingsonderzoek is niet bedoeld voor patiënten met klachten of met eerder doorgemaakte darmcarcinomen of patiënten met een bekende familiaire belasting.

De test wordt uitgevoerd in het laboratorium met een klein beetje ontlasting. De mensen moeten dit zelf verzamelen en opsturen.

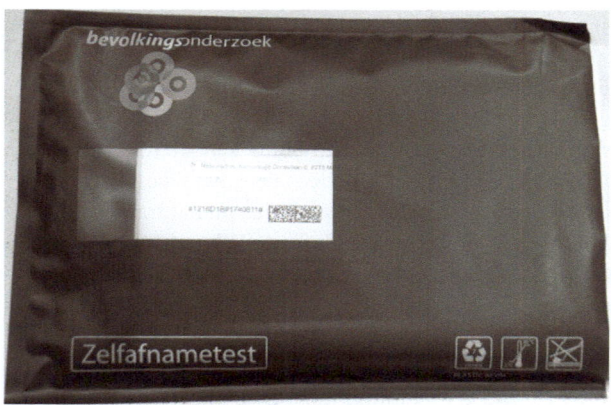

◘ **Figuur 5.2**   Paarse envelop met materialen

5.4.2 De oproep door de regionale Bevolkingsonderzoekorganisatie

De regionale Bevolkingsonderzoekorganisatie verzorgt de uitnodiging op basis van de GBA. Alle personen tussen de 55 en 75 jaar worden om de twee jaar opgeroepen om deel te nemen aan het bevolkingsonderzoek. Iedereen krijgt een vooraankondiging dat het onderzoek eraan komt. Na drie weken volgt een paarse envelop (zie ◘fig. 5.2). Deze bevat de uitnodigingsbrief, een uitgebreide informatiefolder over de voor- en nadelen van het bevolkingsonderzoek, een ontlastingssetje met gebruikershandleiding en een retourenvelop.

5.4.3 De oproep bij de mensen thuis

Als de oproep bij de mensen op de mat valt zit daar veel informatie bij. De meeste mensen zullen daarmee voldoende geïnformeerd zijn om een bewuste keuze te kunnen maken om al dan niet deel te nemen aan het bevolkingsonderzoek. Angst is vaak een reden om niet deel te nemen. Goede feitelijke informatie kan deze angst wat wegnemen.

- **Angst voor het onderzoek**

De zelftest is eenvoudig te doen en zal geen angst oproepen. Het vervolgonderzoek, de colonscopie is wel een ingrijpend onderzoek. Bij 50 van de 1.000 deelnemers is dat het geval. De patiënt krijgt een afspraak bij een colonscopiecentrum. Tijdens de intake wordt alles doorgenomen en de patiënt kan eventueel laten weten dat hij een roesje wil tijdens de scopie. Een dag voorafgaand aan de scopie moet de patiënt om de darmen leeg te krijgen een laxeermiddel gebruiken. Hij moet dan in de buurt van een toilet blijven. Tijdens het onderzoek worden met een dunne flexibele buis, de endoscoop, via de anus de darmen van binnen bekeken. Soms wordt er wat gas in de darmen gebracht. Dit is een vervelend gevoel en kan darmkrampen geven. Van het nemen van een biopt of het verwijderen van een poliep voel je niets. Een enkele keer is er een complicatie van een colonscopie. Meestal is dit een bloeding. Zeer zeldzaam is een darmperforatie of het overlijden door de scopie.

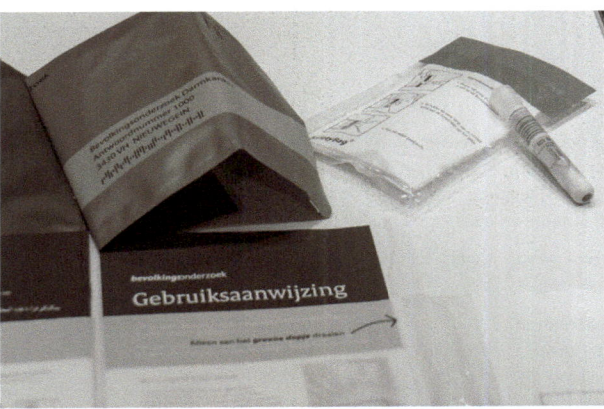

◘ **Figuur 5.3** Ontlastingssetje, retourenvelop en gebruiksaanwijzing

■ **Angst voor kanker**
Darmkanker komt vaak voor. Door deelname aan het bevolkingsonderzoek wordt het veel eerder gevonden waardoor de prognose veel beter is. Bij deelname van 1.000 personen aan het onderzoek blijkt dat bij 950 geen bloed wordt gevonden. Bij 50 wel en bij deze patiënten wordt een colonscopie verricht. Van deze 50 hebben er 4 personen kanker, 21 gevorderde poliepen, 12 beginnende poliepen en bij 13 wordt geen enkele afwijking gevonden.

Patiënten die niet reageren op de oproep van het bevolkingsonderzoek krijgen een herinnering. Wanneer ze hier niet op reageren dan worden ze na twee jaar opnieuw opgeroepen.

5.4.4 Het onderzoek

Het onderzoek is eenvoudig uit te voeren. In het bijgeleverde ontlastingssetje zit een buisje met een groen dopje met daaraan een geribbeld staafje. Door op vier verschillende plaatsen in de ontlasting te prikken wordt voldoende materiaal verzameld om te beoordelen. Het staafje moet worden teruggeplaatst in het buisje, goed gesloten en via de retourenvelop teruggestuurd worden (zie ◘ fig. 5.3).

Voor het gebruik mag het buisje niet te koud of te warm worden. Tussen de 2 en 30 graden. Dus bewaren bij kamertemperatuur of in de koelkast. Ook na het afnemen van de test moet het zo snel mogelijk, uiterlijk binnen 24 uur verzonden worden. Na afname tot het op de bus gooien moet het ook in de koelkast bewaard worden.

De ontlasting mag niet in contact komen met urine of water. Bij sommige toiletten is dit lastig maar er staan tips in de gebruiksaanwijzing of op de site van het bevolkingsonderzoek. Het varieert van enkele lagen toiletpapier neerleggen, gebruik van een po tot spannen van folie over de bovenzijde van het toilet.

De test kun je beter uitstellen als je menstrueert of aan de diarree bent.

Als de iFOBT positief is voor bloed dan wordt de patiënt doorverwezen naar een colonscopiecentrum. Dit valt niet meer onder het bevolkingsonderzoek.

Tabel 5.3 De uitslag

Uitslag	Omschrijving	Beleid
Niet genoeg informatie	Niet te beoordelen. Vermenging met water of urine, te veel ontlasting of te lange duur tussen afname en onderzoek	Automatisch nieuwe set verzonden door organisatie
iFOBT negatief	Geen bloed aangetoond	Automatisch nieuwe oproep BVO over twee jaar
iFOBT positief	Bloed aangetoond → Colonscopie: geen enkele afwijking	Automatisch oproep BVO na tien jaar
	Bloed aangetoond → Colonscopie: poliepen verwijderd	Om de drie tot vijf jaar klinische controle, daarna weer deelname BVO
	Bloed aangetoond → Colonscopie: darmkanker	Behandeling voor darmkanker, verdere controles bij specialist

5.4.5 De uitslag

Binnen vijf dagen na ontvangst van het buisje in het laboratorium krijgt de patiënt schriftelijk de uitslag. De uitslag kan zijn: *Er is geen bloed in de ontlasting gevonden*, *Niet genoeg informatie* of *Er is bloed in de ontlasting gevonden* (tab. 5.3).

Bij een positieve iFOBT krijgt de huisarts twee werkdagen voordat de patiënt de brief krijgt bericht, zodat hij zelf contact op kan nemen met de patiënt.

Verrucae vulgares

6.1 Inleiding – 120

6.2 Verrucae – 121

6.3 Behandelingsmogelijkheden – 122

6.4 Het wrattenspreekuur – 123
6.4.1 Techniek – 123
6.4.2 Afleiding – 124
6.4.3 Voorlichting – 125
6.4.4 Afronding van het spreekuur – 126
6.4.5 Conclusie – 126

© Bohn Stafleu van Loghum is een imprint van Springer Media B.V., onderdeel van Springer Nature 2019
M. C. A. P. J. van Abeelen, *Eigen spreekuur en chronische ziekten*, Basiswerk AG,
https://doi.org/10.1007/978-90-368-2293-0_6

Leerdoelen

Na het lezen van dit hoofdstuk kun je:
- de verschillende soorten wratten noemen;
- enkele behandelingsmethoden beschrijven;
- verantwoord zelfstandig het wrattenspreekuur afhandelen.

6.1 Inleiding

Het wrattenspreekuur is in de meeste praktijken al jaren ingevoerd. Wratten worden meestal behandeld met vloeibare stikstof, salicylzuur of een combinatie hiervan. Omdat vloeibare stikstof zelfs in een speciale thermoskan binnen een aantal uren verdampt, is deze behandeling maar gedurende een beperkte tijd mogelijk. Vaak moet er ook wel wat georganiseerd worden om aan vloeibare stikstof te komen. Het kan bijvoorbeeld worden opgehaald in het ziekenhuis. Omdat de techniek van bevriezen goed aan te leren is, wordt dit spreekuur meestal overgelaten aan de assistent.

Om deze redenen is het 'wrattenspreekuur' al jaren een begrip. Meestal is er op een vaste (woensdag)middag, een- of tweemaal per maand vloeibare stikstof op de praktijk aanwezig.

> **Bart**
>
> Het is woensdagmiddag en de wachtkamer zit vol met acht klanten voor jouw wrattenspreekuur. De eerste die binnen was, is Bart van zes jaar. Het wordt de tweede keer dat je hem behandelt. Zijn vingers zitten vol met wratten, wel een stuk of vijftien. Geen wonder dat ze de eerste keer niet allemaal verdwenen zijn. Je roept Bart met zijn moeder binnen. Een paar wratten waren mooi zwart geworden, vertelt moeder, en er waren een paar blaren, maar er zijn toch nog steeds wratten. Bart steekt al dapper zijn hand naar voren om de wratten te laten bevriezen. Je pakt het wattenstaafje en doopt het in de stikstof. Het pruttelt wat en dan komt het dampende stokje Barts kant op. Dit wordt hem toch wat te veel en hij trekt snel zijn hand terug. Op enig aandringen van moeder wordt een tweede poging ondernomen. Bart houdt zich flink en ondergaat de eerste behandelingen zonder problemen, maar dan springen de tranen toch in zijn ogen. Je ziet het. 'Nog maar drie wratten, Bart, tel maar even mee.' 'Vijf, vier, drie…', klinkt het door de spreekkamer. Zo gaat het nog tweemaal. Bart weet wat er nu komt en is zijn ellende alweer vergeten. Hij mag grabbelen in de verrassingston van dokter Toom. Met een mooie glimmende knikker verlaat hij de praktijk.

De vorm van het spreekuur kan variëren. Sommige huisartsen kiezen voor een inloopspreekuur. Het is dan bekend via de patiënten-informatiefolder of via een mededeling in de wachtkamer dat er op een vaste dag en op een vast tijdstip een spreekuur is voor wratten. De patiënten hoeven hiervoor geen afspraak te maken en kunnen op dat tijdstip in de wachtkamer plaatsnemen. Als de huisarts een patiënt met een wrat op het spreekuur krijgt, verwijst hij hem naar het wrattenspreekuur. Andere artsen hebben een spreekuur op een vast tijdstip, maar dan alleen op afspraak. Patiënten kunnen in dat geval, zonder tussenkomst van de huisarts, zelf een afspraak voor dit spreekuur maken.

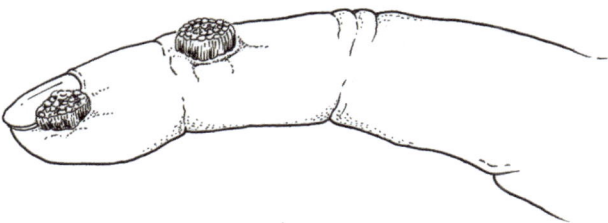

❑ **Figuur 6.1**   Verrucae vulgares

6.2   Verrucae

Wratten worden veroorzaakt door een virusinfectie (humaan papillomavirus, HPV) van de huid. Wratten komen vaak voor. Meestal zien we ze bij kinderen en jongvolwassenen. Een derde van alle basisschoolleerlingen heeft wratten. Wratten zijn besmettelijk. De tijd die verloopt tussen de besmetting en het ontstaan van de wrat is drie tot zes maanden of soms zelfs langer.

We kennen verschillende soorten wratten. De meest voorkomende zijn de verrucae vulgares (zie ❑fig. 6.1). Dit zijn de bekende harde, verhoornde verdikkingen, vaak op de handen en vingers maar ook wel op de knieën, ellebogen of polsen. Ze zijn donker en zien er bloemkoolachtig uit.

Het is bijna niet mogelijk om besmetting te voorkomen. Wel ontstaan wratten gemakkelijker als de huid beschadigd is, zoals bij kinderen die veel duimen of nagelbijten. Als aan de wrat wordt gekrabd, kan het virus een nieuwe wrat op een andere plaats veroorzaken. Besmetting vindt plaats door contact met andere wratten of doordat het virus op een voorwerp zit dat daarna tegen de huid komt. Omdat kinderen nog geen antistoffen tegen het virus hebben, is het niet verwonderlijk dat vooral de infecties ontstaan door de intensieve contacten tussen leerlingen op de lagere school. Door de infectie met het HP-virus gaat het lichaam antistoffen maken, waardoor na verloop van tijd de infectie overgaat en de wrat vanzelf verdwijnt.

Wratten kunnen ook onder de voeten voorkomen. Dan worden ze verrucae plantares genoemd. Bij de verrucae vulgaris is de diagnose bijna niet te missen. Voetwratten kunnen wel eens verward worden met een likdoorn: een naar binnen gelopen eeltplek boven een drukpunt op de voet. In de voetwratten zijn meestal enkele zwarte puntjes zichtbaar.

Er bestaan ook venerische wratten (condylomata acuminata). Dit zijn wratten die uitgaan van de slijmvliezen, meestal bij anus, penis of vagina. Het virus wordt door seksueel contact of door langdurig intiem contact overgebracht en deze wratten worden daarom tot de seksueel overdraagbare aandoeningen gerekend.

Andere aandoeningen die ook wel wratten worden genoemd, hebben een andere ontstaanswijze. Verrucae seniles (ook wel verrucae seborrhoicae of vetwratten genoemd) zijn ouderdomswratjes die ontstaan door veroudering van de huid.

Mollusca contagiosa of **waterwratjes** worden door een pokkenvirus veroorzaakt. Ze zien er heel anders uit. Het zijn kleine gladde, halfdoorschijnende bolvormige uitstulpingen met in het midden een kleine inzinking. Als je erop drukt, komt er een wittige brij uit. Ook deze mollusca komen veel voor bij kinderen en de besmetting vindt meestal plaats door intensief contact tijdens spelletjes op school en bij sport of gym.

Gewone wratten geven over het algemeen geen klachten, tenzij ze door hun lokalisatie in de weg zitten. Wratten op de vingers kunnen bijvoorbeeld op school het schrijven bemoeilijken. Meestal wordt voor behandeling gekozen vanwege het cosmetische aspect of omdat er veel wratten zijn. Voetwratten kunnen, omdat ze naar binnen gelopen worden, pijn bij het lopen veroorzaken. Ze geven dezelfde klachten als een likdoorn.

De waterwratjes kunnen, zeker als er een grote groep dicht bij elkaar zit, eczeem veroorzaken. Door krabben of als ze kapotgaan kan soms een ontsteking ontstaan.

Als je niets doet verdwijnen de wratten in één op de vier gevallen binnen drie tot zes maanden spontaan. De rest gaat wat langzamer, maar binnen twee tot drie jaar is bijna iedereen zijn wratten kwijt zonder behandeling. Voor wie niet zo veel geduld heeft zijn er verschillende behandelingsmogelijkheden. Omdat het gaat om een relatief onschuldige aandoening, zonder veel klachten en meestal bij jonge kinderen, wordt niet meteen gekozen voor een agressieve behandeling.

6.3 Behandelingsmogelijkheden

- Afwachten

Omdat de meeste wratten vanzelf overgaan is afwachten de beste optie. Dit wordt ook wel een expectatief beleid genoemd.

Ook voor mollusca contagiosa is afwachten het beste. Ze zijn onschuldig en gaan meestal binnen een jaar vanzelf over. Weglepelen, wegschrapen of andere methoden lijken meer kwaad te doen dan dat het de klachten vermindert. Alleen als er een huidinfectie door een bacterie bij komt kan het nodig zijn om die te behandelen. Ze zijn erg besmettelijk dus de ouders moeten voorzichtig zijn om uitbreiding te voorkomen: krabben voorkomen, korte nageltjes, afdekken met pleisters, als laatste altijd de plek met wratjes afdrogen, elke dag een nieuwe handdoek, afplakken met waterdichte pleisters bij zwemmen.

- Bevriezing

Bevriezing wordt meestal gebruikt voor de verrucae vulgares en plantares. Het bevriezen gebeurt met vloeibare stikstof of soms wordt de CryoPen gebruikt.

- Aanstippen

Bij de drogist kunnen patiënten zelf aanstipvloeistof kopen. De bekendste is Formule-W. Dit bevat salicylzuur 17 %, dat effect heeft op de verhoornde cellen. Het nadeel is dat er langdurig dagelijks met de vloeistof aangestipt moet worden waarbij de omliggende huid beschermd wordt, omdat deze stof vrij agressief is voor de gezonde huid. Het kan wel enkele maanden duren voordat de wrat volledig verdwenen is. Werkzaamheid is van thuiszorgmiddelen nog niet bewezen maar ze kunnen geen kwaad.

Sommige kinderen raken helemaal in paniek bij het aanstippen met vloeibare stikstof. Daarom is het goed een alternatief te kunnen aanbieden. Dit is een zalf met 40 % salicylzuur op de wrat. Als dit op de gezonde huid komt geeft dit irritatie. Het is belangrijk dat je kunt uitleggen hoe ze die moeten aanbrengen:

— Van tevoren dood weefsel (het witte) wegschrapen.
— Omgevende huid beschermen met zinkzalf vóór het aanbrengen van salicylzuur. Of een pleister met een klein gaatje waar de wrat door uitsteekt. Na het aanbrengen van de salicylzuurzalf-40% de wrat bedekken met een pleister zodat hij zich niet verspreidt.

- Elke avond vóór het slapen aanbrengen, maximaal twaalf weken.
- De belangrijkste bijwerking is irritatie van de gezonde omliggende huid.
- Regelmatig de verweekte huid verwijderen. Dit kan met een vijltje, rasp of puimsteen.

Bij condylomata acuminata wordt podofyllinecrème voorgeschreven die de patiënt zelf kan opbrengen. Dat moet op drie opeenvolgende dagen. Deze crème mag maximaal vijf weken gebruikt worden. Na ongeveer drie uur moet de tinctuur weer worden afgewassen. Bij het aanraken van het normale slijmvlies kunnen wondjes ontstaan.

Ondanks het feit dat wratten veelvuldig voorkomen is er weinig onderzoek verricht naar de beste manier van behandelen. Uit de bestaande onderzoeken blijkt dat de werking van salicylzuur in ieder geval is aangetoond en dat bevriezen met stikstof waarschijnlijk werkt. De resultaten van bevriezen eens in de twee tot drie weken gecombineerd met het dagelijks gebruik van 40%-salicylzuur lijkt de beste behandeling. Ook het gebruik van de CryoPen is niet goed onderzocht. Duidelijk is dat bij deze laatste methode langere tijd bevroren moet worden om hetzelfde resultaat te krijgen.

6.4 Het wrattenspreekuur

Het is belangrijk dat er goede afspraken worden gemaakt en dat deze afspraken ook vastgelegd zijn in een protocol. Het kan zijn dat alle patiënten eerst door de huisarts gezien moeten worden en dat deze de behandeling aan de assistent overlaat. Omdat het stellen van de diagnose 'wrat' redelijk eenvoudig is, wordt dit soms overgelaten aan de assistent. Zeker in het begin is het wenselijk dat tussenkomst van de huisarts mogelijk is. Bij twijfels over de diagnose moet je de huisarts erbij kunnen roepen. Over dit soort zaken zullen dus afspraken gemaakt moeten worden. In het protocol staat ook welke wrat je wel en welke je niet mag behandelen (zie tab. 6.1).

De vloeibare stikstof zit meestal in een soort thermoskan, omdat hij anders snel verdampt. Het aanbrengen gebeurt met een wattentip aan de top van een staafje. Deze zijn te koop maar je kunt ze ook zelf maken. Zorg ervoor dat de wattentip niet te groot is. Je moet nauwkeurig kunnen werken.

Hoe patiënten het aanstippen van een wrat ervaren, is zeer wisselend. Als alleen de wrat bevriest, valt het meestal nog wel mee. Op het moment dat ook ander weefsel bevriest, geeft dat, op zijn zachtst gezegd, een 'onprettige sensatie'. Sommige kinderen gillen het uit en dan moet met enig ouderlijk gezag de wrat stilgehouden worden. Andere kinderen houden zich stoer en zeggen dat het allemaal wel meevalt. Leeftijd speelt hier geen rol.

Als je behandelt, moet je het goed doen. Het heeft geen zin om maar heel kort aan te stippen, omdat het kind zo veel 'pijn' heeft en huilt. Zachte heelmeesters maken stinkende wonden.

6.4.1 Techniek

Doop de wattentip in de vloeibare stikstof en breng daarna de wattentip met korte tussenpozen op de wrat. De tip moet ongeveer dezelfde grootte hebben als de wrat. Je ziet de wrat bevriezen: hij slaat wit uit. Bevries net zo lang tot er rondom de wrat een klein wit bevroren randje van maximaal 2 mm zichtbaar is. Meestal duurt dit tussen de tien en twintig seconden.

Tabel 6.1 Behandeling wratten

door de assistent	overleg doktersassistent met huisarts	huisarts
gezien door arts, of geen twijfel over de diagnose door de assistent[a]	twijfel over de diagnose	genitale wratten en wratten bij de anus
in opdracht van de huisarts	bloedende, zwerende of snelgroeiende wratten	ouderdomswratten
tweede en derde (voor voet- of dikke wratten zelfs vierde en vijfde) behandeling	abnormaal verloop na eerdere behandelingen	
	wrat is na drie behandelingen niet verdwenen	
	wrat zit bij de nagelriem en beschadigt deze	
	tijdens de behandeling zijn er complicaties (ernaast stippen, flauwvallen)	
	de (voet)wrat zit onder een dikke eeltlaag	
	wratten in het gelaat	

[a] In feite is de assistent niet bevoegd om een diagnose te stellen. Daarom staat in sommige protocollen ook dat de wrat altijd eerst door de huisarts gezien moet worden.

Sommige dikke, ver boven de huid uitstekende wratten hebben een iets langere behandeling nodig. Ook kan het dan nodig zijn om tussentijds opnieuw de wattentip in de stikstof te dopen. Dit herhaal je twee keer.

Het is belangrijk om iedere keer een nieuw wattenstaafje te gebruiken. Daarmee wordt voorkomen dat virussen worden overgebracht op andere patiënten. Virusdeeltjes overleven in vloeibare stikstof en het blijkt dat aan het eind van het spreekuur onder in de fles een grote hoeveelheid virussen aanwezig is. Houd de fles zo mogelijk goed gevuld, steek het wattenstaafje niet tot op de bodem. Je kunt ook gebruikmaken van een apart metalen bekertje dat meestal bij de thermosfles hoort en dat je bij elke nieuwe patiënt weer vult.

6.4.2 Afleiding

Omdat je vaak met kinderen te maken hebt, is het goed om tijdens de behandeling voor wat afleiding te zorgen. Als het 'pijnlijk' is, kun je bijvoorbeeld samen de seconden aftellen: 'Tel maar af, nog vijf, vier, drie...' Als het om heel veel wratten gaat, kun je ook een deal sluiten: deze keer doen we de helft, de volgende keer de rest.

Kinderen vinden het over het algemeen spannend en een dampende thermoskan maakt indruk. Een verhaal over de kou (het vriest wel 195 °C in de thermoskan) doet het ook goed. Sommige huisartsen hebben een grabbelton of een kleinigheidje na afloop.

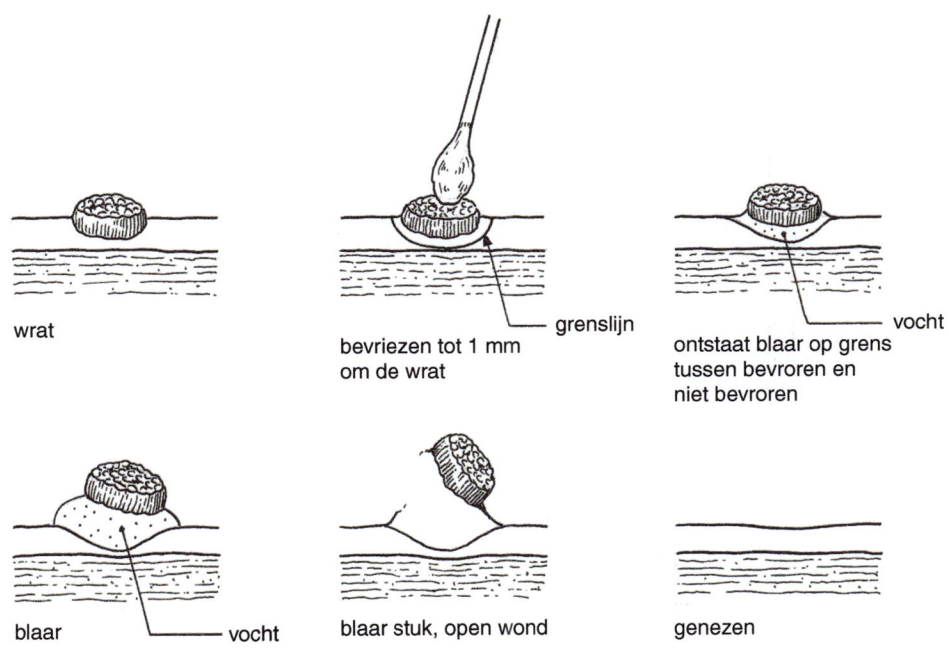

Figuur 6.2 Wrat na behandeling

6.4.3 Voorlichting

Nog voordat een patiënt de behandelkamer verlaat, is er niets meer te zien van de behandeling. Het is belangrijk dat hij uitgelegd krijgt wat hij kan verwachten. Het is verstandig om bij deze uitleg een tekeningetje (zie fig. 6.2) te gebruiken, zodat de patiënt begrijpt wat er gebeurt.

De behandelde plekken kunnen wat gevoelig of pijnlijk blijven. Na een aantal uren tot een dag ontstaat er een blaar onder de wrat of wordt de wrat zwart; soms ontstaat er een bloedblaar. Na ongeveer tien dagen valt de wrat eraf en zit daaronder nieuwe opperhuid. Soms gaat de blaar na enkele dagen stuk en valt de bovenliggende huid met de wrat eraf. Dan is er een open wondje dat afgedekt moet worden met een pleister. Daarom is het beter niet te peuteren en de blaar heel te houden. Het wondje geneest binnen een week.

Als de wrat terugkomt, en helaas gebeurt dat nogal eens, moet de patiënt weer komen. Vaak zijn er twee of drie behandelingen nodig. De behandeling kan elke twee tot vier weken herhaald worden. Als de wrat na drie maanden nog niet weg is dan heeft het geen zin om door te gaan met de behandeling. Onderzoek toont aan dat de kans door bevriezen de wratten daarna nog wel weggaan niet meer toeneemt. Dus gewoon afwachten op natuurlijke genezing.

Als bij een kind de behandeling zeer moeizaam is of de wratten blijven terugkomen, dan kan, omdat de wratten in principe vanzelf weggaan, met de ouders worden afgesproken de behandeling maar af te breken en het eens een tijdje aan te kijken.

6.4.4 Afronding van het spreekuur

Het spreekuur moet ook administratief netjes worden afgerond. Vermeld in het medisch dossier de datum, de behandeling en eventuele bijzonderheden (bespreek deze laatste patiënten met de huisarts). Ook kan de huisarts dan, als hij de behandeling heeft overgenomen, vertellen hoe het nu verdergaat met de patiënt.

Bij het werkoverleg dient, evenals alle andere zelfstandige activiteiten van de assistent, het wrattenspreekuur regelmatig geëvalueerd te worden. Als assistent kun je daar ook je wensen over de uitvoering van het spreekuur inbrengen.

6.4.5 Conclusie

Het wrattenspreekuur handel je meestal volledig zelfstandig af. De behandeling van wratten is niet moeilijk. Omdat je vaak te maken hebt met kinderen is het leuk om te doen, maar moet je wel communicatief sterk in je schoenen staan om kinderen te motiveren vol te houden en de behandeling te ondergaan. Een en ander is afhankelijk van de pijngrens van de kinderen. Wel zullen goede werkafspraken gemaakt moeten worden waarin de verantwoordelijkheden vastliggen.

Het bewegingsapparaat

7.1 Reumatische aandoeningen, inleiding – 128
7.1.1 Reumatoïde artritis – 129
7.1.2 De ziekte van Bechterew – 132
7.1.3 Fibromyalgie – 133

7.2 Artrose – 134

7.3 Fractuurpreventie – 135

7.4 Conclusie – 140

© Bohn Stafleu van Loghum is een imprint van Springer Media B.V., onderdeel van Springer Nature 2019
M. C. A. P. J. van Abeelen, *Eigen spreekuur en chronische ziekten*, Basiswerk AG,
https://doi.org/10.1007/978-90-368-2293-0_7

Leerdoelen

Aan het eind van dit hoofdstuk:
- weet je wat wordt bedoeld met reuma;
- kun je enkele reumatische ziektebeelden noemen;
- weet je wat wordt bedoeld met botontkalking;
- ken je de voor- en nadelen van enkele behandelingen in verband met reumatische aandoeningen.

7.1 Reumatische aandoeningen, inleiding

Pijn

Mevrouw De Vries staat huilend voor de balie. Ze heeft vanmorgen erg veel last van pijn aan haar benen en voeten. Het is voornamelijk spierpijn. Ze heeft al van alles geprobeerd. Het enige wat een beetje helpt is warmte. Ze is al een paar keer eerder met deze klachten op het spreekuur geweest, maar de huisarts kon geen afwijkingen vinden. Gelukkig is het die ochtend niet zo druk, dus kun je nog een afspraak voor haar maken. Even later gaat ze opgelucht met een briefje naar het laboratorium. Misschien wordt nu de oorzaak van haar klachten bekend!
Later hoor je van de huisarts dat mevrouw De Vries denkt dat ze reuma heeft. Je kent haar vader, de heer Vrielink. Hij heeft reuma. Vroeger kwam hij nog wel eens op de praktijk voor goudinjecties. Je herinnert je nog de eerste keer dat je hem een hand gaf. Je schrok ervan omdat hij zulke rare misvormde vingers had. Je moest hem ook altijd helpen bij het aankleden. De knoopjes kreeg hij met geen mogelijkheid dicht. Tegenwoordig kan hij niet meer komen. Hij heeft veel pijn en ook het lopen gaat moeizaam. De huisarts rijdt als het nodig is een visite voor hem. Hij belt wel regelmatig als zijn medicijnen op zijn.

Reumatische aandoeningen hebben vooral betrekking op het bewegingsapparaat. Denk aan de gewrichten, spieren, pezen en slijmbeurzen. Er zijn veel verschillende reumatische aandoeningen bekend, waarbij drie grote groepen zijn te onderscheiden. Uit elke groep behandelen we alleen de meest voorkomende ziekten.

In de eerste groep staan ontstekingen aan de gewrichten (artritis) en de afbraak (destructie) van deze gewrichten voorop.

Tot de tweede groep behoren de afwijkingen die voornamelijk in de zachtere weefsels, zoals de spieren, pezen en slijmbeurzen zitten.

De derde groep rekenen sommigen niet tot de reumatische aandoeningen, omdat er een iets ander ontstaansmechanisme is. Het is de 'slijtage' van gewrichten (artrose).

De oorzaak van reumatische ziekten is nog steeds niet bekend. Wel is duidelijk dat het afweersysteem van het lichaam door een onbekende oorzaak is ontregeld. In het afweersysteem worden antistoffen gemaakt tegen lichaamsvreemde stoffen, bijvoorbeeld een virus of een bacterie. De antistoffen zorgen ervoor dat deze lichaamsvreemde stoffen onschadelijk worden gemaakt en worden opgeruimd. Wanneer het lichaam tegen bepaalde eigen lichaamscellen antistoffen gaat maken, ontstaan ontstekingsreacties in de weefsels waar deze cellen voorkomen. We spreken dan van een auto-immuunziekte.

7.1.1 Reumatoïde artritis

Reumatoïde artritis of chronische gewrichtsreuma komt relatief vaak voor. Het kan op elke leeftijd beginnen, maar meestal begint de ziekte na het 35^e tot 40^e levensjaar. Wanneer de ziekte begint voor het zestiende levensjaar spreken we van juveniele reuma. De ziekte komt tweemaal zo vaak voor bij vrouwen als bij mannen. Bij reumatoïde artritis speelt erfelijkheid een kleine rol. De kans om reumatoïde artritis te krijgen is 0,7 tot 1,5 %. Als reumatoïde artritis in de familie voorkomt dan is de kans om het te krijgen 3 tot 5 %. Directe familieleden van een patiënt met reumatoïde artritis hoeven om die reden dus niet extra bezorgd te zijn dat zij ook reuma zullen krijgen.

Reumatoïde artritis wordt vooral gekenmerkt door ontstekingen in de kleine gewrichten van de handen en de voeten. Soms gecombineerd met andere gewrichten zoals polsen, ellebogen, schouders, enkels, knieën en heupen. Vaak treden de ontstekingen symmetrisch op. Dus in beide handen of voeten. De gewrichten zijn ontstoken met de klassieke verschijnselen van een ontsteking: warm, gezwollen, pijnlijk en moeilijk of niet te gebruiken. Aanvankelijk gaat de ontsteking uit van het gewrichtskapsel. In een later stadium zullen ook het kraakbeen en het onderliggende beenweefsel ontstoken raken en worden afgebroken. Dit leidt tot de op de röntgenfoto herkenbare beschadigingen. En tot de misvormingen van onder andere de handen en de voeten: het naar buiten afbuigen van de stand van vingers en tenen.

Patiënten klagen over een stijf gevoel dat 's morgens enkele uren kan aanhouden. De ontstoken gewrichten veroorzaken pijn en er treedt krachtsverlies op. In de actieve fase van de ziekte kunnen de patiënten ook algemene ziekteverschijnselen ervaren, zoals lichte verhoging en moeheid. Soms kunnen ook andere organen en weefsels ontstoken raken. Dit is het gevolg van het feit dat reumatoïde artritis een auto-immuunziekte is. Je moet dan denken aan ontstekingen van ogen, huid, bloedvaten en de vliezen van de longen en het hart.

Het is bekend dat patiënten met reumatoïde artritis een verhoogde kans hebben op hart- en vaatziekten. Het is dus een risicofactor zoals bij cardiovasculair risicomanagement beschreven staat (zie ▶ par. 2.3). Hierin staat precies wanneer en hoe bijkomende risicofactoren moeten worden behandeld. In de daar gebruikte tabellen moet je net als bij diabetes mellitus vijftien jaar optellen bij de leeftijd van de patiënt. Dus voor een 50-jarige lees je in de tabel af bij 65 jaar.

Het verloop van deze chronische ziekte is moeilijk te voorspellen. Meestal worden periodes waarin de ziekte actief is, waarbij verschillende gewrichten zijn ontstoken, afgewisseld met periodes waarin alles tot rust komt. Dit noemen we exacerbatie dan wel remissie van de ziekte. Bij sommige patiënten blijft het beperkt tot enkele lichte exacerbaties. Bij een klein gedeelte van de patiënten kan de ziekte in enkele jaren leiden tot ernstige misvormingen en forse beperkingen omdat de gewrichten niet goed meer functioneren (zie ◘fig. 7.1).

Diagnose

De diagnose wordt gesteld aan de hand van het klinische beeld, het verhaal van de patiënt en de ontstekingsverschijnselen aan de kleinere gewrichten (zie ◘tab. 7.1). Aanvullend onderzoek, zoals bloedbezinking (BSE), CRP (C-reactief proteïne), reumaserologie of röntgenonderzoek, geeft geen enkele informatie over de aan- of afwezigheid van reumatoïde artritis. Het heeft dan ook geen zin om het uit te voeren. Een positieve reumafactor in het bloed komt vaker voor bij reumapatiënten dan bij gezonden, maar is niet bewijzend voor de diagnose. In de huisartsenpraktijk heeft deze test weinig of geen waarde, omdat de uitkomst niets zegt. Bij de specialist kan de reumafactor een indicatie over de prognose geven.

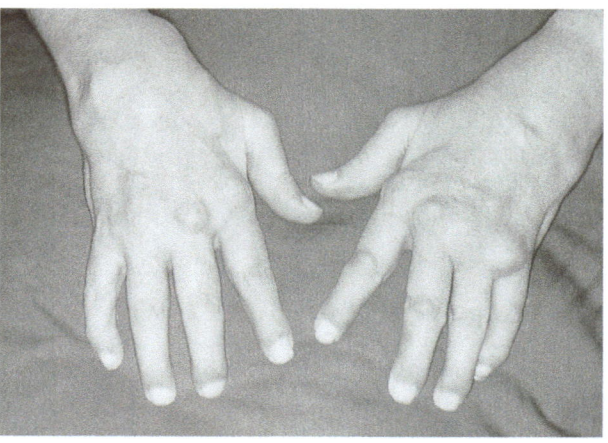

Figuur 7.1 Hand reumapatiënt met ernstige misvormingen

Tabel 7.1 Criteria vermoeden diagnose reumatoïde artritis. (Bron NHG-standaard)

diagnose als de volgende kenmerken minimaal vier weken aanwezig zijn:
ochtendstijfheid gedurende een half uur of meer
symmetrische artritis aanwezig in drie of meer gewrichten of 'gewrichtsgroepen' waarbij vooral de kleine vingergewrichten aangedaan zijn
asdrukpijn over die gewrichtjes
aanwezigheid reumaknobbels
klachten bestaan langer dan drie weken

Behandeling

Bij het vermoeden van reumatoïde artritis wordt de patiënt verwezen naar de reumatoloog. De behandeling van reumatoïde artritis richt zich op:
- pijnstilling;
- ontstekingsremming;
- het behouden van de functie van het gewricht.

Omdat het om een chronische aandoening gaat, zullen meestal langdurig medicijnen gebruikt moeten worden. Daarnaast is er ook aandacht voor de manier waarop de patiënt zijn gewrichten het beste beschermt en functioneel houdt. Een belangrijk uitgangspunt is het gedoseerd belasten van de gewrichten en op geleide van de pijn op tijd de belasting terugnemen of meer rusten. Tevens bestaan er allerlei hulpmiddelen die te grote belasting van gewrichten kunnen voorkomen. Ook de fysiotherapeut kan helpen de gewrichten zo functioneel mogelijk te houden. Als er ernstige misvormingen zijn ontstaan, verricht de plastisch chirurg soms correcties aan de abnormale standen van de gewrichten.

De artsen hebben de keuze uit een groot aantal verschillende medicijnen, die vervelende en ernstige bijwerkingen kunnen hebben. Welke keuze wordt gemaakt hangt onder meer af van de ernst van de ziekte en hoe de patiënt op een middel reageert.

In eerste instantie wordt de patiënt voor de pijnklachten behandeld met geneesmiddelen die een krachtige ontstekings- en pijnremmende werking hebben. Als de diagnose zeker is zal de reumatoloog snel starten met medicijnen die een gunstig effect hebben op het verloop van de ziekte en die de beschadiging van de gewrichten tegengaan.

- **Medicijnen bij pijn in het bewegingsapparaat**

De krachtigste ontstekingsremmers zijn de geneesmiddelen die een werking hebben die vergelijkbaar is met die van de bijnierschorshormonen: de corticosteroïden. Omdat deze geneesmiddelen ernstige bijwerkingen hebben, wordt gekozen voor de non-steroidal anti-inflammatory drugs, de NSAID's. Deze middelen behoren tot de prostaglandinesynthetaseremmers, ze remmen dus de aanmaak van prostaglandinen. Prostaglandine is een stof die in het lichaam geproduceerd wordt en die de pijnzenuwen prikkelt en zo dus pijn veroorzaakt. In het maag-darmkanaal zorgen de prostaglandinen echter voor een bescherming van de slijmvliezen. De meest voorkomende bijwerkingen zijn dan ook klachten van de maag en de darmen, zoals misselijkheid, braken en diarree. Soms ontstaan erosies in het maag-darmkanaal. Deze maag- of darmzweertjes kunnen bloedingen veroorzaken, wat uiteraard een zeer ernstige bijwerking is. Ook is er een interactie met bloedverdunners, zoals fenprocoumon en acenocoumarol. De kans op bloedingen neemt hierdoor toe. Als er toch voor deze medicijnen wordt gekozen, is het soms noodzakelijk een geneesmiddel toe te voegen dat de maag- en darmslijmvliezen beschermt, bijvoorbeeld misoprostol.

Er zijn ook NSAID's die een specifiek enzym remmen dat een rol speelt bij de vorming van de prostaglandinen. Het zijn de COX 2-remmers (COX staat voor cyclo-oxygenese). Deze hebben minder nadelige effecten op de maag-darmslijmvliezen, maar geven helaas wel een licht verhoogde kans op infarcten.

Er kan een keuze gemaakt worden uit de volgende prostaglandinesynthetaseremmers: ibuprofen (4 dd 600 mg), diclofenac (3 dd 50 mg), en naproxen (2 dd 500 mg).

Bij onvoldoende resultaat kan de arts eventueel een corticosteroïd zoals prednison of prednisolon (1 dd 5-7,5 mg) erbij geven. Langdurig systemisch gebruik van een corticosteroïd kan leiden tot bijwerkingen, zoals osteoporose, verminderde weerstand tegen infecties, vertraagde wondgenezing, ontstaan van een vollemaansgezicht en problemen met de koolhydraatstofwisseling.

Wanneer een gewricht ondanks de systemische therapie veel klachten blijft geven, kan de arts kiezen voor een lokale toediening van een corticosteroïd (triamcinolonacetonide) in het gewricht zelf. De huisarts zal dit meestal pas doen na overleg met de reumatoloog.

- **Medicijnen bij reumatoïde artritis**

De reumatoloog zal na het stellen van de diagnose starten met een DMARD. Deze Disease Modifying Antirheumatic Drugs hebben een gunstige invloed op het verloop van de ziekte en de ontwikkeling van gewrichtsafwijkingen.

Het nadeel van deze medicijnen is het grote aantal ernstige tot levensgevaarlijke bijwerkingen. Regelmatige controle van het bloed is nodig om tijdig afwijkingen te constateren en de medicijnen te stoppen of de dosering aan te passen. Bijwerkingen zijn bijvoorbeeld afname van de aanmaak van bloedcellen, nier- en leverafwijkingen.

Methotrexaat is het middel van eerste keuze. Andere veelgebruikte DMARD's zijn hydroxychloroquine, sulfasalazine, leflunomide en certolizimab pegol.

Als een patiënt de medicijnen gebruikt, moet je als assistent alert zijn op mogelijke bijwerkingen: spontane bloedingen en hoge koorts mogen niet routinematig afgehandeld worden. Het kan wijzen op een afname van de trombo- of leukocyten en dat zal eerst moeten worden uitgesloten. Patiënten die een DMARD gebruiken moeten worden opgeroepen voor de griepvaccinatie.

Goudinjectie

Op verzoek van de reumatoloog krijgen patiënten soms goudinjecties op de praktijk. Het is belangrijk dat, voordat de injectie gegeven wordt, eerst bloed- en urineonderzoek plaatsvindt in verband met de bijwerkingen. De assistent kan het laboratoriumformulier invullen. Nagekeken wordt het hemoglobinegehalte, aantal trombo- en leukocyten met differentiatie en de urine op eiwit- en bloeduitscheiding.

De injectie moet op een speciale manier worden voorbereid. De bijsluiter dien je vooraf goed te lezen. Het is belangrijk om krachtig te schudden, minimaal twee minuten, om alle deeltjes op te lossen. Je gebruikt een droge, steriele naald en spuit, omdat contact met vocht het geneesmiddel ontleedt.

Hulpmiddelen

Patiënten met pijnlijke ontstekingen aan de vingers of sterke misvormingen van de vingers kunnen moeilijk dunne voorwerpen vastpakken. Verdikking van de handgreep maakt het mogelijk om deze voorwerpen te blijven gebruiken. Er zijn speciale kunststof verdikkingen te koop die om een sleutel of balpen kunnen worden geschoven. Ook bestek kan aangepast worden zodat de grip beter wordt. Als je nagaat hoe ingewikkeld de pols moet draaien om bijvoorbeeld een lepel soep horizontaal van je bord naar je mond te brengen, dan kun je je voorstellen dat dit voor veel patiënten een onmogelijke opgave is. Soms helpt het al als er een hoek in de lepel is aangebracht.

Ook aankleden kan erg veel problemen geven. Er zijn hulpmiddelen te koop waarmee knoopjes eenvoudig worden dichtgemaakt, grijpertjes op een stok om sokken mee aan te trekken of om dingen van de grond op te pakken. Voor lopen zijn er driepoten, looprekjes, deltarollers en loopfietsen die de beengewrichten ontlasten. Ook zijn er stoelen die helpen opstaan doordat de zitting elektrisch omhoog scharniert.

Er is ontzettend veel mogelijk op dit gebied. Meestal kunnen eenvoudige hulpmiddelen het leven van de patiënt al vergemakkelijken. Helaas zijn veel mensen niet op de hoogte van deze hulpmiddelen en het is belangrijk om hen hierop te wijzen. De thuiszorgorganisaties hebben in de grotere steden meestal een zorgwinkel waar deze hulpmiddelen te verkrijgen zijn. Ook de speciaalzaken waar patiënten orthopedische schoenen en elastische kousen kunnen aanschaffen, verkopen meestal allerlei orthopedische artikelen.

7.1.2 De ziekte van Bechterew

De ziekte van Bechterew is een auto-immuunziekte waarbij vooral de gewrichten tussen de wervels (de intervertebrale gewrichten) en de gewrichten tussen het heiligbeen en het heupbeen (de sacro-iliacale gewrichten) zijn aangedaan. De klachten van voornamelijk pijn treden vaak al voor het dertigste levensjaar op. Ook hier zien we een grote variatie tussen patiënten, variërend van bijna geen klachten met een langzame verstijving van de wervelkolom tot patiënten met ochtendpijn en een volledige verbening van de wervelkolom. Op een röntgenfoto heeft dit het karakteristieke aspect van een 'bamboo-spine' (bamboeruggengraat).

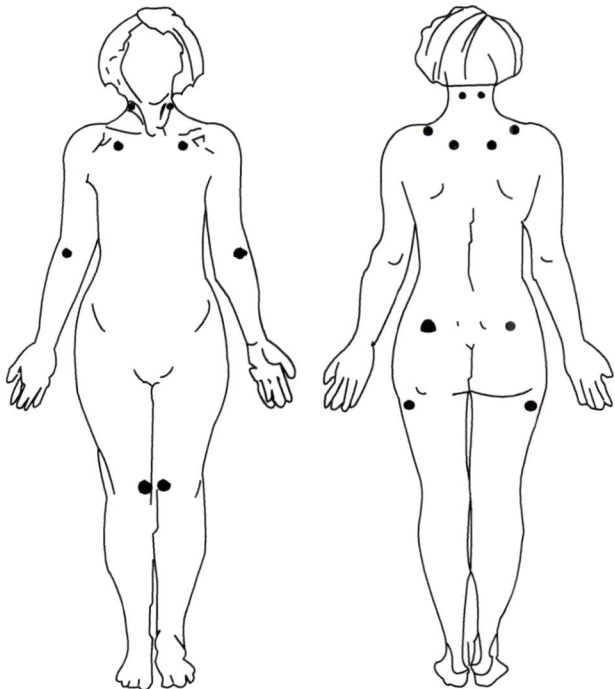

Figuur 7.2 Tenderpoints bij fibromyalgie

7.1.3 Fibromyalgie

Fibromyalgie kan worden vertaald als pijn in de spieren en bindweefsels. Het wordt ook wel wekedelenreuma genoemd. Naast pijn komen vaak andere klachten voor zoals concentratieverlies, moeheid, slapeloosheid, stijfheid, hoofdpijn en gevoelloosheid of tintelingen in de armen en voeten.

Omdat de klachten langzaam ontstaan en wisselend van intensiteit zijn, is het voor de arts moeilijk om de diagnose te stellen. Er zijn ook geen objectieve afwijkingen te vinden. Bij lichamelijk onderzoek, bloedonderzoek en op röntgenfoto's worden geen afwijkingen gevonden. Patiënten voelen zich hierdoor soms niet serieus genomen en begrijpen niet waarom het zo lang moet duren voordat bekend is wat ze hebben.

In 1990 zijn internationale criteria opgesteld die het stellen van de diagnose fibromyalgie moeten vergemakkelijken. Deze criteria zijn:
- De pijn moet minstens drie maanden aanwezig zijn en wijdverspreid over het lichaam. Daarmee wordt dus bedoeld niet alleen rugpijn of alleen schouderpijn, maar een combinatie van bijvoorbeeld pijn in rechterbil, linkerschouder en boven in de rug.
- Er zijn achttien gevoelige plekken op het lichaam aangegeven, de zogenoemde 'tenderpoints'. Bij minstens elf van deze tenderpoints moet pijn aangegeven worden als erop gedrukt wordt (zie fig. 7.2).

Omdat er geen afwijkingen gevonden worden bij fibromyalgie en de voornaamste klacht chronische pijn is, wordt het ook wel 'chronische benigne pijn' genoemd. Met benigne wordt bedoeld goedaardig. Bij de behandeling wordt daarop gewezen. Pijn kan geen kwaad, belangrijk is om te blijven bewegen. Naast ontspanningsoefeningen wordt onder leiding van een fysiotherapeut voornamelijk geprobeerd normaal te leven met vooral positieve aandacht voor alles wat mogelijk is en waarbij de pijn vooral genegeerd wordt. Soms lukt het niet om met deze benadering de pijn te verminderen. De behandeling is dan symptomatisch, dus vooral gericht op het bestrijden van pijn. Dit gebeurt met analgetica, warmte, fysiotherapie en gedoseerde rust. Er is een grote groep van niet-verklaarbare lichamelijke klachten. Huisartsen leren om patiënten die zulke klachten hebben op een bepaalde manier te benaderen waarbij de nadruk ligt op alle belevingsaspecten van een ziekte zoals die ook in de inleiding van het boek zijn beschreven: denken (cognitie), emotie, lichaam, gedrag en omgeving. De arts zal voornamelijk uitleggen, geruststellen, vicieuze cirkels doorbreken op een positieve, begrijpende manier. Eventueel kan hij de patiënt verwijzen naar een cognitieve gedragstherapeut.

7.2 Artrose

Bij arthrosis deformans, zoals de ziekte voluit heet, treedt er een verandering op van het kraakbeen dat de gewrichtsuiteinden bekleedt. Het kraakbeen wordt minder en er ontstaan afwijkingen in. Het omliggende gewrichtskapsel raakt ontstoken. Uiteindelijk kan ook het onderliggende bot beschadigd raken. De oorzaak van de verandering in het kraakbeen is niet duidelijk. Daarom is ook discussie mogelijk over de vraag of deze aandoening wel tot de reumatische ziekten behoort of dat sprake is van een aparte aandoening.

We weten dat een aantal factoren een rol speelt. Het ontstaat vaak op oudere leeftijd, vaker bij vrouwen, bij beroepen waarbij de gewrichten zwaar worden belast, bij overgewicht of bij mensen bij wie het in de familie voorkomt. Soms ook door beschadiging van het gewricht door een ongeval. Gezien deze factoren en de afwijkingen van het gewricht wordt vaak tegen patiënten gezegd dat sprake is van 'slijtage' van het gewricht. Dit is voor de patiënt te begrijpen, maar het mag duidelijk zijn dat er ook nog andere onbekende mechanismen een rol spelen.

Meestal gaat het om de grote gewrichten zoals de knieën en de heupen. Maar ook andere gewrichten kunnen te maken krijgen met artrose, zoals de schouders en de kleinere gewrichtjes van de vingers. De patiënten klagen over pijn in het aangedane gewricht, stijfheid meestal 's ochtends en bij het starten van een beweging. Soms voelen de patiënten het ook kraken in het gewricht. Meestal wisselen periodes met meer en minder klachten elkaar af. Uiteindelijk zal ook pijn in rust gaan ontstaan. Belangrijk voor patiënten is om te blijven bewegen. Een patiënt die de gewrichten minder gaat gebruiken krijgt steeds meer pijn, waarbij de bewegingsbeperking van het gewricht toeneemt. Om te voorkomen dat een patiënt in een negatieve neerwaartse spiraal terechtkomt (minder bewegen, meer pijn, minder bewegen, meer pijn) kunnen analgetica zoals NSAID's en fysiotherapie voorgeschreven worden. Bij voorkeur wordt gebruikgemaakt van diclofenac- of ibuprofengel lokaal. Soms zal de arts intra-articulaire injecties met een corticosteroïd geven. Vooral bij gonartrose, artrose van de knie, geeft zo'n injectie in het gewricht soms enkele maanden een verbetering van de klachten. Een andere oplossing is het vervangen van het gewricht door een prothese. Hiertoe gaat men pas over als ondanks de conservatieve therapie de patiënt te veel pijn blijft houden en zijn mobiliteit te sterk beperkt wordt. Na zo'n operatie is de patiënt meestal van de pijn af.

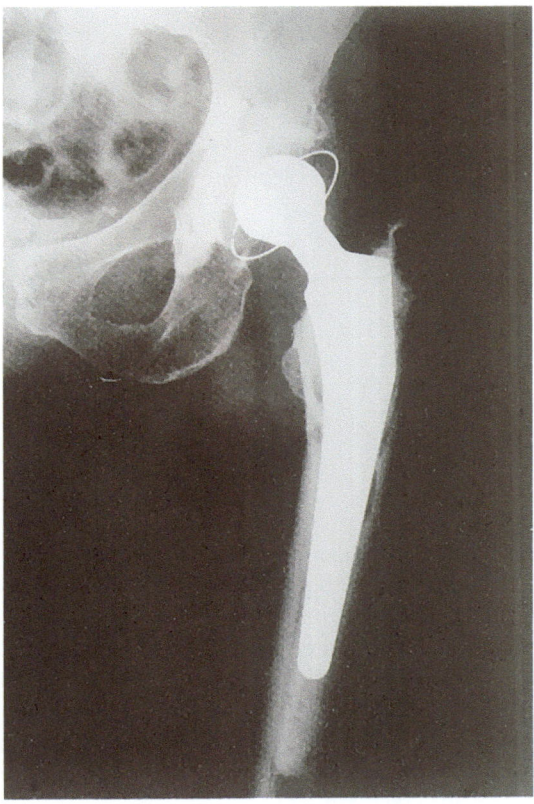

Figuur 7.3 Prothese van de heup

Omdat het heupgewricht een relatief eenvoudig kogelgewricht is, heeft men bij de behandeling van coxartrose (coxa = heup) hiermee al veel ervaring (zie fig. 7.3). Meestal worden zowel de kop van het bovenbeen als de kom in het bekken vervangen door een metalen bol en een kunststof kom, een 'total hip'. Ook vervanging van het kniegewricht of van de kleinere vingergewrichtjes is mogelijk.

7.3 Fractuurpreventie

Als je struikelt, vang je jezelf op met je handen of kom je op de grond terecht en sta je daarna weer op. Iets meer dan een blauwe plek valt niet te verwachten. Bij patiënten met botontkalking leidt zo'n klein ongelukje gemakkelijk tot een polsfractuur of een heupfractuur.

De botten in ons lichaam kennen een continu proces van botopbouw en botafbraak. Als je jong bent, is er iets meer opbouw dan afbraak, waardoor er op de leeftijd tussen 25 en 30 jaar een maximale hoeveelheid botmassa aanwezig is. Dit wordt ook wel de piekbotmassa genoemd. Met een zogenoemde DXA-meting is de botdichtheid te bepalen. DXA staat voor Dual X-ray Absorptiometry, een meting waarbij gekeken wordt naar hoeveel röntgenstralen door het bot worden tegengehouden of geabsorbeerd. Als je de hoeveelheid röntgenstraling weet die je door het bot laat gaan en aan de andere kant meet wat er over blijft dan weet je hoeveel wordt tegengehouden. Hoe dichter het bot is, hoe meer wordt tegengehouden.

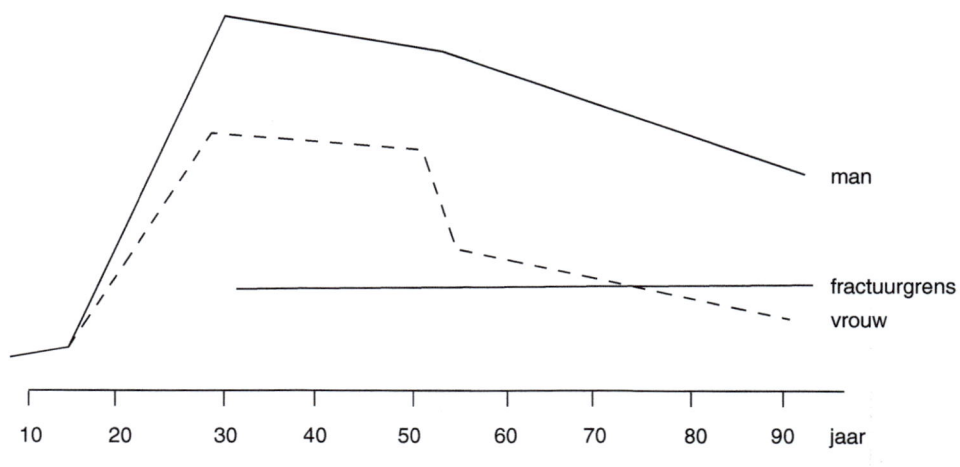

Figuur 7.4 Verloop van botmassa

Vanaf het veertigste jaar is er iets meer afbraak dan opbouw, waardoor de botmassa geleidelijk afneemt; gemiddeld tussen 0,3 tot 0,5 % per jaar. We spreken pas van osteoporose als de hoeveelheid botmassa sterk is afgenomen, waardoor er een verhoogde kans bestaat op het ontstaan van fracturen, of wanneer spontane inzakkingen van ruggenwervels zijn opgetreden. Bij vrouwen treedt na de menopauze in enkele jaren een versneld verlies op van 3 tot 5 % per jaar. Dit wordt veroorzaakt doordat de ovaria uitgeput zijn en niet meer in staat zijn om voldoende hormonen te produceren. Het gaat dan vooral om de oestrogenen die een gunstig effect hebben op de botopbouw. Mannen verliezen 20 tot 30 % vanaf hun piekbotmassa in de rest van hun leven; bij vrouwen is dit wel 40 tot 50 % (zie fig. 7.4).

Of iemand last krijgt van osteoporose hangt van een heleboel factoren af. Factoren die je niet kunt beïnvloeden zijn: een hoge leeftijd, het vrouwelijk geslacht, een vroege menopauze en een erfelijke aanleg. Beïnvloedbare factoren zijn: roken, lichaamsbeweging en de hoeveelheid calcium en vitamine D in de voeding.

Collumfractuur

Mijn assistent Marianne belt me tijdens het spreekuur. Of ik even naar het verzorgingshuis wil gaan. Mevrouw Groen is gevallen en ze kan niet meer overeind komen. De verzorging vertrouwt het niet en vraagt of ik meteen kan komen.
Natuurlijk, dit is duidelijk een spoedvisite. Ik vraag aan Marianne of ze de patiënten in de wachtkamer op de hoogte wil brengen en ik rijd snel naar het verzorgingshuis. Ik ken mevrouw Groen al jaren. Een klein, broos, oud vrouwtje. Als ik haar kamer binnenkom, zie ik meteen dat het mis is. Haar linkerbeen ligt naar buiten gedraaid. Het is ook iets korter geworden. Ik druk nog even en aan haar reactie zie ik dat dit erg veel pijn doet. De diagnose is zeker. De asdrukpijn en de karakteristieke houding, verkorting en het naar buiten gedraaid liggen van het aangedane been door de spierspanning, wijzen op een collumfractuur. Hoewel mevrouw Groen erg flink is, barst ze nu in tranen uit. Ze was wel bang dat het mis was, maar nu ik haar vertel dat ze inderdaad naar het ziekenhuis moet, worden haar emoties haar te veel. Ik probeer haar een beetje moed in te spreken, maar ondertussen realiseer ik me dat dit een drama is. De kans dat ze hieraan of aan complicaties overlijdt, is 25 %. Dapper glimlacht ze naar me met betraande ogen als de ambulancedeur dichtslaat.

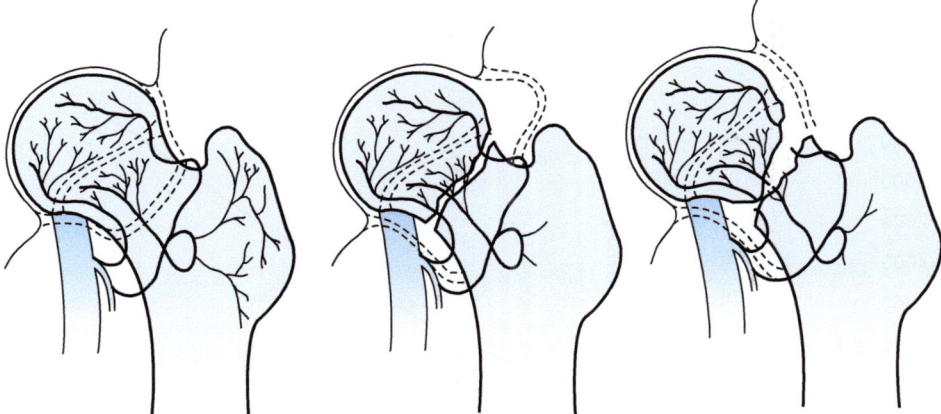

Figuur 7.5 Patiënt met collumfractuur

Het is niet moeilijk voor te stellen dat een heup- of collumfractuur (zie fig. 7.5) voor een oudere patiënt een zeer ernstige aandoening is.

Als je een grote groep patiënten met een collumfractuur na één jaar bekijkt, dan is van hen 25 % overleden. Bij een vergelijkbare groep zonder collumfractuur is dit 9 %. Deze toename van overlijden wordt door verschillende factoren veroorzaakt. Je kunt denken aan complicaties van de fractuur zelf, zoals een embolie, complicaties bij operatief ingrijpen, complicaties van de bedlegerigheid, zoals trombosebeen en longembolie, decubitus (zweren ten gevolge van doorliggen), ontstekingen, problemen met plassen, blaasontstekingen en verhoogde vatbaarheid voor ziekenhuisinfecties.

Naast deze verhoogde mortaliteit is er een grote achteruitgang in de validiteit van patiënten. De helft wordt 'nooit meer de oude'. Het kan leiden tot het verlies van hun onafhankelijkheid, verminderde bewegingsmogelijkheden of tot langdurig verblijf in een verpleeghuis.

De grote toename van heupfracturen bij ouderen (zie fig. 7.6) is een combinatie van verzwakte botten en een verhoogd valrisico.

Er is sprake van een verhoogd valrisico bij:
- twee of meer valincidenten in het afgelopen jaar;
- verminderde mobiliteit en lichaamsbeweging;
- angst om te vallen;
- gebruik van versuffende of verslappende medicijnen zoals benzodiazepinen (kalmerings- en slaapmiddelen) of gebruik van veel medicijnen;
- verminderde visus;
- urine-incontinentie;
- verstandelijke achteruitgang zoals bij dementie.

Wervelfracturen kunnen optreden bij een bepaalde plotselinge beweging of val. Er ontstaat dan acute pijn die na enige tijd minder wordt. Twee derde van de wervelfracturen ontstaat geleidelijk, zonder dat de patiënten het zelf merken. Toename van de kromming van de wervelkolom, afname van de lichaamslengte en het toenemen van de buikhuidplooien zijn dan aanwijzingen en een röntgenfoto van de wervelkolom bevestigt de diagnose. Door de veranderende houding ontstaan rugklachten, waarbij vooral chronische pijn en bewegingsbeperking op de voorgrond staan.

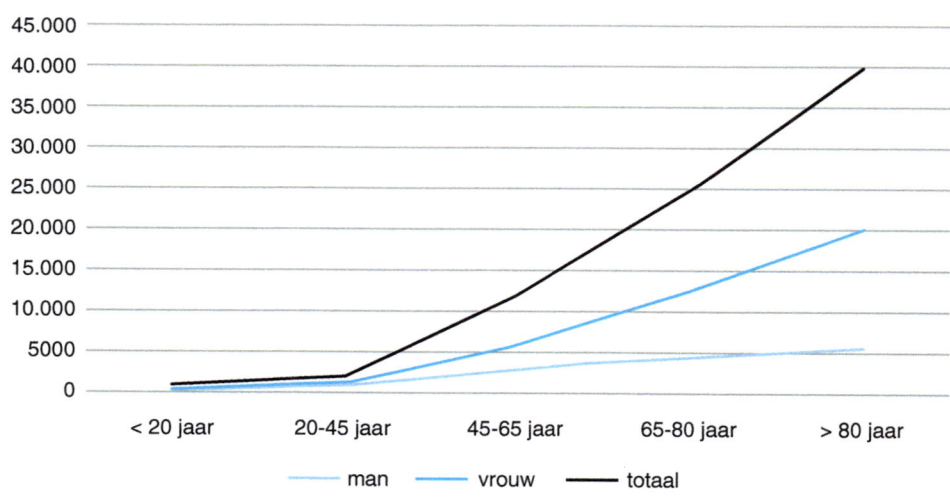

Figuur 7.6 Aantal heupfracturen per leeftijdsgroep

Osteoporose en de gevolgen hiervan zullen in de toekomst een steeds belangrijker probleem binnen de gezondheidszorg worden. Dit wordt veroorzaakt door de toenemende vergrijzing van de bevolking. Botmassa die verloren is gegaan, kan niet meer worden opgebouwd. De nadruk ligt dan ook op preventie van osteoporose. Daarmee moet al op jonge leeftijd begonnen worden. Immers, een hoge piekbotmassa op jonge leeftijd is de beste uitgangspositie voor de onafwendbare afname van de botmassa.

Hierna volgt een aantal maatregelen in het kader van de preventie van osteoporose.
– Voldoende inname van calcium en vitamine D. In onze gevarieerde voeding zitten voldoende vitamine D en calcium, zodat extra aanvulling zelden nodig is. Alleen bij mensen die een hekel hebben aan melkproducten kan het nodig zijn calciumtabletjes voor te schrijven. Zelfmedicatie van calciumtabletten zonder vitamine D wordt afgeraden. De dagelijkse behoefte is 1000–1200 mg calcium. Dit komt overeen met vier glazen melk of andere melkproducten, zoals vla, yoghurt, karnemelk. Ook vier plakjes kaas van 20 gram bevatten de dagdosis.
– Stoppen met roken. Uit onderzoeken is gebleken dat het roken na de menopauze de kans op een fractuur met 50 % doet toenemen.
– Matig alcoholgebruik. Net als roken heeft alcohol een negatief effect op de botmassa, het is ongunstig voor de opbouw van het bot en het verhoogt de afbraak. Bovendien maakt overmatig gebruik van alcohol de valkans groter.
– Regelmatig naar buiten (vitamine D). Onder invloed van zonlicht wordt in de huid meer vitamine D aangemaakt.
– Lichaamsbeweging. Voldoende lichaamsbeweging vanaf een jonge leeftijd is belangrijk voor een optimale opbouw van het botweefsel. Maar ook daarna zorgt lichaamsbeweging ervoor dat de afbraak van het botweefsel minder snel gaat. Men moet op hogere leeftijd denken aan minimaal een halfuur tot drie kwartier wandelen per dag.

7.3 · Fractuurpreventie

Tabel 7.2 Indicatie voor DXA-meting

risicofactor	score
leeftijd > 60 jaar	1
leeftijd > 70 jaar	2
laag gewicht (< 60 kg of BMI < 20 kg/m²)	1
> twee valincidenten afgelopen jaar	1
ouder met heupfractuur	1
eerdere fracturen na vijftigste jaar langer dan twee jaar:	
– één fractuur	1
– twee of meer fracturen	2

- Valpreventie. Behalve aandacht aan de patiënt zelf kan aandacht worden geschonken aan het voorkomen van een val die voor de patiënt ernstige gevolgen kan hebben. Denk bijvoorbeeld aan de veiligheid in en rond de woning. Losliggende vloerkleedjes, losse elektriciteitssnoeren en grootmoeders op keukentrapjes zijn een schrikbeeld voor menig huisarts.

Huisartsen hebben een proactieve rol in het vaststellen van patiënten die een verhoogde kans hebben op een fractuur. Dit zijn alle patiënten van vijftig jaar of ouder die in de afgelopen twee jaar een wervelfractuur of recentelijk een andere fractuur hebben opgelopen. Verder moet ook bij alle patiënten van boven de vijftig jaar die vragen over osteoporose of over het risico of een fractuur hebben een spreekuurafspraak worden gemaakt. De huisarts maakt een inschatting over de calciuminname, bestaande risicofactoren en zal de patiënt onderzoeken waarbij vooral op de wervelkolom wordt gelet. Aan de hand van een stroomschema bepaalt hij of de patiënt verder onderzocht moet worden en op welke manier; door middel van thoracale of lumbale wervelkolomfoto's, DXA-meting of beide.

De DXA-meting wordt verricht om de botdichtheid vast te stellen. Dit wordt niet standaard bij iedereen gedaan. De meting wordt verricht bij een risicoscore van 4 of meer (zie tab. 7.2).

De meting wordt verricht op een lumbale wervel en op de heup. Om de uitkomst te kunnen interpreteren zijn er referentietabellen voor geslacht en ras. Men geeft de T-score door. Dit is de afwijking ten opzichte van de piekbotmassa en is dus altijd negatief.

Na het onderzoek van de huisarts, eventueel na aanvullend onderzoek, wordt een onderscheid gemaakt in laag, matig of hoog fractuurrisico:

- laag fractuurrisico: leefstijladviezen en eventueel valpreventieadviezen;
- matig fractuurrisico: idem én voorlichting over het verhoogde risico en afhankelijk van de leefstijl en het eetpatroon van de patiënt calcium aanvullen tot 1.200 mg/dag. Vitamine D 20 mg/dag;
- hoog fractuurrisico: idem én medicijnen die botdichtheid beïnvloeden.

De medicamenteuze behandeling bestaat uit bisfosfonaten. Bij gebruik hiervan is aangetoond dat de botdichtheid toeneemt en dat de kans op fracturen met de helft afneemt:
- alendroninezuur (1 dd 10 mg of eenmaal 70 mg per week)
- risedroninezuur (1 dd 5 mg of eenmaal 35 mg per week)

Omdat deze medicijnen slecht opgenomen worden, moeten ze op een volledig lege, dus nuchtere maag worden ingenomen met een groot glas water. Om beschadiging aan de slokdarm te voorkomen, moet de patiënt dit rechtop doen en minimaal nog dertig minuten rechtop en nuchter blijven na inname.

7.4 Conclusie

Bij chronische ziekten van het bewegingsapparaat zal de behandeling voornamelijk bestaan uit het bestrijden van de pijn en het zo lang mogelijk in stand houden van de functie van de gewrichten. Zowel bij de reumatische ziekten als bij osteoporose is het niet mogelijk om de oorzaak aan te pakken. Door het chronische medicijngebruik krijg je als assistent deze patiënten vaak aan de telefoon voor herhaalrecepten. Soms zul je ook patiënten bepaalde medicijnen intramusculair geven. Wanneer de patiënt daaraan toe is, kun je tijdens deze contacten adviezen over hulpmiddelen en namen en adressen van patiëntenverenigingen geven. Wanneer patiënten door een reumatoloog behandeld worden met medicijnen, moet je alert zijn op wat voor andere patiënten onschuldige klachten zijn, zoals spontane bloedingen, koorts en keelpijn. Deze kunnen wijzen op een vermindering van het aantal leukocyten of trombocyten, een van de bijwerkingen van deze medicijnen.

- Er is een grote groep van reumatische aandoeningen bekend. Deze hebben voornamelijk betrekking op het bewegingsapparaat zoals de gewrichten, spieren en pezen.
- De oorzaak is onbekend. Er is een ontsporing van het afweersysteem. Reumatische aandoeningen behoren tot de auto-immuunziekten. Ook andere weefsels kunnen aangedaan zijn.
- Reumatoïde artritis wordt gekenmerkt door symmetrische ontstekingen voornamelijk van de kleinere hand- en voetgewrichtjes. Er zijn afwisselend oplevingen en rustige periodes van de ziekte. Soms leidt het tot ernstige invaliditeit.
- De behandeling is vooral gericht op pijnbestrijding en in stand houden van de functionaliteit van de gewrichten.
- Bij de ziekte van Bechterew zitten de ontstekingen voornamelijk in de wervelkolom.
- Fibromyalgie is een aandoening van de weke delen waarbij geen objectieve afwijkingen worden gevonden. Er zijn criteria die het stellen van de diagnose moeten vergemakkelijken.
- Artrose wordt veroorzaakt door veranderingen in het kraakbeen. De oorzaak van deze veranderingen is onbekend. Overbelasting, overgewicht en standsafwijkingen spelen ook een rol.
- Bij ernstige coxartrose of gonartrose kan een prothese worden geplaatst.
- Vanaf het veertigste jaar neemt de botmassa af. Als de botmassa zo ver is afgenomen dat een verhoogde kans op fracturen bestaat, spreken we van osteoporose.
- Vrouwen hebben een verhoogd risico, doordat ze een lagere piekbotmassa hebben en omdat na de menopauze een versneld botverlies optreedt.
- Preventief behandelen verdient de voorkeur. Voldoende calciumopname, beweging, stoppen met roken en matig alcoholgebruik zijn de belangrijkste maatregelen.

Psychiatrie in de huisartsenpraktijk

8.1 Psychiatrie, inleiding – 142

8.2 Stemmingsstoornissen – 145
8.2.1 Overspannen – 145
8.2.2 Depressie – 146
8.2.3 Tentamen suicidii – 148
8.2.4 Bipolaire stoornis – 150
8.2.5 Psychose – 151
8.2.6 Schizofrenie – 151

8.3 Persoonlijkheidsstoornissen – 153

8.4 Angststoornissen – 155
8.4.1 Behandeling van angststoornissen – 157

8.5 Slapeloosheid – 158
8.5.1 Behandeling van slapeloosheid – 158

8.6 Verslaving – 160
8.6.1 Problematisch gebruik van drank en drugs – 160

8.7 Cognitieve stoornissen (stoornis in kennen en weten) – 161

8.8 Somatisch onbegrepen lichamelijke klachten – 162

8.9 Conclusie – 163

© Bohn Stafleu van Loghum is een imprint van Springer Media B.V., onderdeel van Springer Nature 2019
M. C. A. P. J. van Abeelen, *Eigen spreekuur en chronische ziekten*, Basiswerk AG,
https://doi.org/10.1007/978-90-368-2293-0_8

Leerdoelen

Aan het eind van dit hoofdstuk:
- weet je meer over enkele psychiatrische ziektebeelden en heb je daar inzicht in;
- kun je omgaan met deze patiënten;
- ken je de gevaren van medicijnverslaving;
- ken je de achtergronden van drugs- en alcoholverslaving.

8.1 Psychiatrie, inleiding

- **Even vooraf: 'Hoe zit het met mij?'**

Zoals je in dit deel over psychiatrie kunt lezen, is er in de loop der jaren nogal wat veranderd in de behandeling van en de kijk op psychiatrische patiënten. Binnen de medische wereld is een psychische aandoening een ziekte die niet anders wordt benaderd dan een gewone infectieziekte of een andere chronische ziekte. Helaas loopt men in de maatschappij altijd wat achter en vertellen mensen niet zo snel dat ze bij de psycholoog onder behandeling zijn of dat ze opgenomen zijn geweest op een psychiatrische afdeling. In Amerika is het de normaalste zaak van de wereld dat je regelmatig een bezoek brengt aan de psychiater. Als toekomstig medewerker in de gezondheidszorg mag van jou verwacht worden dat je door deze onterechte vooroordelen heen kunt kijken.

Misschien ben je zelf, is een van je familieleden of een van je klasgenoten onder behandeling van een psychiater of onder behandeling geweest. Misschien herken je in de beschrijving van sommige ziekten iets van jezelf en word je daarover ongerust. Het is belangrijk dat je je realiseert dat de navolgende teksten een zeer beknopte beschrijving geven en niet diep ingaan op de verschijnselen en ziektebeelden. Voordat een psychiater een diagnose stelt, gaan daar meerdere urenlange gesprekken aan vooraf. Het zou daarom volstrekt onjuist zijn om op basis van de volgende gegevens bij jezelf of bij anderen een soort 'diagnose' te stellen of conclusies te trekken.

> **Casus**
>
> Het is een drukke ochtend als de telefoon gaat. Johan Groentelaars belt op. Hij is 28 jaar en woont alleen op een flat. Hij vertelt je dat hij erg ongerust is over zijn gezondheid. Hij is al enkele kilo's afgevallen en hij is erg bang om dood te gaan. Johan overvalt je er een beetje mee. Je besluit dat een afspraak met de huisarts op zijn plaats is. Je biedt hem een afspraak voor dezelfde middag aan. Tot je verbazing antwoordt Johan dat hij de deur niet uit kan. Je vraagt hem naar koorts of andere klachten die een visite rechtvaardigen, maar je krijgt daarop geen duidelijk antwoord. Als je zomaar een visite afspreekt, krijg je ruzie met je baas. Je zegt Johan dat hij vanmiddag maar naar de praktijk moet komen.
> 's Middags verschijnt hij echter niet en je maakt je toch wel wat ongerust. Je vertelt het aan de huisarts en hij vraagt je even te bellen. Als je Johan aan de lijn hebt, vraag je hem waarom hij niet op het spreekuur is gekomen. Verward vertelt hij je dat hij de deur niet uit kan. Bij doorvragen vertelt hij dat hij bang is voor de buren. Daarom kan hij ook bijna geen boodschappen meer doen en vermagert hij zo. De buren beïnvloeden zijn gedachten en worden zo langzamerhand de baas over hem. Hij heeft dit proberen tegen te gaan door zijn kamer met aluminiumfolie te beplakken. Toch hoort hij nog steeds de stemmen van de buren in zijn hoofd. Je hoort aan zijn stem dat hij steeds banger wordt. Het is duidelijk dat er wat moet gebeuren. Je overlegt even met de huisarts en je spreekt een visite af voor na het spreekuur.

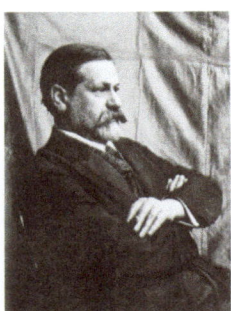

Figuur 8.1 Sigmund Freud

Als leerlingen een langere periode in een huisartsenpraktijk hebben doorgebracht, zijn er altijd wel een paar die iets geks hebben meegemaakt met een psychiatrische patiënt. De patiënt deed raar of was verward. Het leidt altijd tot hilariteit in de klas. Veel mensen weten niet hoe ze met psychiatrische patiënten moet omgaan. Dit is echter niets nieuws. In de middeleeuwen werden deze patiënten beschouwd als door de duivel bezeten en werden ze verjaagd of vermoord. Ook menige 'heks' die op de brandstapel het einde vond, zal aan een psychiatrische ziekte hebben geleden. Later werden deze patiënten opgesloten en geketend als gevangenen in zogenoemde dolhuizen. Pas eind 19^e eeuw en begin van de 20^e eeuw werd het lot van de patiënten wat verbeterd. Zij werden opgesloten in krankzinnigengestichten, meestal in een bosrijke omgeving voor de rust. Van behandelen was nog geen sprake. De patiënten werden beziggehouden met arbeid. Pas na de Tweede Wereldoorlog kon de psychiatrie zich ontwikkelen dankzij de ontwikkeling van nieuwe medicijnen en nieuwe inzichten.

Veel artsen hebben in de loop der jaren theorieën bedacht om de geestesziekten te kunnen verklaren. Een van de bekendste stromingen was die van de Oostenrijker Sigmund Freud (1856–1939), (zie fig. 8.1).

Freud kwam tot de conclusie dat mensen verlangens en gevoelens hebben die ze niet willen toelaten of accepteren. Ons brein heeft dan verschillende mechanismen om deze verlangens en gevoelens weg te stoppen in ons onderbewustzijn. Toch kunnen deze weggedrukte gevoelens ons doen en laten zelfs jaren later nog beïnvloeden. Vaak gaat het om seksuele of agressieve gevoelens en verlangens die in de kinderjaren zijn ontstaan en niet goed zijn verwerkt. Freud behandelde patiënten door hun jeugd te analyseren, soms met behulp van hypnose.

Naast deze psychoanalytische stroming was er een groep psychiaters die dacht dat in de hersenen een afwijking moest zitten die de ziekte veroorzaakte, dus een lichamelijke oorzaak voor een psychiatrische ziekte. De laatste stroming dacht meer aan een sociale oorzaak van de psychiatrische afwijking. De omgeving waarin een patiënt leeft zorgt voor bepaalde stressfactoren, waaronder hij kan bezwijken.

Vroeger betwistten de drie stromingen elkaar, maar tegenwoordig zijn we ervan overtuigd dat de oorzaak van een psychiatrische ziekte ligt in een combinatie van deze factoren: lichamelijk, sociaal en psychologisch (zie fig. 8.2). Per patiënt zal de verhouding van deze factoren anders zijn. Sommige ziektebeelden worden bij de ene patiënt meer veroorzaakt door zijn sociale situatie (werkloos, geen vrienden, eenzaam), door een lichamelijke oorzaak (depressie door een nog niet ontdekte kanker) of door een psychologische oorzaak (in zijn jeugd niet geleerd met agressie om te gaan). Van een ziekte als manische depressiviteit is bekend dat ze voornamelijk veroorzaakt wordt door een lichamelijke en erfelijke factor. Door de verbeterde

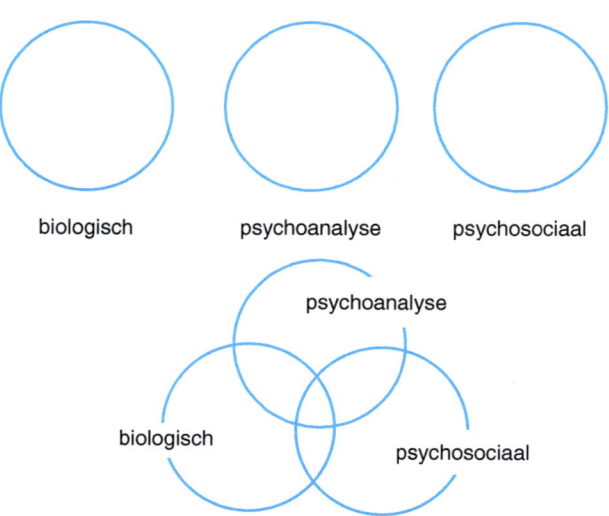

Figuur 8.2 Stromingen in de psychiatrie

techniek om de processen in de hersenen te onderzoeken, weten we steeds meer over wat zich daar allemaal afspeelt. Een grote groep wetenschappers is ervan overtuigd dat veel psychiatrische ziektebeelden een lichamelijke oorzaak hebben. Uiteraard zal dit van invloed zijn op de behandeling van ziektebeelden in de toekomst.

De huisarts is de aangewezen persoon om alle aspecten van een patiënt te bekijken. Hij kent meestal de sociale omgeving van de patiënt, de familie en zijn voorgeschiedenis. Veel klachten worden door de huisarts of de POH-ggz (praktijkondersteuner huisarts-geestelijke gezondheidszorg) behandeld. Bij ernstigere klachten wordt de patiënt verwezen naar de basis-GGZ. Dit zijn vaak eerstelijns psychologen. Zonodig wordt de patiënt verwezen naar gespecialiseerde GGZ. Een psychiater is een arts die zich gespecialiseerd heeft. Hij mag dus ook recepten uitschrijven. Ook psychologen en psychotherapeuten houden zich bezig met de psychiatrie. Zij zijn geen arts en behandelen de patiënt vanuit een andere invalshoek. Een maatschappelijk werker kan in de eerste lijn een rol spelen bij psychische problemen waarvan de oorzaak sociaaleconomisch van aard is. Een voorbeeld hiervan is depressieve klachten door schuldproblemen.

Bij de gespecialiseerde GGZ werken psychiaters, psychologen en psychiatrisch verpleegkundigen samen aan de behandeling van de patiënt. Daartoe wordt een behandelplan opgesteld, waarbij gekeken wordt wat de beste behandeling is voor de patiënt. Meestal zal dit een combinatie zijn van verschillende therapieën, zoals medicatie, gesprekken met de psychiater of psycholoog, en groepstherapieën.

De verschillende stromingen (psychoanalyse, biologisch, sociaal) hebben voor dezelfde ziekte andere namen gebruikt, afhankelijk van hoe ze over de oorzaak dachten en tegen de ziekte aankeken. Soms gebruikten ze dezelfde naam maar dan kon het zijn dat ze over andere ziektebeelden spraken. Het was niet goed afgebakend.

In de jaren vijftig werd de behoefte groot om duidelijker de ziekten te benoemen, te classificeren. Als iedereen het over hetzelfde heeft dan kun je behandelingen en onderzoeksresultaten beter met elkaar delen. De Amerikaanse Vereniging van Psychiaters heeft hiertoe een eerste aanzet gegeven. Ze gaven het 'Handboek voor Diagnostiek en Statistiek van Psychische Ziekten' (Diagnostic and Statistical Manual of Mental Disorders) uit. Dit boek is nu het internationale standaardwerk geworden. Op dit moment wordt gebruikgemaakt van de vijfde editie uit 2013, afgekort de DSM-V. Van alle psychische ziektebeelden vind je hier de criteria of symptomen waaraan een patiënt moet voldoen voordat je de diagnose mag stellen. Ook in Nederland wordt gewerkt met de DSM-V-criteria .

8.2 Stemmingsstoornissen

Op het ene moment ben je vrolijk en goedgehumeurd en het volgende moment ben je een beetje stiller en baal je van het een of ander. Soms zijn die stemmingsveranderingen goed te verklaren door een gebeurtenis, soms is het onduidelijk voor je waarom je je zo rot voelt. Onze stemming is niet vlak, maar schommelt van dag tot dag en soms zelfs van uur tot uur. Wanneer een stemming gedurende langere tijd heftig is, spreken we van een stemmingsstoornis. We behandelen achtereenvolgens overspannenheid, depressie, manie en bipolaire stoornis.

8.2.1 Overspannen

Er zijn verschillende woorden en begrippen in gebruik die allemaal net zo onduidelijk zijn als de term 'overspannenheid'. Men spreekt van 'overwerkt', 'afgeknapt', 'ingestort', 'surmenage' en de laatste jaren van 'burn-out'. Ook bedoelen artsen en patiënten vaak verschillende dingen met deze termen. Op de voorgrond staat in ieder geval een stemmingsstoornis. Patiënten zijn wat somberder.

Daarnaast is er een heel scala aan lichamelijke en geestelijke klachten. Patiënten zijn snel geprikkeld, gespannen, angstig en onzeker. Meestal zijn ze aan het piekeren, wat weer tot slapeloosheid en moeheid leidt. Ook kunnen er vage lichamelijke klachten zijn, zoals duizeligheid, buikpijn- en hoofdpijnklachten. Vaak zijn ze emotioneel ook wat labiel. Ze kunnen om niets in huilen uitbarsten.

De oorzaak van overspannen worden is meestal een wanverhouding tussen willen en kunnen of een wanverhouding tussen draaglast en draagkracht (zie ◘ fig. 8.3). Wat we kunnen is afhankelijk van een aantal factoren, zoals: hebben we geleerd om op te komen voor onszelf, hebben we geleerd om met tegenvallers om te gaan, hebben we onze sociale vaardigheden voldoende kunnen ontwikkelen, hoe hoog is ons intellectueel niveau? Van dit kunnen is onze draagkracht voor een groot gedeelte afhankelijk.

Daarnaast spelen bij draagkracht andere factoren een rol, zoals kunnen terugvallen op familie en vrienden, plezierige woon- en werkomstandigheden. Hoe sterk je draagkracht ook is, als de last te zwaar wordt, zul je deze op een gegeven moment niet meer kunnen dragen. Dit noemen we 'psychisch decompenseren'. Je wordt overspannen.

Sommige mensen hebben onbewust, meestal voortkomend uit situaties in hun jeugd, de neiging te veel te willen. Ze stellen te hoge eisen aan zichzelf, ze zijn nooit tevreden over hun prestaties of denken dat anderen daarover niet tevreden zijn. Als je op een gegeven moment niet meer kan voldoen aan die eigen maatlat die te hoog ligt, kan dat op den duur leiden tot een decompensatie.

Patiënten komen meestal niet op het spreekuur met de klacht van 'ik ben overspannen'. Meestal komen ze met vage lichamelijke klachten en moet de huisarts de diagnose stellen. De behandeling bestaat in eerste instantie uit rust. De patiënten moeten tijdelijk of soms definitief een stapje terug doen. Soms moet er medicamenteuze ondersteuning zijn in de vorm van

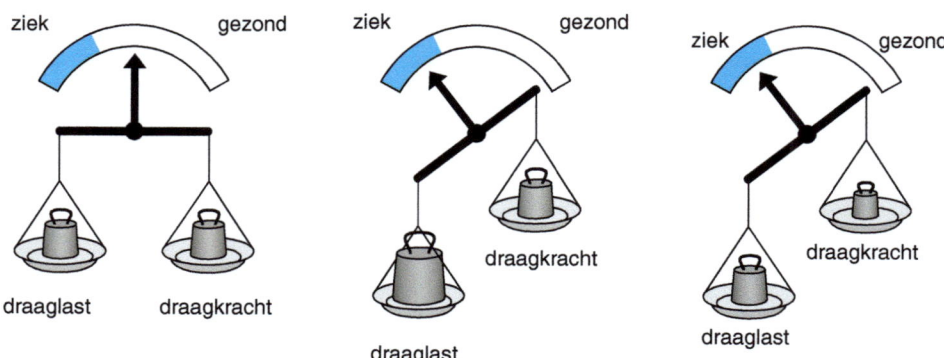

■ **Figuur 8.3** Draaglast en draagkracht. Bij de eerste balans is er een evenwicht tussen draaglast en draagkracht, bij de tweede is het evenwicht verstoord omdat de draaglast fors is toegenomen. Op de derde balans slaat de balans door naar de ziekte ten gevolge van de afgenomen draagkracht.

slaaptabletten of rustgevende tabletten (oxazepam, diazepam). Daarnaast moet in gesprekken duidelijk worden waardoor de balans van kunnen en willen of draagkracht en draaglast naar de verkeerde kant is doorgeslagen. Patiënten kunnen bewust worden gemaakt van hun eigen functioneren en kunnen leren met iets minder genoegen te nemen. Soms betekent dit dat bijvoorbeeld een promotie naar een hogere functie, die achteraf net iets te hoog gegrepen bleek, ongedaan gemaakt moet worden.

Ook is het mogelijk om de draagkracht wat te vergroten. Ondersteuning door het algemeen maatschappelijk werk, leren om eens 'nee' te durven zeggen en voor jezelf op te komen. Maar ook mensen aansporen om hun sociale contacten uit te breiden en voor ontspanning te zorgen. Een en ander is natuurlijk afhankelijk van de onderliggende oorzaak van de psychische decompensatie. Meestal is een patiënt na enkele weken tot maanden weer in staat normaal te functioneren.

8.2.2 Depressie

Bij een depressie is er een langere periode van een sombere stemming. Je kunt het niet vergelijken met verdriet hebben. Verdriet hebben gaat om iets of iemand en gaat weer over. Als je iemand verloren hebt, kun je hierover enige tijd somber en verdrietig zijn, maar dit noemen we geen depressie. Als alle kenmerken of symptomen (DSM-V) aanwezig zijn, spreken we van een depressie. Wanneer ze niet allemaal aanwezig zijn maar de patiënt wel hinder ondervindt van zijn sombere stemming dan spreken we van depressieve klachten. Uiteraard komen deze veel vaker voor.

Het is op zichzelf niet moeilijk om de diagnose depressie te stellen, als de huisarts er maar aan denkt. De patiënt kan zich namelijk met een groot aantal verschillende klachten presenteren.

■ **Diagnose**

Als er aanleiding is om te denken aan een depressie of depressieve klachten zal de huisarts enkele oriënterende vragen stellen naar een sombere stemming of depressieve gevoelens. Als hij daar een positief antwoord op krijgt, gaat hij de klacht verder onderzoeken door een gerichte anamnese. Er zijn verschillende gestructureerde vragenlijsten die de arts kan gebruiken om tot de diagnose te komen. Hij vraagt naar de volgende symptomen:

Kernsymptomen:
1. *sombere stemming gedurende het grootste deel van de dag;*
2. *duidelijke vermindering of verlies van interesse of plezier in alle of bijna alle activiteiten.*

Overige symptomen:
3. duidelijke gewichtsvermindering of gewichtstoename;
4. slapeloosheid of overmatig slapen;
5. psychomotorische opgewondenheid of remming;
6. moeheid of verlies van energie;
7. gevoelens van waardeloosheid of overdreven of onterechte schuldgevoelens;
8. verminderd vermogen tot nadenken, concentratie of besluiteloosheid;
9. terugkerende gedachten aan de dood, terugkerende zelfdodingsgedachten of specifiek plan voor zelfdoding.

Iedereen heeft wel eens een van de hiervoor genoemde symptomen. De diagnose mag pas worden gesteld als gedurende een periode van minimaal twee weken vijf of meer van deze symptomen aanwezig zijn. Daarbij moet dan minimaal een van twee kernsymptomen aanwezig zijn.

Bij minder dan vijf symptomen spreken we van depressieve klachten. De meeste patiënten ervaren een depressie als iets wat hun overkomt en waarop ze geen vat hebben, ze kunnen het niet beïnvloeden. De lijdensdruk is groot en deze ziekte heeft een enorme invloed op de patiënt en zijn omgeving met grote consequenties. Toch is het belangrijk voor de patiënt om te weten dat depressieve klachten vaak voorkomen en meestal vanzelf weer overgaan. 60 % van de patiënten is binnen een half jaar van de klachten af. Vooral een actieve houding van de patiënt is erg belangrijk en beïnvloedt het herstel gunstig.

▪ Behandeling

Voor de behandeling is het van belang om een onderscheid te maken tussen depressieve klachten en een depressie. Ook de ernst van de depressie zal moeten worden ingeschat. Dit doet de huisarts door te kijken naar hoe groot de lijdensdruk is bij de patiënt, hoe hij zijn klachten ervaart. Verder zal hij meewegen in hoeverre de patiënt nog sociaal functioneert en of er ook nog andere psychische of somatische ziekten een beïnvloedende rol spelen. Al deze factoren bepalen de ernst van de depressie.

De huisarts zal in gesprek gaan met de patiënt waarbij de manier waarop de arts naar de patiënt luistert belangrijk is. Hij zal open en stimulerend moeten zijn, een luisterend oor bieden en voorlichting geven over het verloop van de depressie. Daarbij is het belangrijk dat de patiënt actief medeverantwoordelijk wordt gemaakt voor de aanpak van de klachten en dat de patiënt in beweging komt of blijft. Voorkomen moet worden dat de patiënt maar doelloos voor zich uit gaat zitten staren of in bed blijft liggen. De patiënt moet zijn dag duidelijk indelen en er een vaste structuur van maken. Iedere dag sta ik zo laat op, dan eet ik, enzovoort. Ook zal de patiënt activiteiten moeten plannen omdat er anders niets van komt. De patiënt moet ook 'leuke' activiteiten inplannen. Daarnaast is elke dag wandelen, gezond eten, onderhouden van sociale contacten en sporten erg belangrijk. Bij depressieve klachten kan blijven werken, eventueel op therapeutische basis, voorzien in een duidelijke dagstructuur met zinvolle activiteiten en wordt daarom ook aanbevolen.

Belangrijk is wel dat de patiënt verantwoordelijk is voor het invullen van zijn eigen schema en activiteiten. De huisarts begeleidt, zal adviezen geven en het evenwicht bewaken in de activiteiten, maar zal de verantwoordelijkheid niet overnemen, omdat het resultaat van de behandeling daarmee slechter is.

Bij patiënten die wat ernstiger depressief zijn kan het gebeuren dat de patiënt niet zelf in staat is om activiteiten te ondernemen of te plannen. De huisarts en familieleden kunnen dan, in overleg met de patiënt, een iets meer sturende houding aannemen. Kortdurende psychotherapie of het geven van een antidepressivum kunnen dan helpen. Ook als een patiënt niet voldoende reageert op het eerder ingezette beleid kan uitbreiding van de behandeling nodig zijn, Als de klachten langer dan drie maanden aanhouden wordt dit aangeboden.

Kortdurende psychologische behandeling kan als begeleide zelfhulp via internet, in de vorm van groepscursussen of door een hulpverlener in de eerste lijn die hiervoor getraind is, zoals de POH-ggz, aangeboden worden.

- **Antidepressiva**

Bij antidepressiva wordt in een lage dosering begonnen om bijwerkingen zo veel mogelijk te voorkomen. Ondanks deze voorzorgsmaatregel hebben veel patiënten de eerste week last van bijwerkingen, die daarna verdwijnen. Deze bijwerkingen zijn, afhankelijk van het gekozen middel: droge mond, maag- en darmklachten, obstipatie, duizeligheid, slaperigheid, hartkloppingen en plasproblemen. Terwijl de patiënten de bijwerkingen ervaren duurt het enkele weken voordat er een stemmingsverbetering te verwachten valt. Soms wordt in de eerste weken ook een kalmeringstablet voorgeschreven om de ernstigste klachten wat te verzachten.

De arts kan een keuze maken uit twee groepen medicijnen die even effectief zijn. De groepen worden genoemd naar de invloed die ze hebben op de stofjes die in de hersenen werken of naar de stof:

- de SSRI's (selectieve serotonineheropnameremmers) met als voorbeeld citalopram, fluoxetine en sertraline;
- de TCA's (tricyclische antidepressiva) met als voorbeeld amitriptyline, imipramine en nortriptyline.

8.2.3 Tentamen suicidii

Een depressie is geen onschuldige ziekte. De lijdensdruk van sommige patiënten is erg groot en soms is de enige uitweg die ze zien uit het leven te stappen. Het is voor ons moeilijk voor te stellen hoe je zoiets kunt doen. Bij deze patiënten verlopen de denkprocessen anders. Ze zien zichzelf als oorzaak van de ellende en de zorgen die de familieleden ondervinden. Ze denken dat ze nooit meer beter worden, de wereld is grauw en donker om hen heen en de ellende die ze voelen is zo groot dat de enige oplossing voor henzelf en de omgeving is er een eind aan te maken.

Een poging tot zelfdoding wordt tentamen suicidii genoemd. In het patiëntendossier meestal afgekort met TS. In Nederland doen ongeveer 94.000 personen per jaar een suïcidepoging. Het aantal geslaagde zelfdodingen was in 2017 1.917: 1.304 mannen en 613 vrouwen, dit is ongeveer vijf personen per dag. Hierbij moet aangetekend worden dat het werkelijke aantal waarschijnlijk hoger ligt, omdat een aantal ongevallen, zoals verdrinkingen en sommige auto-ongelukken, als zelfdoding was bedoeld (bron: CBS 2017). Om het aantal zelfdodingen terug te dringen is er meer voorlichting in lesprogramma's op scholen, op televisie en is er een alarmnummer ingesteld. Hier krijgen patiënten direct iemand aan de lijn om mee te praten. Het alarmnummer is 113.

Naast serieuze zelfdodingpogingen komen er ook suïcidegestes voor, pogingen die bedoeld zijn om aandacht te vragen van de omgeving of van hulpverleners. Vaak zijn dit pogingen die geen kans van slagen hebben, zoals krasjes op de polsen en overdosis medicijnen waarna de patiënt kennissen of de arts belt dat hij te veel heeft ingenomen. Deze kreet om hulp moet wel serieus genomen worden. Hierop gaan we verder niet in.

Over zelfdoding bestaat een tweetal hardnekkige, onjuiste veronderstellingen.

- 'Iemand die erover praat die doet het niet.'
- 'Je moet er niet naar vragen of het erover hebben want je brengt ze misschien op een idee.'

Het blijkt dat patiënten vaak al over een poging opmerkingen gemaakt hebben. Deze uitspraken moeten daarom serieus genomen worden. Tegen de tijd dat je bij een patiënt aan zelfdoding begint te denken, heeft de depressieve patiënt hieraan natuurlijk al vaker gedacht. De huisarts zal bij elke depressieve patiënt proberen in te schatten hoe groot de kans op een TS is. Hij doet dit door zeer gericht te vragen of de patiënt hieraan denkt. Als de patiënt zegt dat hij er wel eens aan denkt, probeert de huisarts erachter te komen hoe specifiek de patiënt erover nagedacht heeft. Hoe specifieker hoe groter de werkelijke kans is dat de patiënt een poging zal ondernemen. Dus een patiënt die weet hoe hij het gaat aanpakken, die eventueel al materiaal heeft klaarliggen, vormt een reële bedreiging voor zichzelf. De arts is dan verplicht om deze patiënt tegen zichzelf te beschermen door hem te laten opnemen in een psychiatrisch ziekenhuis of afdeling. Dit kan op vrijwillige basis, maar als de patiënt weigert, kan er ook een gedwongen opname plaatsvinden.

Dit laatste is niet zo gemakkelijk. In Nederland kan alleen de rechter iemand zijn vrijheid afnemen, bijvoorbeeld als straf voor misdaden of als iemand een gevaar is voor zichzelf of anderen. Een onafhankelijk psychiater moet vaststellen of de TS-dreiging zo groot is dat de patiënt ter bescherming van zichzelf opgenomen dient te worden. Nadat de psychiater dit heeft vastgesteld, wordt door de burgemeester, als vervanger van de rechter, een zogenoemde inbewaringstelling (IBS) afgegeven. Pas daarna kan de patiënt worden opgenomen. Deze IBS is maar enkele dagen geldig en kan door een rechter worden omgezet in een rechterlijke machtiging die in eerste instantie zes maanden geldig is.

Als assistent zul je wel eens geconfronteerd worden met een telefoontje waarin iemand aankondigt zelfmoord te willen plegen of die door een overdosis medicijnen, vaak slaap- of kalmeringsmiddelen, verward aankondigt er een eind aan te maken. Meestal is het niet goed mogelijk een gesprek te voeren, maar het is ontzettend belangrijk dat je in ieder geval het adres van de patiënt te weten komt. De huisarts moet immers weten waar hij een spoedvisite moet afleggen. Meestal zal de patiënt opgenomen worden voor een maagspoeling en overleg met de psychiater.

Ook zul je wel eens te maken krijgen met een geslaagde zelfmoordpoging. Het is begrijpelijk dat dit grote indruk op je maakt. Na een zelfdoding spitst de aandacht van familieleden en de omgeving zich vooral toe op de vraag waarom en hoe iemand zoiets nu kan doen. Wij proberen dan met ons gezonde verstand te bevatten hoe de gedachtegang van een depressieve patiënt geweest moet zijn. Dit lukt nooit! De zelfmoord wordt ook ineens los gezien van de onderliggende ziekte. Depressie is geen onschuldige ziekte, een aantal patiënten gaat eraan dood. De dood is geen vrije keuze van de patiënt, maar een eindresultaat van zijn ziekte, zoals ook sommige kankerpatiënten uiteindelijk overlijden aan hun ziekte. Soms helpt het nabestaanden om dit proces te benadrukken, waardoor ze de zelfdoding beter kunnen accepteren.

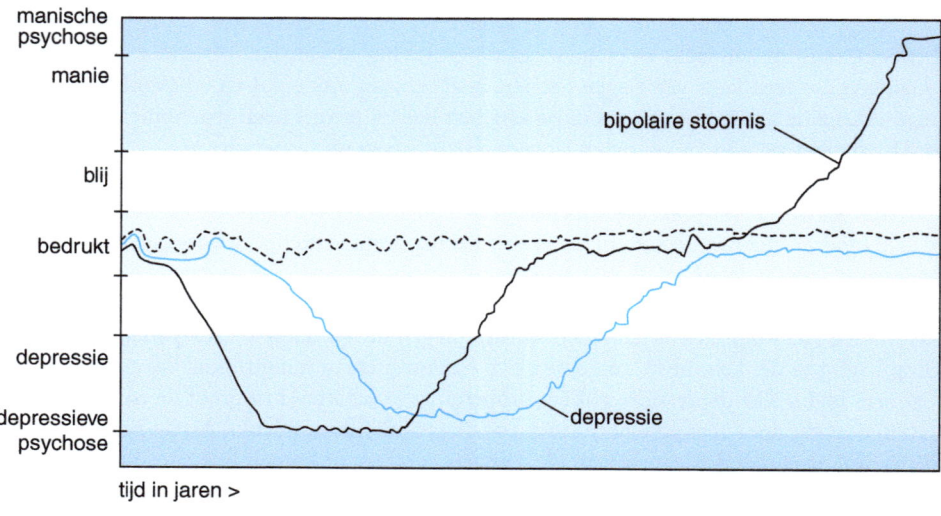

Figuur 8.4 Verloop van stemmingsstoornissen

8.2.4 Bipolaire stoornis

Behalve de sombere stemmingsstoornissen bestaat er ook naar de andere kant toe een stemmingsstoornis, die we manie noemen. De patiënt is hierbij opgewonden, uitbundig en hyperactief met een ongeremde energie. Hij is overheersend aanwezig in gezelschappen. Hij kan toe met weinig slaap, loopt over van plannen, praat erg veel met onverwachte, grappige gedachtesprongen. Hij leidt aan zelfoverschatting die kan variëren van niet-kritisch naar zichzelf kijken tot opzetten van niet-realiseerbare projecten. Hij is snel afgeleid, waardoor veel plannen half afgemaakt blijven liggen. Door zelfoverschatting en al die plannen komen de patiënten vaak in de problemen. Er worden dingen gekocht, zakelijke transacties gesloten, mensen worden onfatsoenlijk behandeld. De patiënt merkt hiervan meestal niets omdat elk ziekte-inzicht ontbreekt. Alles gaat immers fantastisch! Het is dan ook meestal de naaste omgeving van de patiënt die op een bepaald moment aan de bel trekt, omdat het gedrag van de patiënt tot de nodige problemen leidt.

De manie zien we meestal als een onderdeel van de bipolaire stoornis. Dit wordt ook wel een manisch-depressieve psychose genoemd. Een depressie wordt afgewisseld met een manische periode. Tussen deze twee uiterste stemmingspolen is er meestal een periode van maanden tot jaren waarin de patiënt normaal functioneert.

In fig. 8.4 zie je het verloop van verschillende stemmingsstoornissen.

Behandeling bestaat veelal uit opname op een psychiatrische afdeling. De patiënt krijgt medicijnen (antipsychotica) om rustig te worden en wordt in een prikkelarme omgeving verpleegd. Na enkele weken kan de patiënt meestal met medicijnen weer naar huis en soms kunnen de medicijnen worden afgebouwd. Vaker wordt de patiënt echter ingesteld op een onderhoudsdosering. De behandeling bestaat dan meestal uit lithiumcarbonaat (tablet 400 mg, individuele dosering). Bij het gebruik van lithiumcarbonaat moet regelmatig controle van de bloedspiegel plaatsvinden, omdat de therapeutische breedte erg klein is. Er is gevaar voor stapeling, waardoor onaanvaardbare bijwerkingen optreden. Tevens dient de nier- en schildklierfunctie te worden gecontroleerd in verband met een mogelijk schadelijke invloed hierop van dit middel.

8.2.5 Psychose

Een zeer ernstige vorm van depressie en manie is de psychotische depressie en de psychotische manie. Behalve de kenmerken van een depressie respectievelijk manie zijn er psychotische kenmerken, zoals hallucinaties en wanen.

Een hallucinatie is een stoornis in het waarnemen. Dit kan het geval zijn bij alle zintuigen (horen, zien, voelen, ruiken, proeven). Dat een patiënt stemmen hoort komt het meest voor. Hij kan deze stemmen in zijn hoofd horen, uit een kast of in zijn grote teen, soms zijn er ook verschillende stemmen. Bij visuele hallucinaties ziet de patiënt dingen of personen die er niet zijn.

Een waan is een stoornis in het denken. Het zijn denkbeelden waarvan de patiënt niet af te brengen is ondanks overtuigende bewijzen tegen zijn denkbeelden. Vaak zijn het grootheidswanen en religieuze wanen (ik ben God, ik ben koning), betrekkingswanen (iemand steelt mijn gedachten, gedachten van anderen worden in mijn hoofd ingebracht), achtervolgingswanen (de CIA probeert me te vermoorden, ze proberen dingen van me weg te halen).

Psychotische verschijnselen kunnen bij verschillende psychiatrische ziektebeelden voorkomen.

8.2.6 Schizofrenie

Schizofrenie is een ziekte waarbij de hallucinaties en wanen de meest in het oog springende verschijnselen zijn. Dit is een ernstige psychische stoornis die ongeveer één op de honderd psychiatrische patiënten treft. Meestal ontstaat de ziekte tussen het vijftiende en dertigste jaar. Voordat de diagnose definitief gesteld wordt, worden vaak allerlei vage tussendiagnosen gesteld, zoals 'overspannen', 'depressief', 'identiteitscrisis in de puberteit'. Het is moeilijk om de diagnose te stellen en de diagnose drukt een groot stempel op iemand en zijn omgeving. De prognose is niet gunstig. Slechts 33 % van de patiënten herstelt volledig, 33 % zal verschillende malen een psychotische periode doormaken en 33 % zal chronisch onder psychosen gebukt gaan en worden opgenomen in een psychiatrische inrichting. Vooraf is niet te voorspellen tot welke groep een patiënt behoort. Het aantal zelfdodingen onder schizofreniepatiënten is hoog.

Over de oorzaak van schizofrenie is niet veel bekend. Een erfelijke component is aanwezig. Dit blijkt uit het feit dat in bepaalde families schizofrenie meer voorkomt dan in andere. Bij schizofrenie komen de auditieve hallucinaties (geluidshallucinaties) het meest voor. De patiënt hoort zijn eigen gedachten hardop, hoort meerdere stemmen in zijn hoofd over hem praten, hoort stemmen die rechtstreeks tegen hem praten en dwingend zijn in de zin van opdrachten geven of die in negatieve zin praten, zoals 'je deugt niet, je bent stom'. De wanen zijn vaak bizar. Het is duidelijk dat ze niet echt kunnen zijn. De patiënt denkt bijvoorbeeld dat er een zendertje in zijn hoofd zit, dat gedachten via een computer onttrokken worden, dat hij van een andere planeet afkomstig is, enzovoort. Meestal zijn het betrekkingswanen.

Bij een betrekkingswaan ziet de patiënt normale dingen die om hem heen gebeuren of neutrale dingen die gezegd worden, als iets negatiefs en iets wat met de patiënt zelf te maken heeft. Hij betrekt het op zichzelf en geeft er een ongebruikelijke negatieve betekenis aan.

Daarnaast zijn er andere denkstoornissen waarbij de gedachtegang van de patiënt absoluut niet te volgen is. Dit blijkt uit antwoorden op vragen waaraan dan geen touw is vast te knopen.

Bij schizofrenie zijn er behalve de positieve symptomen, symptomen die zich kenmerken doordat er meer is dan normaal (stemmen, wanen), ook negatieve symptomen. Deze negatieve symptomen kenmerken zich door het ontbreken van iets. De patiënt kan het contact met de werkelijkheid verliezen, kan zichzelf steeds meer verwaarlozen en zich terugtrekken uit het 'normale' leven. Vaak is hij niet in staat een emotionele band aan te gaan met familieleden of vrienden. Er is initiatiefverlies. Dit alles kan resulteren in een zich verwaarlozende wereldvreemde eenzame patiënt.

De behandeling met medicijnen (antipsychotica) beïnvloedt wel de wanen en de hallucinaties, maar het onderliggende proces slechts in beperkte mate. Onderhoudsmedicatie vertraagt het uitbreken van een nieuwe psychotische periode en zal die periode milder maken. Sommige patiënten reageren goed op medicatie, andere helemaal niet. Het is vooraf niet uit te maken welke patiënten wel en welke niet zullen reageren. Behalve medicatie is een goede psychosociale begeleiding noodzakelijk. Regelmatige contacten met psychiatrisch verpleegkundigen, maatschappelijk werk en de psychiater voorkomen dat de patiënt weer snel terugvalt, en anderzijds kan men een eventuele terugval snel signaleren. Veel schizofreniepatiënten zijn niet in staat normaal in de maatschappij te functioneren. Een gezinssituatie opbouwen of deelnemen aan het arbeidsproces zet de patiënten onder een te grote druk. Een derde van de patiënten wordt permanent opgenomen in een psychiatrische kliniek. Een kleine groep patiënten onttrekt zich aan enige vorm van behandeling. Een aantal van hen komt terecht in de groep van zwervers en daklozen in de grote steden.

- Geïsoleerde psychose of waan

Bij een psychose of een waan bij een jongvolwassene wordt niet in eerste instantie aan schizofrenie gedacht. In de differentiaaldiagnose hoort de geïsoleerde psychose of waan. Vooral bij jongeren kan een kortdurende periode voorkomen waarin een psychose of waan ontstaat die na behandeling verdwijnt. De kans dat deze ooit terugkomt is klein.

- Antipsychotica

De eerste antipsychotica zijn pas sinds de jaren zestig op de markt. Daarvoor was de behandeling van de psychosen moeilijk en de prognose slecht. De antipsychotica werken in op het centrale zenuwstelsel en remmen de overdracht van een chemische stof (neurotransmitter) in de spleet tussen twee zenuwen (de synaps). Ze hebben daardoor een remmende werking op de geestelijke activiteit in onze hersenen, waardoor de hallucinaties en de wanen afnemen. Het zijn beide uitingen van overdreven hersenactiviteit (dingen zien of horen die er niet zijn en oncontroleerbare denkprocessen). Bij een te hoge dosis worden ook andere hersenactiviteiten geremd, waardoor een beeld ontstaat van spierstijfheid, bewegingsarmoede en trillingen. Dit beeld lijkt op de ziekte van Parkinson. Het is dan ook niet verwonderlijk dat er bij de ziekte van Parkinson een tekort aan die neurotransmitter bestaat. Het probleem is de juiste dosering te vinden waarbij de psychotische verschijnselen verdwijnen en de bijwerkingen nog niet optreden.

Bij acute psychose wordt gebruikgemaakt van haloperidol (intramusculair of in tabletvorm) of zuclopentixol. Als assistent zul je zelden een patiënt met een acute psychose zien. Het heeft geen zin om tegen de wanen of de hallucinaties in te gaan. Voor de patiënt zijn deze net zo echt als voor ons onze omgeving. Vaker zie je patiënten met herhaalrecepten, die de medicatie chronisch gebruiken. Een klein aantal patiënten gebruikt een intramusculair depotpreparaat. De patiënt komt dan eens in de drie tot vier weken voor een injectie, die de assistent meestal geeft.

8.3 Persoonlijkheidsstoornissen

Met onze persoonlijkheid bedoelen we het gedrag en de kenmerken van onszelf, die we vertonen vanaf de vroegvolwassen leeftijd. Het is een duurzaam vast gegeven dat meestal de rest van ons leven blijft bestaan. Aangenomen wordt dat onze persoonlijkheid gedeeltelijk door aangeboren factoren en gedeeltelijk door psychische en sociale ontwikkelingsfactoren gevormd wordt.

Bij een persoonlijkheidsstoornis zijn er problemen in het sociale of beroepsmatige functioneren van een persoon of moet er een bepaalde manier van lijden aanwezig zijn. De 'borderlinepersoonlijkheidsstoornis' wordt wat uitgebreider behandeld. Van enkele andere worden de voornaamste kenmerken genoemd.

Een borderlinepersoonlijkheidsstoornis is een psychiatrisch ziektebeeld dat verschillende vormen en gradaties van ernst kan aannemen. Het woordje 'borderline' komt uit het verleden toen men dacht dat deze stoornis op de grens lag van twee andere aandoeningen. De diagnose wordt zowel bij kinderen als bij jongvolwassenen gesteld. De oorzaak is niet precies bekend, maar de volgende factoren spelen een rol: een aangeboren impulsief gedrag met stemmingswisseling in combinatie met ernstige ingrijpende problemen in de jeugd. Dit kan variëren van emotionele verwaarlozing, kindermishandeling en incest tot instabiele relaties met de ouders. Het basisgevoel van veiligheid en geborgenheid waaraan ieder kind een enorme behoefte heeft, ontbreekt meestal bij deze patiënten. Het gevolg is een groot wantrouwen ten opzichte van anderen, en niet in staat zijn om relaties aan te gaan of in stand te houden, terwijl daaraan wel grote behoefte bestaat. Patiënten zijn vaak onzeker en hebben problemen met hun eigen identiteit en soms ook met hun seksuele identiteit.

De stemmingswisselingen kunnen sterk en snel omslaan door kleine tegenslagen. De gevoelens zijn slecht onder controle. Er wordt veel zwart-wit gedacht. Iemand is of 'het einde' of hij 'deugt helemaal niet'. Als je niet voldoet aan de hooggespannen verwachtingen, dan laten deze patiënten je vallen als een baksteen en kraken ze je af. Ze hebben de neiging impulsief dingen te ondernemen zonder er eerst over na te denken. Je kunt je voorstellen dat dit tot problemen kan leiden. Soms veroorzaken innerlijke geestelijke spanningen automutilatie, het zichzelf opzettelijk verwonden door bijvoorbeeld te krassen op armen en gelaat of door zichzelf te slaan met de vuisten. Tot slot komen er onder stress psychotische verschijnselen voor, zoals hallucinaties en wanen. Meestal duren deze maar enkele uren, maar ze zijn voor de patiënt zeer beangstigend.

De behandeling bestaat soms uit opname in een psychiatrisch ziekenhuis, soms kan door begeleiding een opname voorkomen worden. Behalve medicijnen, zoals antidepressiva, antipsychotica of kalmeringsmiddelen, is langdurige gesprekstherapie noodzakelijk. De nadruk ligt daarin op de verlatingsangst, het gebrek aan zelfvertrouwen en de problemen die patiënten ondervinden bij het aangaan en in stand houden van relaties. De behandeling verloopt vaak met periodes van terugval en soms moet de patiënt weer tijdelijk opgenomen worden. Meer dan de helft van de patiënten blijkt zich na het veertigste jaar redelijk te kunnen handhaven in een stabiele situatie. Bij onverwachte wendingen in het leven zie je vaak een terugval en zal tijdelijke hulp van de huisarts of psychiater nodig zijn om patiënten weer grip op hun eigen leven te laten krijgen.

Andere persoonlijkheidsstoornissen zijn de narcistische, theatrale, antisociale, afhankelijke en dwangmatige persoonlijkheidsstoornis.

- **Een overzicht van persoonlijkheidsstoornissen**

De borderlinepersoonlijkheid:
- komt in meerdere of mindere mate voor bij 1 à 2 % van de bevolking;
- heeft onevenwichtige en intense relaties, die nu eens geïdealiseerd, dan weer als waardeloos beschouwd worden;
- heeft een tekort aan zelfbeheersing dat de patiënt schade kan berokkenen (minstens twee van de volgende kenmerken: geld verkwisten, drugs gebruiken, risico's nemen met seks, roekeloos autorijden, vreetbuien);
- vertoont suïcidaal gedrag, automutilatie ('krassen');
- voelt zich chronisch 'leeg';
- heeft voortdurend angst verlaten te worden; zal dreigende verlating zo veel mogelijk proberen tegen te gaan door claimend gedrag, automutilatie en dreiging met suïcide;
- verlangt naar echt contact, maar je kunt dat niet met hem krijgen (hij reageert kopschuw bij genegenheid).

De narcistische persoonlijkheid:
- vindt zichzelf fantastisch en enorm belangrijk;
- is vooral bezig met succes, macht;
- eist dat iedereen hem bewondert;
- meent over speciale voorrechten te beschikken;
- gebruikt de medemens om zijn doelen te bereiken;
- is jaloers op anderen en gelooft dat anderen jaloers op hem zijn;
- heeft een tekort aan invoelend vermogen, heeft een hooghartige houding.

De theatrale persoonlijkheid:
- voelt zich ongemakkelijk wanneer hij niet in het middelpunt van de belangstelling staat;
- gedraagt zich uitdagend in de omgang met anderen en vertoont ongepast seksueel toenaderingsgedrag;
- heeft snel wisselende en oppervlakkige gevoelens;
- vertoont theatraal (onecht, net of hij voortdurend toneelspeelt), overdreven, kinderlijk gedrag;
- beleeft de verhoudingen met anderen als intiemer dan ze in werkelijkheid zijn.

De antisociale persoonlijkheid:
- is degene die zelf niet lijdt, maar anderen doet lijden (de vroegere 'psychopaat');
- is bijna altijd een man;
- is als kind vaak verwaarloosd en misbruikt;
- is lichtgeraakt, agressief, impulsief; hij bedriegt, heeft geen wroeging of spijt;
- heeft vaak last van gedeeltelijke uitdoving bij het ouder worden.

De afhankelijke persoonlijkheid:
- heeft gebrek aan zelfvertrouwen;
- is niet in staat alledaagse beslissingen te nemen zonder uitgebreid advies en geruststelling van anderen;
- is bereid om onplezierige taken op zich te nemen teneinde steun van een ander te krijgen;
- is bang om alleen te zijn, zoekt na beëindiging van een intieme relatie direct een nieuwe partner als bron van zorg en steun.

De dwangmatige persoonlijkheid:
- is voortdurend bezig met kleinigheden, regels, organisatie, en dergelijke;
- heeft een overdreven perfectionistische inslag en is star;
- kan slecht samenwerken met anderen (of ze moeten het precies zo doen als hij het wil);
- is gierig.

8.4 Angststoornissen

Angst is een normaal gevoel dat optreedt bij naderend gevaar. Het gaat gepaard met lichamelijke veranderingen, zoals toename van de hartfrequentie, sneller ademhalen, transpireren en stijging van de bloeddruk. Het lichaam wordt in optimale conditie gebracht om het naderende gevaar op gepaste wijze af te wenden. Dit kan zijn vechten of vluchten. Het hormoon adrenaline komt in grote hoeveelheden in ons bloed en zorgt voor deze lichamelijke effecten. Angst is normaal en beschermt ons tegen onverantwoorde dingen. Als je op het randje van het trottoir gaat staan, dan sta je stevig als een huis. Toch zal niemand het in zijn hoofd halen om met zijn voeten tot aan het randje van het dak te schuiven op een torenflat, terwijl je dan in principe net zo stevig staat als op het trottoir.

We spreken van angstklachten als de angst invoelbaar en voorstelbaar is, en samenhangt met bedreigende omstandigheden of gebeurtenissen. De patiënt zal de angst heftiger ervaren dan normaal gebruikelijk is.

We spreken van een angststoornis als de angst gepaard gaat met door de patiënt aangegeven aanhoudend lijden of als de angst zo heftig is dat normaal functioneren niet mogelijk is. De angst is voor een ander niet meer als 'normale angst' invoelbaar. Als oorzaak wordt weer de combinatie gezien van biologische, psychologische en sociale factoren. Verkeerde uitleg aan de lichamelijke verschijnselen die bij angst optreden, het leggen van onjuiste verbanden, verkeerde voorbeelden van anderen en nare ervaringen in het verleden kunnen de stoornis in stand houden.

Angststoornissen komen veel voor. Meer dan zeventig per duizend patiënten lijden aan een angststoornis. Ze zijn echter niet allemaal bekend bij de huisarts, enerzijds omdat niet iedereen hulp zoekt, anderzijds omdat de diagnose niet altijd gesteld wordt. Bij de huisarts zijn ongeveer zeven per duizend mannen en veertien per duizend vrouwen bekend met een angststoornis. De indeling van angststoornissen is als volgt.

- **Gegeneraliseerde angststoornis**

De gegeneraliseerde angststoornis is een min of meer vage continue angst of bezorgdheid. Zorgen over gezondheid, werk, de kinderen, de toekomst, meestal de hele dag piekeren, slaapproblemen, prikkelbaarheid en moeite om zich te concentreren.

- **Paniekstoornis**

De paniekstoornis verloopt aanvalsgewijs en gaat met zeer heftige angst gepaard en allerlei lichamelijke symptomen, zoals zweten, benauwdheid, hartkloppingen, buikpijn, tintelingen in vingers en beven. De patiënt is niet in staat normaal te functioneren. Deze aanvallen kunnen één keer per week tot enkele malen per dag optreden. Bij de paniekstoornis hoort ook anticipatieangst. Dit is de angst die de patiënt voelt alleen al bij het idee dat hij weer een paniekstoornis kan krijgen. Ook vermijdingsgedrag komt in 90 % van de gevallen voor. De patiënt probeert situaties waarin hij eerder een paniekaanval kreeg te voorkomen. Hiertoe hoort ook agorafobie: vrees voor plaatsen of situaties waar de patiënt in verlegenheid kan worden gebracht door zijn paniekaanval. Liever eenzaam thuis dan afgaan midden in een groot warenhuis!

Hyperventilatie is geen apart beeld, maar is een onderdeel of symptoom van een paniekstoornis.

Obsessieve compulsieve stoornis (OCS)

Bij de obsessieve compulsieve stoornis (OCS) is sprake van dwanghandelingen (compulsie) en dwanggedachten (obsessie). Deze dwanghandelingen en dwanggedachten kunnen gecorrigeerd worden, maar dat gaat dan ten koste van veel angst die de patiënt moet doorstaan. Dit is ook de reden waarom de OCS tot de angststoornissen behoort.

Iedereen is wel eens teruggegaan om te kijken of het gas uit is, terwijl je eigenlijk zeker weet dat het wel uit is. Toch moet je gaan kijken voordat je rust hebt. Dit is een voorbeeld van een dwanggedachte. Ook sporters hebben vaak vaste rituelen die zogenaamd geluk moeten brengen. Ze moeten bepaalde handelingen verrichten voordat ze aan de wedstrijd beginnen.

We spreken pas van een OCS wanneer een patiënt hier meer dan één uur per dag mee bezig is en wanneer het zijn normale functioneren verstoort. Patiënten kunnen bijvoorbeeld smetvrees hebben, uren onder de douche staan, alles eindeloos afwassen, niets durven aanraken. Of alles in huis keurig opgeruimd hebben en altijd alles op precies dezelfde plek hebben staan en dit de hele dag controleren.

De obsessieve compulsieve stoornis is moeilijk te behandelen. De behandelaar is vaak al tevreden als de patiënt het aantal handelingen zo sterk vermindert dat hij redelijk kan functioneren. Meestal is de behandeling een combinatie van gedragstherapie en een bepaald antidepressivum (een SSRI, selectieve serotonineheropnameremmer: fluvoxamine, paroxetine).

Posttraumatische stressstoornis

De posttraumatische stressstoornis (PTSS) is een angst die ontstaat na het meemaken van een schokkende gebeurtenis, bijvoorbeeld als slachtoffer of getuige van een overval, als slachtoffer van agressie, verkrachting, ongeval of oorlog. De angst kan ontstaan aansluitend aan de gebeurtenis, maar ook pas jaren later. De patiënt herbeleeft de situatie en de bijbehorende angst door flarden van beelden te zien, erover te dromen en er steeds aan terug te denken. De behandeling bestaat uit het leren verwerken van die gebeurtenis.

Sociale fobie

Bij een sociale fobie is de patiënt angstig om afgewezen, belachelijk gemaakt of bekritiseerd te worden door anderen. Meestal gaat het gepaard met blozen, transpireren of trillen. Bij de gegeneraliseerde vorm zijn patiënten bang voor gezelschappen, plaatsen en situaties waarmee ze niet vertrouwd zijn. Deze patiënten hebben vermijdingsgedrag. Een lichte vorm van een sociale fobie is bijvoorbeeld iemand die in de klas nooit iets durft te vragen of te zeggen.

Behalve de gegeneraliseerde vorm is er ook nog een specifieke vorm. Alleen in specifieke situaties hebben de patiënten last, bijvoorbeeld als ze mondeling examen moeten doen, het podium op moeten of een toespraak moeten houden.

Bij examen- of podiumvrees kan de patiënt een half uur tot twee uur tevoren een tablet propranolol nemen. Dit is een bètablokker die normaal bij hart- en vaatziekten wordt gegeven. Dit middel remt onder andere de hartactie. De klachten (hartkloppingen, zweten, snel ademen en dergelijke) worden minder, maar het werkt niet in op de angst. Het is geen kalmeringsmiddel. Maar omdat de patiënt geen lichamelijke signalen ervaart die de vicieuze cirkel doen toenemen, blijft hij rustiger.

Specifieke fobie

Bij een specifieke fobie is er een situatie, een voorwerp of beest dat de angst of paniekaanval veroorzaakt. Denk aan een spin, muis of slang, maar ook voorwerpen, zoals een mes of schaar, komen voor. Zolang de specifieke uitlokker van de angstaanval maar vermeden kan worden, is er niets aan de hand en is behandeling ook niet nodig. Als het tot problemen leidt in het dagelijks functioneren, dan is meestal gedragstherapie noodzakelijk waarbij de patiënt langzaam aan de situatie kan wennen.

8.4.1 Behandeling van angststoornissen

Bij de behandeling van angstklachten en angststoornissen speelt voorlichting een belangrijke rol. Het is belangrijk uit te leggen wat de functie van angst is en hoe normale angstreacties door een verkeerde interpretatie kunnen leiden tot een steeds erger wordende angst. Uiteindelijk leidt dit tot angstvermijdend gedrag of, als de situatie niet te vermijden is, tot een angstverminderend gedrag zoals dwanghandelingen, een vlucht in alcohol of kalmeringspillen. Zowel het vermijdend als het verminderend gedrag houdt de angst in stand. De patiënt leert niet om met zijn angsten om te gaan en hij blijft hangen in een vicieuze cirkel. Omdat de angstpatiënt de neiging heeft het probleem door anderen te laten oplossen, moet hij door de huisarts zelf verantwoordelijk worden gemaakt en zelf met zijn angstklachten aan het werk gaan. De therapie start bij de voorlichting en enkele gesprekken met de huisarts. Bij angstklachten heeft de patiënt hier genoeg aan. Een verdere stap is cognitieve gedragstherapie.

Bij cognitieve gedragstherapie wordt ingezet op twee sporen: de *manier van denken* van de patiënt houdt de *angsten* in stand. Door de patiënt anders over zijn klachten te laten denken, wordt de vicieuze cirkel doorbroken. Ook het vermijdingsgedrag houdt de angsten in stand. De patiënt wordt daarom in situaties gebracht waar hij angstig voor is. Door dit herhaald en steeds langer vol te houden, zal hij merken dat er niets gebeurt en zal de angst verminderen.

De medicijnen die gegeven kunnen worden als de cognitieve gedragstherapie niet aanslaat of als ondersteuning, zijn de SSRI's (sertraline, paroxetine en citalopram) en de TCA's (clomipramine en imipramine), dezelfde middelen die ook bij een depressie worden gegeven.

Soms worden kortdurend benzodiazepinen voorgeschreven. Benzodiazepinen zijn medicijnen die allemaal uitgaan van dezelfde chemische structuur. Bij generieke voorschriften kun je ze herkennen aan dezelfde uitgang, meestal -epam of -am (bijvoorbeeld diazepam, nitrazepam, brotizolam, oxazepam). Benzodiazepinen hebben een sterk rustgevende of kalmerende werking en kunnen angsten onderdrukken. Ze worden daarom voornamelijk gebruikt bij slapeloosheid of angsttoestanden. Ze verminderen het angstgevoel, maar hebben natuurlijk geen invloed op de onderliggende oorzaak. Omdat benzodiazepinen symptomatisch werken zal de periode dat ze voorgeschreven worden beperkt dienen te worden. Bij langdurig gebruik is de kans groot dat de patiënt niet meer zonder zijn medicijnen kan, hij wordt er afhankelijk van. De aanbevolen maximale gebruiksduur van benzodiazepinen is twee tot vier weken, omdat de kans op afhankelijkheid binnen deze periode nog klein is.

Patiënten met OCS of posttraumatische stressstoornis moeten door een specialist worden behandeld en zij worden doorverwezen naar een psychiater of een psycholoog.

8.5 Slapeloosheid

Hoewel je bij slapeloosheid denkt aan een nachtelijk probleem, veroorzaakt slapeloosheid ook overdag de nodige klachten. Patiënten zijn overdag moe, hangerig of prikkelbaar, hebben moeite zich te concentreren en hun prestaties lopen terug. Slechts een klein aantal patiënten met slaapproblemen raadpleegt de huisarts. Slapeloosheid is een subjectieve klacht. Het gaat over de vraag hoe de patiënt zijn slaap ervaart, niet hoeveel hij werkelijk slaapt.

Een groot deel van de slaapklachten wordt veroorzaakt doordat men onvoldoende op de hoogte is van normale slaap. De slaapbehoefte is voor iedereen anders, 65 % van de volwassenen slaapt zeven tot acht uur per nacht, 2 % heeft meer dan tien uur nodig en 8 % kan met minder dan vijf uur toe. Normaal slaap je binnen vijftien minuten in en word je twee tot drie keer per nacht wakker. Tijdens je slaap maak je een aantal slaapstadia door. Van sluimeren naar ondiepe slaap, diepe slaap en REM-slaap. Per nacht doorloop je vier- tot vijfmaal deze cyclus. De REM-slaap is de slaap waarin je meestal droomt. Hij wordt zo genoemd omdat het lichaam, ondanks een diepe slaap, actief is. Dit blijkt onder andere uit snelle oogbewegingen (rapid eye movements (REM)) onder het gesloten ooglid. De diepe slaap is bepalend voor het herstel van het lichaam.

Het is normaal dat bij ouderen de diepe slaap minder diep wordt. Ze worden daardoor 's nachts gemakkelijker wakker. Als je hierbij de middagdutjes optelt, waardoor ze 's nachts minder slapen, dan is het niet verwonderlijk dat ouderen vaker last hebben van slapeloosheid.

Kortdurende slapeloosheid overkomt iedereen wel eens: slecht slapen in een tentamenperiode, vlak voordat je op vakantie gaat, bij het verlies van iemand of tijdens een verkoudheid door nachtelijk hoesten. Bij deze lichamelijke of psychosociale problemen zal de behandeling gericht zijn op de oorzaak. Soms kan kortdurend een slaapmiddel uitkomst bieden.

Chronische slapeloosheid is een stuk moeilijker. De patiënt weet meestal niet meer waardoor hij slecht slaapt. Meestal is het een combinatie van factoren: lichamelijk (bijvoorbeeld chronische pijn, benauwdheid, vaak naar de wc moeten door prostaatproblemen of hartzwakte), psychosociaal, psychisch (depressie) en verkeerde slaapgewoonten. De oorzaak moet worden opgespoord en behandeld. Belangrijk is ook om de vicieuze cirkel te doorbreken waarin de patiënt is terechtgekomen. Hij verwacht slecht te slapen of is bang weer wakker te blijven en het gevolg is dat hij slecht slaapt, waardoor zijn verwachting en angst weer uitkomen en bevestigd worden.

8.5.1 Behandeling van slapeloosheid

Bij slapeloosheid moet voorlichting worden gegeven over wat normale slaap is. Bij sommige patiënten blijkt dan geen echte slapeloosheid te bestaan. Daarnaast dienen er adviezen gegeven te worden aan de patiënt hoe hij moet omgaan met slapen.

De belangrijkste adviezen zijn:
- De patiënt moet een slaapduur zoeken waarbij hij zich het prettigst voelt.
- Regelmaat is belangrijk; probeer zo veel mogelijk op dezelfde tijd naar bed te gaan en op te staan.
- Blijf niet eindeloos in bed woelen als je niet kunt slapen, sta op en ga pas weer naar bed als je slaperig wordt.
- Probeer geen dutjes overdag te doen.
- Vermijd alcohol en koffie 's avonds.

- Vermijd een uur voor het slapen gaan overmatige lichamelijke of geestelijke inspanning.
- Ontspan je door naar muziek te luisteren, een korte wandeling te maken, een warm bad te nemen of ontspanningsoefeningen te doen vlak voor het slapen gaan.
- Vermijd een uur voor het slapen gaan overmatige blootstelling aan licht van bijvoorbeeld smartphone, computer of tablet.
- Gebruik de slaapkamer alleen om te slapen, niet als werk-, studeer- of tv-kamer.
- Zorg voor een prettige temperatuur, niet te koud of te warm.

Op thuisarts.nl kan de patiënt de adviezen nalezen. Wanneer de adviezen onvoldoende helpen kan de huisarts cognitieve gedragstherapie aanbieden. Sommige patiënten hebben baat bij ontspanningsoefeningen (yoga) of bij speciale slaapcursussen die onder andere worden georganiseerd door thuiszorgorganisaties. Hiermee wordt medicatie meestal voorkomen.

Als de huisarts besluit slaapmedicatie voor te schrijven, kiest hij meestal voor een medicijn dat alleen tijdens de nacht werkt, een benzodiazepine met een korte werkingstijd. Voorbeelden hiervan zijn temazepam (capsule 10 of 20 mg) en zolpidem (tablet 5 of 10 mg).

Om afhankelijkheid en chronisch gebruik van slaaptabletten te voorkomen, schrijft de huisarts een beperkt aantal tabletten voor en maakt hij vooraf duidelijke afspraken over het gebruik met de patiënt.

- Hij zal niet meer dan vijf tot tien tabletten voorschrijven.
- Hij zal afspraken maken over het gebruik; bijvoorbeeld alleen elke derde nacht.
- Hij zal duidelijk maken dat het recept niet herhaald wordt.
- De aanvraag voor een herhaalrecept mag niet door de doktersassistent worden afgehandeld.

Chronisch gebruik van benzodiazepinen

Het blijkt moeilijk om patiënten te motiveren hun benzodiazepine te laten staan. Met het medicijn gaat het immers prima. Ze slapen goed of ze kunnen omgaan met hun continue angsten en onzekerheden. Het slikken van een middel is gemakkelijker dan te worden geconfronteerd met hun onmacht en de onderliggende psychosociale problemen. Toch zal de huisarts proberen om de patiënt te bewegen de psychosociale problemen aan te pakken door ondersteunende gesprekken of door te verwijzen naar de POH-ggz om de medicamenteuze behandeling af te bouwen.

De eerste stap is de patiënt een brief te sturen met uitleg en adviezen over hoe te stoppen met de medicatie. Hiermee lukt het één op de acht patiënten om te stoppen. Als dit niet lukt of als de patiënt een hogere dosis slaapmedicijnen gebruikt dan wordt de patiënt benaderd om de medicijnen af te bouwen. Hiermee lukt het 50 % om van de medicijnen af te komen. De patiënt wordt overgezet op een langwerkende benzodiazepine en hiervan wordt wekelijks de dosering met een kwart verminderd. Als het niet lukt te stoppen, dan accepteren patiënt én arts het chronisch gebruik. De nadruk ligt dus meer op het voorkómen van benzodiazepineverslaving door het kortdurend en op juiste indicatie voor te schrijven.

Alleen bekende chronische gebruikers van slaap- en kalmeringsmiddelen kunnen via de assistent de herhaalrecepten aanvragen. Als assistent heb je natuurlijk wel een signalerende functie als de patiënt te vroeg voor zijn herhaalrecept belt of wanneer hij meer voorgeschreven wil hebben. Het is verstandig om deze herhaalrecepten niet op de grote stapel van herhaalrecepten te leggen, maar apart aan de huisarts aan te bieden. Dan blijft iedereen alert op misbruik.

8.6 Verslaving

Een drug is een stof die invloed heeft op het menselijk bewustzijn en om die reden wordt gebruikt. Het is een genotmiddel. Hoewel je bij het woordje drug in eerste instantie niet aan tabak en alcohol denkt, vallen ze er volgens deze definitie wel onder.

Bij verslaving speelt lichamelijke afhankelijkheid een rol met abstinentie- of ontwenningsverschijnselen. Het lichaam is gewend geraakt aan een stof. Soms moet na verloop van tijd meer worden ingenomen om hetzelfde effect te bewerkstelligen. Wanneer de stof uit het lichaam verdwijnt, ontstaan soms heftige onaangename lichamelijke verschijnselen die pas overgaan als de stof weer gebruikt wordt. Daarnaast is er ook een geestelijke afhankelijkheid, een hunkeren naar het genotmiddel.

Bij een verslaving is iemand niet meer in staat om het middel uit vrije wil te laten staan vanwege de lichamelijke of geestelijke afhankelijkheid.

Een verslaafde is de hele dag bezig met zijn verslaving. Hij drukt uitgaven uit in aantallen pilsjes of hij geniet in gedachten al van het komende sigaretje in de pauze. Er is controleverlies over het gebruik van de verslavende stof. Als hij eenmaal is begonnen, kan hij niet meer stoppen. Op den duur leidt verslaving tot problemen op sociaal gebied. Vaak ontstaat een neerwaartse spiraal die door de negatieve gevoelens de verslaving onderhoudt. Denk aan werkverzuim, werkloosheid, relatieproblemen en eenzaamheid. Een verslaafde heeft de stof nodig om normaal te kunnen functioneren. Hij zal zich om die reden niet spontaan melden bij de huisarts. Meestal komt hij pas bij de huisarts vanwege lichamelijke klachten of na dringende verzoeken van de naaste omgeving ('zo kan het niet langer, er moet iets gebeuren'). Zo kent de huisarts gemiddeld slechts twintig van de tweehonderd probleemdrinkers in zijn praktijk.

8.6.1 Problematisch gebruik van drank en drugs

Alcoholgebruik is in onze maatschappij geaccepteerd. Het gebruik van alcohol is tussen 1965 en 1980 verdubbeld. In een huisartsenpraktijk zijn er ongeveer 100 tot 150 patiënten met problematisch alcoholgebruik.

De huisarts kan het vermoeden krijgen dat een patiënt een problematische drinker is door bepaalde lichamelijke klachten, zoals moeheid, maag-darmproblemen en slapeloosheid. Maar ook doordat de patiënt 's morgens naar alcohol ruikt, doordat (bij toeval) leverfunctiestoornissen gevonden worden of doordat allerlei maatschappelijke problemen ontstaan, zoals ontslag en relatieproblemen. De huisarts zal dit vermoeden bevestigd proberen te krijgen door vragen te stellen.

De huisarts zal proberen de patiënt te motiveren om te stoppen met alcohol. Dit lukt alleen als de patiënt er volledig achter staat en het zelf wil. De patiënt kan in verschillende stadia van gedragsverandering en motivatie zitten. De huisarts past de begeleiding hierop aan. Als de patiënt zich bijvoorbeeld nog niet bewust is van een probleem zorgt de huisarts voor informatie voor bewustwording. Als de patiënt gemotiveerd is te stoppen biedt de huisarts aan om samen een behandelplan op te stellen.

Wanneer de patiënt stopt of mindert kan een tijdelijke ondersteuning met bijvoorbeeld chloordiazepoxide nodig zijn. De patiënt kan ook doorverwezen worden naar een verslavingsinstelling of naar een patiënten-zelfhulporganisatie zoals de Anonieme Alcoholisten (de AA).

Bij een heroïneverslaafde denken wij meestal aan de stelende crimineel of aan een heroïneprostituee. Een groot aantal verslaafden weet zich, weliswaar met behulp van heroïne of methadon, min of meer normaal in de maatschappij te handhaven. Vaak weten collega's niet dat ze te maken hebben met een verslaafde. Heroïne valt onder de harddrugs, een indeling die door de wetgever wordt gehanteerd. Het is door de forse ontwenningsverschijnselen en de grote lichamelijke en geestelijke afhankelijkheid moeilijk om af te kicken van heroïne. Via een verslavingsinstelling is het mogelijk deel te nemen aan een ontwenningsprogramma. Methadon is evenals heroïne een opiumachtige stof en wordt gegeven om de ontwenningsverschijnselen tegen te gaan. Door methadonverstrekkingsprogramma's probeert men enerzijds patiënten langzaam te ontwennen, anderzijds probeert men de overlast en criminaliteit van de junk die steeds moet scoren te verminderen.

Heroïne wordt vaak intraveneus gebruikt. In Nederland kan een verslaafde gebruikte spuiten omruilen voor nieuwe steriele spuiten ter preventie van besmetting met hepatitis B, C en hiv.

Andere manieren van heroïnegebruik zijn opsnuiven of inademen van heroïne die wordt verdampt op een stukje aluminiumfolie. Dit wordt ook wel 'chinezen' genoemd.

Opwekkende stoffen werden vooral in de sportwereld gebruikt als doping. Sporters konden zo betere prestaties leveren. Daarbij wordt dan wel roofbouw gepleegd op het lichaam, wat uiteraard desastreuze gevolgen kan hebben. Tegenwoordig komen we deze opwekkende stoffen tegen in het uitgaansleven. In het laboratorium worden stoffen gemaakt op basis van amfetamine, zoals xtc (methyleendioxymethylamfetamine) en speed (methylamfetamine). Je voelt je prettiger en je kunt urenlang doordansen, omdat je niet moe wordt. Het gevaar bestaat dat je oververhit raakt, waardoor het lichaam niet meer functioneert. Dit kan worden voorkomen door veel te drinken en op tijd te rusten. Pas de volgende dag merk je dat je uitgeput bent, wat weer negatieve gevoelens kan geven. Cocaïne behoort ook tot de opwekkende stoffen en is afkomstig van de bladeren van de cocaplant.

Tot de softdrugs behoren de producten van de hennepplant (cannabis sativa). Hasj bestaat uit de hars van de plant, marihuana zijn de gedroogde bloemtoppen. Voor het gewenste effect kan het gerookt of gegeten worden. Cannabisproducten zijn niet ongevaarlijk. De huidige gekweekte planten bevatten veel meer THC, de werkzame stof, dan vroeger. Geestelijke afhankelijkheid kan ontstaan. Ook blijkt uit een onderzoek van het Trimbos-instituut dat van de 400.000 gebruikers van cannabisproducten er jaarlijks vierhonderd last krijgen van een psychose of schizofrenie.

8.7 Cognitieve stoornissen (stoornis in kennen en weten)

Dementie komt in onze vergrijzende maatschappij voor bij tien op de duizend mensen; in de groep van 55-plus vijftig op de duizend en in de groep van 90-plus zelfs vierhonderd op de duizend mensen. In eerste instantie staan bij de demente patiënt problemen met het kortetermijngeheugen op de voorgrond. Het begint met moeite met opslaan en inprenten van nieuwe informatie, zoals welke dag het is, wat hij gisteren gegeten heeft. De vergeetachtigheid verergert langzaam van recente dingen vergeten naar het zich uiteindelijk niet meer kunnen herinneren van gebeurtenissen van vroeger. In tweede instantie ontstaan ook problemen met de aangeleerde vaardigheden, zoals desoriëntatie, verdwalen in de eigen stad en later zelfs in de eigen woning. De patiënt heeft moeite met aan- en uitkleden, weet de volgorde niet meer van ingewikkelde handelingen. De patiënt vergeet woorden en krijgt steeds meer moeite met praten. Voorwerpen of personen herkent hij niet meer.

Er zijn ook karakterveranderingen. De minder plezierige karaktertrekken worden in het begin wat uitgesprokener. Later treedt soms decorumverlies, het verlies van uiterlijke waarden en normale omgangsvormen, op. Een demente man kan in de bloempot plassen of seksuele opmerkingen maken naar de verpleegkundige.

Dementie is een langzame, progressieve aandoening, die een enorme claim legt op de partner en familieleden van de patiënt. In de beginfase is de patiënt zich bewust van zijn haperende geheugen en dit kan leiden tot schaamte, droefheid en agressie. Mensen kunnen zich schamen en langdurig de schijn ophouden. Toch is het beter om de ziekte niet verborgen te houden, omdat dit op termijn tot een isolement zal leiden. Meestal duurt het tien tot twaalf jaar vanaf het begin van de ziekte tot de eindfase.

De verzorging van de demente patiënt wordt steeds zwaarder, waarbij de partner of familieleden 24 uur van de dag bij de patiënt zijn. Afhankelijk van de behoefte van de patiënt en de verzorgers kan ondersteuning plaatsvinden in de vorm van maaltijdvoorziening, gezinsverzorging of dagopname in een verpleeghuis. Meestal moet de patiënt op een gegeven moment opgenomen worden in een verpleeghuis, omdat de situatie thuis niet meer te handhaven is. Een opname is voor de partner een dramatische gebeurtenis. Ze hebben tientallen jaren lief en leed gedeeld. Vaak zijn er schuldgevoelens omdat ze hun partner 'in de steek laten'.

We kennen de volgende cognitieve stoornissen:
- Ziekte van Alzheimer (50 %). De oorzaak ligt in achteruitgang van hersenweefsel zelf, er is familiaire aanleg.
- Dementie ten gevolge van meerdere herseninfarctjes (30 %). Meestal bij oudere patiënten, de oorzaak is arteriosclerose. Vaak zijn er vele kleine herseninfarcten geweest, waarvan de patiënt niets heeft gemerkt. Er gaan steeds hersencellen verloren, wat functieverlies tot gevolg heeft.
- Dementie ten gevolge van overmatig alcoholgebruik (10 %). Alcohol heeft een giftige werking op onze hersencellen. Bij overmatig alcoholgebruik sterven cellen af en hierdoor gaat de hersenfunctie achteruit. De dementie kan alleen staan maar ook deel uitmaken van de ziekte van Korsakov. De leeftijd waarop de dementie optreedt, is afhankelijk van het tijdstip waarop de patiënt alcoholist werd. Cognitieve stoornissen ontstaan pas na minstens vijftien tot twintig jaar overmatig alcoholgebruik.
- Overige stoornissen. Cognitieve stoornissen komen ook voor bij eindstadia van multipele sclerose, ziekte van Parkinson, bij hersentumoren of metastasen, bepaalde medicijnvergiftigingen, enzovoort.

8.8 Somatisch onbegrepen lichamelijke klachten

In het eerste hoofdstuk (zie ◘ fig. 1.1) wordt al beschreven dat vier verschillende krachten een rol spelen bij de ziektebeleving. Het gaat in het midden om het lichaam met daaromheen de emotie, het gedrag en het denken. Huisartsen zien een grote groep patiënten regelmatig terug op het spreekuur met lichamelijke (somatische) klachten. Als na goed onderzoek uiteindelijk geen goede verklaring wordt gevonden op het lichamelijk gebied, spreekt men van somatisch onbegrepen lichamelijke klachten (SOLK). Eerder werd hier ook wel de term psychosomatische klacht voor gebruikt. Het is normaal dat je af en toe een periode van lichamelijke of psychische klachten hebt, het hoort bij het gewone leven. Hoe je daarop reageert en of je er de huisarts voor bezoekt hangt samen met de beleving van de klacht. Voor veel mensen is het uiten van lichamelijke klachten een manier om aan te geven dat het niet goed met hen gaat.

Soms is dit cultureel bepaald en wordt geen onderscheid gemaakt tussen geest en lichaam. De oorzaak en oplossing van problemen worden buiten zichzelf geplaatst. SOLK-klachten kunnen ontstaan doordat klachten na een psychische of fysieke gebeurtenis blijven bestaan in plaats van, zoals vrijwel altijd gebeurt, geleidelijk te verdwijnen. Klachten kunnen aanwezig blijven doordat de patiënt een bepaald gedrag gaat vertonen uit angst of door lichte pijnklachten. Er worden drie grote clusters onderscheiden:
1. gastro-intestinaal;
2. cardiorespiratoir;
3. pijn- en moeheidsklachten.

Er wordt veel onderzoek verricht waardoor nu meer inzicht is ontstaan in hoe lichamelijke afwijkingen, emoties, kennis, gedrag en omgeving elkaar beïnvloeden.

Bij patiënten met SOLK zijn de communicatieve vaardigheden van de huisarts én doktersassistent belangrijk. Een patiënt moet zich begrepen en gehoord voelen. Empathie en serieus nemen van de patiënt zijn een absolute noodzaak om de patiënt te kunnen helpen. De huisarts zal met de patiënt vijf verschillende dimensies (kanten) in kaart brengen. De somatische dimensie waarbij plaats, duur en heftigheid van de klacht wordt onderzocht. De cognitieve dimensie waarbij de huisarts kijkt hoe de patiënt denkt over zijn klacht. Wat denkt hij zelf waardoor het komt en waardoor het blijft bestaan? Wat denkt hij dat de arts kan doen? En wat hij zelf kan doen?

De emotionele dimensie gaat in op de gevoelens die de patiënt over zijn klachten ervaart. Somberheid, angst of ongerustheid. De gedragsmatige dimensie gaat over hoe de patiënt omgaat met hulpzoekgedrag in het algemeen en hoe hij omgaat met zijn huidige klachten. Vermijden of juist negeren van de klachten. In de ziektewet of anders omgaan met werken? De laatste dimensie gaat over de sociale gevolgen van de klachten. Hoe reageert de omgeving op de klachten en de patiënt. Wat zijn de gevolgen voor de partner, enzovoort.

Op basis van de verschillende dimensie kan de huisarts de patiënt in een van de drie groepen indelen. Van mild, matig-ernstig tot ernstig SOLK. Bij een mild en matig-ernstige SOLK is de behandeling door de huisarts, eventueel met een andere eerstelijns hulpverlener. Bij een ernstige SOLK samen met gespecialiseerde GGZ.

8.9 Conclusie

De psychiatrie is boeiend maar moeilijk invoelbaar. De opvattingen over de psychiatrie zijn in de loop der jaren veranderd. Door het positieve effect van de psychofarmaca is er meer aandacht voor de biologische oorzaken van de ziektebeelden. Naast de pillen zijn inzichtgevende therapie en gedragstherapie, het praten, een belangrijke pijler in de behandeling. Psychiatrische ziektebeelden zijn meestal langdurig of chronisch aanwezig. Als assistent blijft je rol beperkt tot het signaleren van veranderingen bij mensen, het verstrekken van herhaalmedicatie en vooral het begeleiden en steunen van familieleden. Vaak bespreken familieleden hun problemen met de assistent vanwege de laagdrempeligheid.

Bij depressie is de lijdensdruk groot en daardoor is het een gevaarlijk ziektebeeld. Het is moeilijk voor te stellen voor een buitenstaander wat er in het hoofd van de patiënt omgaat. Soms eindigt een depressie met een tentamen suicidii. Bij de manische en psychotische patiënten ontbreekt ziekte-inzicht, waardoor ze moeilijk te behandelen zijn. Bij wanen en hallucinaties heeft het geen zin hier tegenin te gaan. Je hoeft er ook niet in mee te gaan, zolang je de werkelijkheid die de patiënt ervaart maar respecteert. Angststoornissen en slaapstoornissen komen veel voor. Behandeling met benzodiazepinen is symptomatisch en het gevaar voor afhankelijkheid is groot. Als assistent moet je hierop bedacht zijn. Genotmiddelen worden gebruikt vanwege het prettige effect. Door lichamelijke of geestelijke afhankelijkheid raken mensen verslaafd. Sommige genotmiddelen zijn sociaal meer aanvaard dan andere.

Door de toenemende vergrijzing krijgen we steeds meer te maken met cognitieve stoornissen, waarbij de ziekte van Alzheimer het meeste voorkomt. Voor patiënt en familieleden is dit een ontluisterend ziektebeeld dat uiteindelijk leidt tot een opname in een verpleeghuis.

Tot slot geven we een puntsgewijze opsomming van de belangrijkste onderwerpen die we van de psychiatrie bespraken.

- De oorzaak van psychiatrische ziektebeelden is multicausaal: lichamelijk, sociaal en psychisch.
- Een SOLK is een aandoening die geen lichamelijke oorzaak kent, maar patiënten wel veel hinder bezorgt.
- Stemmingsstoornissen zijn langdurige heftige stemmingsveranderingen, zowel positief (de manie) als negatief (de depressie).
- Overspannenheid ontstaat wanneer de draaglast groter is dan de draagkracht. Dit kan door externe factoren, maar ook doordat iemand meer wil dan hij (aan)kan.
- Bij een depressie zijn er langdurig sombere gevoelens en interesseverlies. De lijdensdruk is groot.
- Een depressie is een ernstige ziekte die kan resulteren in een tentamen suicidii.
- De arts zal gericht vragen naar zelfdodinggedachten om de kans hierop in te schatten.
- Een patiënt kan gedwongen worden opgenomen met een IBS ter bescherming van zichzelf.
- Bij een manie heeft de patiënt geen ziekte-inzicht. De patiënt put zichzelf uit en raakt in financiële en relationele problemen door het ontbreken van zelfinzicht of -kritiek.
- Een manie komt vaak voor als onderdeel van een bipolaire stoornis: afwisselende periodes van een depressie en manie.
- De behandeling van een bipolaire stoornis gebeurt met lithiumcarbonaat.
- Bij een psychose staan hallucinaties, stoornis in waarnemen en wanen, een stoornis in het denken, voorop.
- Schizofrenie is een ernstig ziektebeeld dat bij één op de honderd psychiatrische patiënten ontstaat tussen het vijftiende en dertigste jaar.
- Bij schizofrenie speelt een familiaire factor een rol.
- Bij een borderlinepersoonlijkheidsstoornis speelt naast een aangeboren impulsief gedrag een ernstig getraumatiseerde jeugd een belangrijke rol.
- Angst heeft een beschermende functie.
- Veel patiënten hebben chronische angst- of paniekaanvallen waarbij de oorzakelijke factoren niet meer bekend zijn. Dit leidt tot vermijdingsgedrag en anticipatieangst.
- Slapeloosheid is een subjectief gegeven. Soms is uitleg over de normale slaapfysiologie voldoende.
- Bij voorkeur wordt de oorzaak van de slapeloosheid weggenomen.
- Slaapadviezen en kortdurende ondersteuning met een slaapmiddel zijn meestal voldoende.
- Door kort voor te schrijven wordt een benzodiazepineafhankelijkheid voorkomen.
- Verslaving wordt veroorzaakt door een lichamelijke of geestelijke afhankelijkheid.
- Slechts een gering aantal (alcohol- of drugs)verslaafden is bekend bij de huisarts.
- Dementie is een ziekte die oudere mensen treft.

8.9 · Conclusie

- De ziekte van Alzheimer wordt veroorzaakt door een afwijking uitgaande van de hersencellen.
- Andere oorzaken van dementie zijn onder andere meerdere herseninfarcten bij arteriosclerose en alcoholverslaving.
- Dementie kenmerkt zich door geheugenverlies en verlies van aangeleerde dingen, wat leidt tot desoriëntatie en niet in staat zijn om handelingen te verrichten.

Veelvoorkomende chronische aandoeningen in de huisartsenpraktijk

9.1 De schildklier, inleiding – 168
9.1.1 Hyperthyreoïdie – 169
9.1.2 Hypothyreoïdie – 170
9.1.3 Struma – 171

9.2 Huidaandoeningen, inleiding – 171
9.2.1 Constitutioneel eczeem – 171
9.2.2 Psoriasis – 172

9.3 Neurologische aandoeningen, inleiding – 173
9.3.1 Ziekte van Parkinson – 173
9.3.2 Multipele sclerose – 175

9.4 Maag-darmaandoeningen, inleiding – 175
9.4.1 Ziekte van Crohn – 176
9.4.2 Colitis ulcerosa – 176
9.4.3 Stoma – 177

9.5 Moeheid, inleiding – 179
9.5.1 Moeheid als klacht – 180

9.6 Anemie – 181
9.6.1 IJzergebreksanemie – 182
9.6.2 Anemie door vitamine B12-tekort – 183
9.6.3 Zeldzame vormen van anemie – 183
9.6.4 Klachten bij anemie – 184
9.6.5 De taak van de assistent – 184

9.7 Conclusie – 184

© Bohn Stafleu van Loghum is een imprint van Springer Media B.V., onderdeel van Springer Nature 2019
M. C. A. P. J. van Abeelen, *Eigen spreekuur en chronische ziekten*, Basiswerk AG,
https://doi.org/10.1007/978-90-368-2293-0_9

Leerdoelen

Aan het eind van dit hoofdstuk weet je:
- hoe de schildklier werkt;
- iets over eczemen en neurologische aandoeningen;
- alles over moeheid en bloedarmoede.

9.1 De schildklier, inleiding

De schildklier is een hormoonproducerende klier. Zij bevindt zich voor in de hals, voor het strottenhoofd en de luchtpijp. Door middel van hormonen regelt de schildklier de stofwisseling, die zij sneller en trager kan laten verlopen. In die zin is zij te vergelijken met de thermostaat van de centrale verwarming. Als de schildklier de stofwisseling te veel stimuleert (als de thermostaat te hoog staat), lijkt het alsof alles in het lichaam te snel gaat: er ontstaan verschijnselen van hyperthyreoïdie. Als de schildklier de stofwisseling te weinig stimuleert (de thermostaat staat te laag), verloopt alles in het lichaam vertraagd; we spreken van hypothyreoïdie.

> **Vage klachten**
>
> 'Ik voel me al maanden niet lekker. Doodmoe ben ik, en ik voel me ook zo gejaagd. Mijn handen trillen en ik heb het altijd zo warm. Mijn stoelgang is veranderd: soms is het of ik diarree heb. Ik ben vijf kilo afgevallen. Zou het niet door mijn schildklier kunnen komen?'
> 'Dat kan, mevrouw Van Tiel, maar uw klachten zijn zo vaag. Ze kunnen natuurlijk veel andere oorzaken hebben.'

De schildklier produceert het hormoon thyroxine, de belangrijkste regelstof van de menselijke stofwisseling. Een belangrijke grondstof voor dit hormoon is jodium. Thyroxine wordt afgegeven aan het bloed. Daar wordt het grootste deel gebonden aan eiwitten. De werking komt tot stand door het deel dat niet gebonden is aan een eiwit en vrij in het bloed circuleert. Dit vrije T4 of FT4 ('free' T4) kan worden bepaald in het laboratorium.

De thyroxineproductie in de schildklier wordt geregeld door het schildklierstimulerend hormoon (TSH), dat wordt gevormd door de hypofyse. Tussen thyroxine en TSH bestaat een wisselwerking. Als er weinig thyroxine aanwezig is, zal de hypofyse meer TSH gaan produceren, dat de schildklier aanzet tot de productie van meer thyroxine. Als door deze toegenomen productie veel thyroxine wordt gemaakt, zal de overmaat aan thyroxine de hypofyse weer afremmen, zodat de TSH-productie daalt en daarna ook de thyroxineproductie weer afneemt (zie ◻fig. 9.1). Door dit negatieve feedbackmechanisme blijft de hoeveelheid schildklierhormoon vrij constant.

Wanneer de schildklier een beetje te actief of juist een beetje te weinig actief is, zorgt de hypofyse ervoor dat het evenwicht wordt hersteld door veel minder (bij te actieve schildklier) of veel meer (bij te weinig actieve schildklier) TSH te produceren. Het gevolg is dat er toch precies genoeg thyroxine wordt gemaakt. De patiënt heeft dan geen klachten. We spreken van een gecompenseerde functiestoornis van de schildklier.

Bij een gecompenseerde verhoogde functie spreken we van een gecompenseerde of subklinische hyperthyreoïdie. De FT4 is hierbij normaal, maar de TSH is sterk verlaagd. Het tegengestelde geval is een gecompenseerde of subklinische hypothyreoïdie, waarbij de FT4 eveneens normaal is, maar de TSH sterk verhoogd (zie ◻tab. 9.1).

9.1 · De schildklier, inleiding

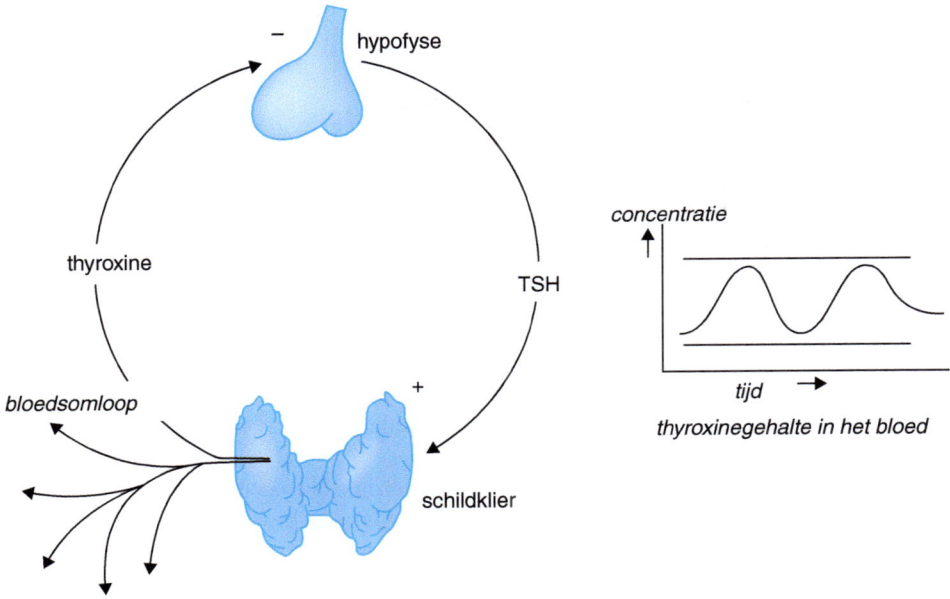

Figuur 9.1 Regulering van de stofwisseling

Tabel 9.1 TSH en vrij FT4 bij verschillende toestanden van de schildklier

	TSH	FT 4
euthyreoïdie	normaal	normaal
subklinische hyperthyreoïdie	verlaagd	normaal
hyperthyreoïdie	verlaagd	verhoogd
subklinische hypothyreoïdie	verhoogd	normaal
hypothyreoïdie	verhoogd	verlaagd

9.1.1 Hyperthyreoïdie

Een teveel aan thyroxine noemen we hyperthyreoïdie. Patiënten met deze ziekte zijn gejaagd, nerveus, transpireren en hebben het altijd warm. Er bestaat vaak een trilling (tremor) van de handen. Het hart klopt snel en onregelmatig, de ademhaling gaat te snel, de spijsvertering is versneld (diarree, vermagering) en de bloeddruk is verhoogd. Vaak puilen de ogen uit (exophthalmus). De schildklier is zo actief dat de hypofyse, hoe weinig TSH hij ook produceert, deze niet meer kan compenseren. We vinden in het laboratorium een verhoogde FT4 en een sterk verlaagde TSH.

In ongeveer 70 tot 80 % van de gevallen is de oorzaak van de hyperthyreoïdie een auto-immuunziekte. Dit wordt de ziekte van Graves genoemd. Sommige vormen van hyperthyreoïdie gaan gepaard met zwelling van de schildklier (struma). Meestal zijn er dan één of meer knobbeltjes (noduli) te voelen die onafhankelijk van de TSH-stimulatie zelfstandig

Tabel 9.2 Geneesmiddelen hypo- en hyperthyreoïdie

geneesmiddelengroep	meest gebruikte middelen	opmerkingen
schildklierhormoon	thyroxine (levothyroxine, l-thyroxine)	aanvullen schildklierhormoon
schildklierremmers	thiamazol	gevaar voor agranulocytose bij 0,2 tot 0,5 % van de patiënten; bij koorts of keelpijn direct contact opnemen met de huisarts en spoed leukocytenbepaling!

schildklierhormoon produceren. Dit wordt (multi)nodulair struma genoemd. In een klein aantal gevallen kan hyperthyreoïdie worden veroorzaakt door een ontsteking van de schildklier (thyreoïditis).

Voor de behandeling van hyperthyreoïdie zijn er, afhankelijk van de soort hyperthyreoïdie en de wens van de patiënt, meerdere mogelijkheden. Als gedacht wordt aan een thyreoïditis kan worden afgewacht, omdat een thyreoïditis vanzelf geneest. Als een behandeling nodig is, wordt gekozen uit de volgende drie methoden:
1. chirurgisch: een deel van de te hard werkende schildklier wordt verwijderd;
2. met radioactief jodium; de patiënt slikt een hoeveelheid radioactief jodium; jodium wordt door het lichaam geconcentreerd opgeslagen in de schildklier; de radioactieve stralen zorgen ervoor dat een deel van de schildkliercellen wordt uitgeschakeld;
3. met medicamenten (zie tab. 9.2): meestal wordt eerst met schildklierremmers de gehele schildklier stilgelegd en vervolgens wordt precies zoveel schildklierhormoon toegediend als de patiënt nodig heeft.

Vooraf is meestal niet goed te voorspellen hoeveel weefsel weggenomen moet worden of hoeveel radioactief jodium precies moet worden toegediend. Er wordt vaak een hypothyreoïdie veroorzaakt door de behandeling. Gelukkig is dit eenvoudig te behandelen door precies genoeg schildklierhormoon (thyroxine) in tabletvorm toe te dienen.

Alle behandelingsvormen kunnen mislukken en er komen na een schijnbare genezing veel recidieven voor. Daarom zullen schildklierpatiënten ook na 'genezing' vele jaren onder controle moeten blijven.

9.1.2 Hypothyreoïdie

Een tekort aan thyroxine noemen we hypothyreoïdie. Deze situatie is in alles het tegenovergestelde van hyperthyreoïdie. De hele mens lijkt op een laag pitje te staan: hij is traag en heeft het snel koud. De eetlust is slecht, maar desondanks neemt het gewicht toe. De pols, ademhaling en spijsvertering zijn vertraagd. Er is obstipatie. De patiënt heeft vaak een pafferig, opgeblazen uiterlijk als gevolg van myxoedeem. Mensen met een hypothyreoïdie kunnen depressief worden. Ouderen lijken soms dement te worden, een dementie die weer geheel verdwijnt nadat de hypothyreoïdie is behandeld.

De meeste gevallen van hypothyreoïdie worden veroorzaakt door de ziekte van Hashimoto, een auto-immuunziekte: het lichaam maakt antistoffen tegen zijn eigen schildklier.

Hypothyreoïdie kan ook het gevolg zijn van een schildklieroperatie wegens struma of wegens hyperthyreoïdie. Een patiënt met een hyperthyreoïdie die is behandeld met een hoge dosis radioactief jodium, kan na de behandeling een hypothyreoïdie hebben. Of het nu door de behandeling door artsen (iatrogeen) of door de ontsteking (auto-immuun) komt, het gevolg is dat er te weinig thyroxineproducerende schildkliercellen overblijven. Hoe hard de hypofyse ook stimuleert, het tekort zal blijven. In het laboratorium vinden we een verlaagde FT4 en een sterk verhoogde TSH. De behandeling van hypothyreoïdie bestaat uit toediening van thyroxine (levothyroxine, l-thyroxine) in tabletvorm, meestal levenslang. Deze behandeling wordt door de meeste huisartsen begeleid.

Een baby die wordt geboren met een te traag werkende schildklier kan lichamelijk en geestelijk achterblijven. Dwerggroei (cretinisme) en mentale retardatie. Gelukkig wordt tegenwoordig bij de screening op aangeboren stofwisselingsziekten via de hielprik bij baby's de diagnose congenitale hyperthyreoïdie (CHT) gesteld en kan door behandeling met thyroxine (levothyroxine, l-thyroxine) de baby normaal opgroeien.

9.1.3 Struma

Onder struma verstaan we een vergroting van de schildklier. Deze vergroting zegt nog niets over de mate van functioneren. Een strumapatiënt kan hyperthyreoot zijn, een normale schildklierfunctie hebben (euthyreoot), of hypothyreoot.

Bij een strumapatiënt is het in de eerste plaats van belang zeker te weten dat de schildkliervergroting niet berust op een schildkliercarcinoom. In de tweede plaats zal worden gekeken hoe de functie van de schildklier is en of er sprake is van mechanische klachten (slikproblemen) of cosmetische bezwaren. Afhankelijk van de genoemde factoren kan een struma worden behandeld door operatie; ook kan in overleg met de patiënt van behandeling worden afgezien.

9.2 Huidaandoeningen, inleiding

Chronische huidaandoeningen kunnen behalve de hinder die de patiënt ervaart, ook vanwege de cosmetische aspecten voor veel emotionele problemen zorgen. Onzekerheid, schaamte, onbegrip van anderen en mensen die bang zijn voor besmetting zijn maar een paar voorbeelden waarmee patiënten met huidafwijkingen geconfronteerd kunnen worden. Dit geldt zowel voor aangeboren huidafwijkingen, zoals wijnvlekken in het gelaat, voor littekens van brandwonden als voor chronische huidaandoeningen.

9.2.1 Constitutioneel eczeem

Eczeem is een verzameling van huidaandoeningen die zich op verschillende manieren presenteren. Meestal zijn er tegelijkertijd een aantal verschijnselen zoals roodheid, zwelling, pukkeltjes of blaasjes, jeuk en schilfering. Deze plekken zijn moeilijk van de omgeving af te grenzen. Er zijn veel verschillende oorzaken voor eczeem. Wij beperken ons tot het constitutioneel of atopisch eczeem. Hiermee wordt bedoeld dat het in onze constitutie is vastgelegd, dat het een aangeboren erfelijk eczeem is. Het behoort samen met astma en hooikoorts tot het atopisch syndroom. Dit syndroom is een allergische reactie van de huid of de slijmvliezen op stoffen die via de ademhaling binnenkomen. Het is één aandoening met verschillende uitingsvormen. We zien dan ook dat een kind dat constitutioneel eczeem heeft later soms astma (30 %) of hooikoorts (15 %) ontwikkelt.

Constitutioneel eczeem kan al twee tot drie maanden na de geboorte beginnen en duurt maximaal tot het tweede jaar. Bij baby's is vooral het hoofd aangedaan. Het wordt ook wel 'dauwworm' genoemd. Ze kunnen door de jeuk veel huilen en onrustig slapen. Na deze periode kan het beloop van patiënt tot patiënt verschillen. Het geneest en komt niet meer terug (80 %). Het geneest aanvankelijk, maar er volgen nog vele periodes van opflakkeringen van het eczeem of, als laatste mogelijkheid, het eczeem wordt chronisch.

Is het eczeem bij de baby's voornamelijk op het hoofd gelokaliseerd, op oudere leeftijd heeft het een voorkeur voor de buigzijde van de gewrichten: de knieholte, elleboogplooien, de polsen en enkels. In ernstiger gevallen is er ook uitbreiding naar het gelaat, de nek en de handen. Jeuk en pijn, door het kapot krabben van de huid, zijn de belangrijkste klachten. Na het vijftigste jaar dooft het eczeem meestal uit.

De behandeling bestaat uit dagelijkse verzorging met indifferente zalven en bij toename van de klachten corticosteroïdzalven in verschillende sterkten. (Klasse 1: hydrocortisonacetaat-1 %; klasse 2: triamcinolonacetonide-0,1 %; klasse 3: betametasonvaleraat-0,1 %.) Door veel wassen en door het gebruik van zeep droogt de huid uit waardoor het eczeem kan verergeren. Dit moet zo veel mogelijk worden voorkomen. Daarom wordt, als het eczeem in een rustige fase is, gebruikgemaakt van indifferente zalven of crèmes. Deze beschermen de huid en bevatten geen actieve geneesmiddelen. Een voorbeeld hiervan is lanettecrème FNA, vaselinelanettecrème FNA en vaselinecetomacrogolcrème. Crèmes trekken over het algemeen vrij snel in de huid. Bij zalven is dit niet het geval. Vlekken op kleding en nachtgoed kunnen vaak niet worden voorkomen. Voor de handen kunnen speciale katoenen handschoenen worden aangeschaft. Deze hebben als bijkomend voordeel, vooral voor kinderen, dat je er minder goed mee kunt krabben.

Door de aanhoudende jeuk, de hinder die kinderen ondervinden, de psychische druk ('ik speel niet met je, want je bent vies') en het matige resultaat van de behandeling door de dermatoloog zoeken sommige ouders op een gegeven moment hun heil in het alternatieve circuit.

9.2.2 Psoriasis

Psoriasis is een chronische huidaandoening die op elke leeftijd kan ontstaan. In Nederland heeft één op de honderd mensen deze aandoening. De oorzaak is niet precies bekend maar psoriasis wordt wel beschouwd als een auto-immuunziekte omdat de T-cellen (specifieke witte bloedlichaampjes) een belangrijke rol spelen. Er is sprake van een erfelijke aanleg. Wanneer een van de ouders psoriasis heeft, is de kans dat een kind psoriasis krijgt 10 %, wanneer beide ouders het hebben is de kans zelfs 50 %. Ook omgevingsfactoren spelen een rol. Sommige medicijnen en verwondingen van de huid kunnen psoriasis uitlokken. Door stress kan het verergeren. Het komt ook vaker voor bij mensen die roken of alcohol gebruiken. Psoriasis is niet besmettelijk. Veel mensen zijn hier bang voor, maar dat is onterecht.

Bij psoriasis groeit de huid op bepaalde plekken sneller, waardoor de opperhuid niet de kans krijgt om uit te groeien. Hierdoor ontstaan witte schilfers. Door het snelle groeien wordt de huid onrustig en gaat hij ontsteken. De plekken zijn scherp afgegrensd, wit schilferend op een rode, soms iets verheven ondergrond. Ze kunnen jeuken of pijnlijk zijn.

De plekken zitten meestal op de knieën, strekzijde van de ellebogen, op de rug en het behaarde hoofd. Dit wordt ook wel psoriasis vulgaris genoemd. Soms is er een omgekeerd (invers) beeld: psoriasis inversa. Dan zitten de plekken op de buigzijde in plaats van de strekzijde. Ook bestaat er een versie waarbij het geen grote, maar vele druppelachtige plekjes zijn: psoriasis guttata.

De ernst van psoriasis kan variëren van een enkel plekje tot bijna overal op het lichaam. De vorm en het resultaat van de therapie zijn hiervan natuurlijk afhankelijk. Meestal lukt het om tijdelijk, enige weken tot maanden, de ontstekingsverschijnselen en de plekken rustig te krijgen.

Bij een beperkt aantal plekken wordt gekozen voor een lokale behandeling met zalf. Dit kan indifferente, corticosteroïd- of calcipotriolzalf zijn. Bij uitgebreidere en heftiger vormen bestaat de mogelijkheid van lichttherapie, de zogenoemde 'PUVA'-behandeling. Twee keer per week moet de patiënt gedurende vijf tot vijftien minuten bloot op een soort zonnebank liggen met ultraviolet A-licht. Twee uur voor de behandeling neemt de patiënt een pil (psoraleen) in voor het gewenste resultaat. De behandeling duurt enkele maanden en vindt in het ziekenhuis bij de dermatoloog plaats. Het is dus erg tijdsintensief. Soms wordt met ultraviolet B-licht (UV-B) behandeld.

Het is ook mogelijk om systemisch te behandelen. Hoewel dit veel eenvoudiger is dan zalven en lichttherapie, worden deze medicijnen vanwege de mogelijk ernstige bijwerkingen alleen gebruikt als de andere behandelmethoden onvoldoende resultaat boeken.

Uitgebreide psoriasis kan een grote invloed hebben op het sociale leven van mensen. Patiënten durven bijvoorbeeld niet te gaan zwemmen of mijden gezelschappen en komen in een sociaal isolement. Er is een vereniging voor psoriasispatiënten. Naast praktische informatie kan ook steun van lotgenoten heel veel betekenen voor de patiënt.

9.3 Neurologische aandoeningen, inleiding

Chronische neurologische aandoeningen zijn meestal langzaam progressief van aard. Hiermee wordt bedoeld dat de ziekteverschijnselen over het algemeen in de loop der jaren ernstiger worden. Herstel is niet mogelijk. Uiteindelijk raakt de patiënt invalide en overlijdt hij aan de complicaties van de ziekte. Er bestaan erfelijke neurodegeneratieve ziekten waarbij de patiënt binnen een aantal jaren overlijdt. Hierbij gaat het zenuw- of hersenweefsel langzaam te gronde. Meestal zijn het erfelijke aandoeningen. Deze ziekten komen niet zo vaak voor en worden hier verder niet besproken.

9.3.1 Ziekte van Parkinson

Op oudere leeftijd ontstaat bij ongeveer één op de vijfhonderd mensen de ziekte van Parkinson. In ongeveer 10 % van de gevallen zijn de eerste symptomen al voor het vijftigste levensjaar merkbaar. Bepaalde hersencellen maken onvoldoende dopamine aan. Dit is een neurotransmitter, een chemische stof die informatie doorgeeft aan andere hersencellen. Waarom die hersencellen onvoldoende dopamine aanmaken is onbekend. De gevolgen zijn vooral merkbaar in de beweging van patiënten.

Er kunnen ook psychische veranderingen optreden. Ongeveer 40 % van de patiënten wordt depressief. Er zijn ook cognitieve en emotionele effecten en er ontstaan karakterveranderingen.

De bewegingsstoornis bestaat uit beven, stijfheid en bewegingsarmoede. Het beven gebeurt onwillekeurig. De patiënt kan dit niet stoppen. De bevingen of tremoren zien we aan armen, benen of hoofd. Soms, karakteristiek, een bewegen van duim over wijsvinger (geld tellen). Het valrisico van parkinsonpatiënten is vergroot.

> **Gevolgen voor de omgeving**
>
> Mevrouw Van Klaveren belt voor een herhaalrecept voor haar man. Ze vraagt om Sinemet 125 mg. Haar man gebruikt het vier keer per dag. Je controleert op de computer de dosering en de sterkte en je maakt het herhaalrecept aan. Levodopa/carbidopa '125', 360 stuks, 4 dd 1 tablet. Je vertelt haar dat ze het recept vanmiddag bij de apotheek kan ophalen. Je informeert nog even hoe het met haar man gaat en tot je schrik barst mevrouw Van Klaveren in snikken uit. Met horten en stoten vertelt ze dat het wel redelijk met hem gaat, maar dat ze nauwelijks meer de deur uitkomt. Haar man loopt zo slecht en ze durft hem in huis nauwelijks alleen te laten, omdat ze zo bang is dat hij valt. Ook is het 's morgens erg moeilijk bij het wassen en aankleden. Zelf is ze ook de jongste niet meer en haar man is zo zwaar. Dat merkt ze ook als hij naar de wc is geweest. Hij kan niet op eigen kracht opstaan. Ze moet hem in beweging helpen. Je weet niet goed hoe je moet reageren. Je weet uit de brieven van de neuroloog dat meneer Van Klaveren lijdt aan de ziekte van Parkinson. Als mevrouw Van Klaveren wat rustiger is, spreek je af dat de huisarts deze week nog een visite rijdt om de problemen te bespreken. Opgelucht neemt ze afscheid van je.

De spierstijfheid, de rigiditeit, zorgt ervoor dat het moeilijk is om in beweging te komen of om relatief simpele dingen te doen, bijvoorbeeld aankleden of schrijven. Je wilt iets, maar de hersensignalen worden door het dopaminegebrek niet doorgegeven. Hierdoor ontstaat ook de typische bewegingsarmoede, de hypokinesie. Het gevolg is een mimiekarm, emotieloos gelaat. De patiënt heeft moeite om te praten door de stijfheid van de mondspieren. Door verminderde spontane slikbewegingen en verkeerde houding kan de patiënt gaan kwijlen. Vaak lopen de patiënten voorover met kleine schuifelende pasjes en nauwelijks bewegende armen. Parkinsonpatiënten zijn vaak snel en erg moe.

We onderscheiden vijf stadia. Bij de eerste drie stadia is de patiënt nog in staat normaal te functioneren. Meestal is adl-training nodig. Adl staat voor algemene dagelijkse levensverrichtingen. Vanaf stadium 4 is dagelijks hulp nodig en dan kan dagopvang zinvol zijn. Hulp en advies van paramedische zijde is vaak ook waardevol. In het laatste stadium is de patiënt ernstig geïnvalideerd en kan hij alleen nog op een stoel zitten of in bed liggen. Continue verpleegkundige zorg is nodig, door de partner, door de thuiszorg of door opname in een verpleeghuis.

Omdat er een tekort aan dopamine is, bestaat de behandeling in eerste instantie uit het toedienen van stoffen die dopamine vrijmaken uit de zenuwcellen. Voorbeelden hiervan zijn amantadine, bromocriptine. Bij toename van de verschijnselen wordt de grondstof voor dopamine in tabletvorm toegediend. Deze grondstof is levodopa. Het nadeel is dat deze stof in het lichaam door een enzym bijna direct wordt afgebroken. Daarom wordt het nu meestal gecombineerd met een stof die dit enzym remt. Meestal worden de grondstof en de enzymremmer in één tablet verwerkt. Voorbeelden hiervan zijn levodopa/benzerazide (Madopar) en levodopa/carbidopa (Sinemet). Deze geneesmiddelen moeten individueel gedoseerd worden en in langzaam oplopende dosering gegeven in verband met de kans op verschillende ernstige bijwerkingen.

9.3.2 Multipele sclerose

De oorzaak van multipele sclerose, kortweg MS, is niet bekend. Waarschijnlijk is het een auto-immuunziekte waarbij het immuunsysteem zich richt tegen de mergschede (myeline) rondom zenuwcellen in het centrale zenuwstelsel. Hierdoor wordt het doorgeven van de elektrische signalen door de zenuwen gestoord. Er ontstaan littekens en later gaan ook de zenuwceluitlopers zelf te gronde. Dit is te merken aan toenemende uitvalsverschijnselen, zowel op motorisch als op sensorisch gebied. Sensorische uitvalsverschijnselen zijn bijvoorbeeld een verminderd, doof of tintelend gevoel, jeuk of kou in de handen, armen, voeten of benen. Motorische verschijnselen zijn verminderde kracht in armen of benen, snel struikelen en niet snel kunnen lopen.

De eerste MS-verschijnselen ontstaan veelal tussen het twintigste en veertigste jaar. Meestal zijn dit enkele weken durende, voorbijgaande sensorische of motorische verschijnselen als gevolg van de aantasting van de mergschede. Dikwijls wisselen periodes waarin er nieuwe verschijnselen bijkomen af met periodes dat het weer beter gaat. Zo'n opflikkering van een ziektebeeld noemen we ook wel exacerbatie. Herstel noemen we remissie. Na een exacerbatie blijven restverschijnselen over door de uitval van zenuwceluitlopers.

Het beloop en de prognose zijn zeer wisselend. Gemiddeld wordt de levensverwachting door MS met vijftien tot twintig jaar verkort. Door de toenemende uitval en verlamming wordt de patiënt in de eindfase bedlegerig en overlijdt hij uiteindelijk aan complicaties, bijvoorbeeld aan longproblemen door verminderde ademhaling en ophoesten, algehele uitputting of infecties.

MS leidt niet altijd tot vroegtijdige invaliditeit. Bij ongeveer 5 % van de patiënten duurt het meer dan vijftien jaar voordat na de eerste verschijnselen opnieuw klachten optreden. Na vijf jaar is ongeveer 40 % niet meer in staat om te werken. Na tien jaar is dit 60, na vijftien jaar 70 en na twintig jaar 80 %. Ongeveer 5 % is binnen vijf jaar na de aanvang van de ziekte overleden.

Een behandeling is er niet voor MS. Bij een exacerbatie kunnen corticosteroïden zoals prednison en prednisolon worden gegeven. De klachten en het beloop van de exacerbatie worden gunstig beïnvloed. Het heeft echter geen effect op het uiteindelijk beloop van de ziekte.

Medicijnen die het aantal exacerbaties gunstig beïnvloeden zijn medicijnen die een rol spelen in het immuunsysteem. Voorbeelden van deze ziekteaanpassende medicijnen zijn interferon-beta en glatirameer. De exacerbaties verlopen daarmee minder heftig en komen tot 30 % minder voor. Deze medicijnen kunnen alleen gegeven worden bij de vorm van MS waarbij regelmatig exacerbaties voorkomen.

9.4 Maag-darmaandoeningen, inleiding

In Nederland hebben ongeveer 35.000 patiënten een chronische ontsteking van de darmen. Meestal begint dit tussen het 15^e en 35^e jaar. De ontsteking van de darm wordt de ziekte van Crohn genoemd. Een ontsteking van alleen de dikke darm wordt colitis ulcerosa genoemd. Waarschijnlijk zijn het auto-immuunziekten waarbij het lichaam antistoffen tegen de eigen cellen aanmaakt. Bij colitis ulcerosa blijft de ontsteking meestal beperkt tot het slijmvlies, terwijl bij de ziekte van Crohn ook de onderliggende lagen ontstoken raken.

9.4.1 Ziekte van Crohn

De ontsteking kan in het hele maag-darmkanaal voorkomen. Meestal zien we de ontsteking in het laatste deel van de dunne darm met soms ook het eerste stukje van de dikke darm. De klachten zijn vooral diarree en buikpijn. Doordat de darmen ontstoken zijn en minder voedsel opnemen, treden daarnaast meestal moeheid en vermagering op. Bij ongeveer een derde van de patiënten ontstaan fistels, doordat de ontsteking zich niet beperkt tot het darmslijmvlies. Fistels zijn open verbindingen tussen twee verschillende darmlissen, tussen een darmlis en de huid, blaas of vagina. Door de ontsteking en het ontstaan van littekenweefsel kan ook een vernauwing (stenose) in de darm ontstaan. Een stenose kan afsluiting met koliekachtige klachten veroorzaken.

9.4.2 Colitis ulcerosa

Bij colitis ulcerosa is de ontsteking beperkt tot het slijmvlies van het colon. De klachten zijn vooral buikpijn en diarree, soms met bloed of slijm. Soms heeft de patiënt ook het gevoel dat hij zijn ontlasting niet goed kan ophouden. Ook komt loze aandrang voor: het gevoel dat de patiënt naar de wc moet, maar er komt dan geen ontlasting. Als alleen de endeldarm is aangedaan, spreken we van een proctitis.

- **Diagnose en behandeling**

Zoals bij de meeste chronische ziekten begint het sluipend. Aanvankelijk vage klachten worden steeds duidelijker. Omdat er geen onderzoek is dat bewijzend is voor de ziekte, duurt het meestal een tijdje voor de diagnose gesteld wordt. Bij laboratoriumonderzoek zijn er meestal wat aspecifieke afwijkingen zoals een verhoogde bezinking, een verlaagd hemoglobine- en een verlaagd albuminegehalte. Ook op de röntgenfoto's zijn de afwijkingen niet eenvoudig te interpreteren. Bij colitis ulcerosa of proctitis kan met een colon- of proctoscopie het slijmvlies bekeken worden en kunnen er biopten van gemaakt worden.

De behandeling voor colitis ulcerosa en de ziekte van Crohn is symptomatisch. De gegeven medicijnen onderdrukken de ontstekingen en verminderen het ontstaan van nieuwe exacerbaties. De keuze en de vorm van de medicijnen is afhankelijk van de ernst en de plaats van de ontsteking. Als alleen het laatste deel van de dikke darm en de endeldarm zijn aangetast, kiest men voor klysma's of zetpillen; anders voor tabletten of capsules. Meestal wordt gestart met afgeleiden van 5-aminosalicylzuur (5-ASA): mesalazine of sulfasalazine.

Bij onvoldoende effect zijn er krachtige ontstekingsremmers die afgeleid zijn van de bijnierschorshormonen: de corticosteroïden. Voorbeelden hiervan zijn: prednison, prednisolon.

Bijwerkingen zijn bij langdurig gebruik zeer waarschijnlijk. De belangrijkste bijwerkingen zijn een opgeblazen rond gezicht ('vollemaansgezicht'), huidatrofie met paarsrode strepen (striae), verminderde weerstand tegen infecties en botontkalking.

Wanneer de ontstekingen hierop onvoldoende reageren zijn er nog medicijnen die het immuunsysteem onderdrukken, de immuunsuppressiva zoals infliximab, methotrexaat en azathioprine. Deze medicijnen hebben veel en zeer ernstige bijwerkingen. Patiënten staan meestal onder controle van een internist of een gastro-enteroloog. Als complicaties ontstaan, komen ze bij een chirurg terecht. Bij fistels of stenosen moet worden geopereerd. Meestal wordt een stuk ontstoken darm verwijderd. Wanneer de continuïteit van het darmkanaal niet hersteld kan worden, wordt een kunstmatige uitgang gemaakt, een anus praeternaturalis of anus praeter. Een AP is beter bekend als een stoma.

Het verloop is bij beide ziekten onvoorspelbaar. Soms beperkt de ziekte zich zowel in tijd als in lokatie. Soms is er een uitgebreide ontsteking met vaak exacerbaties. Soms moet de patiënt vanwege de heftige, bloederige diarree tijdens een exacerbatie in het ziekenhuis worden opgenomen.

De meeste mensen kunnen na of met medicatie een normaal leven leiden. In een klein aantal gevallen is er een moeilijk te controleren ontsteking met soms uitbreiding van ontstekingen naar de huid, de gewrichten, de ogen en de lever. Deze patiënten hebben chronisch klachten en zullen door de opnamen en operaties niet normaal kunnen functioneren.

9.4.3 Stoma

Bij patiënten met een colitis ulcerosa of de ziekte van Crohn kan het voorkomen dat na een operatie de darmeinden niet meer aan elkaar kunnen worden gehecht. Er wordt dan een kunstmatige opening naar de buikhuid aangelegd (zie ◘ fig. 9.2). Dit heet een stoma. Andere redenen voor een stoma zijn bijvoorbeeld een darmresectie bij darmkanker. Bij urinewegproblemen wordt, als een natuurlijke afvoer niet meer mogelijk is, een urinestoma aangelegd.

Als het enigszins kan zal de chirurg bij verwijdering van een stuk darm proberen om een opvangzakje te maken van een dunne darmlis die de functie van de endeldarm moet vervangen. Dit wordt een pouch genoemd. Soms wordt het aangesloten op het rectum, soms als dit niet mogelijk is met een opening door de buikhuid.

Bij een stoma wordt het uiteinde van de darm vastgehecht op de buikhuid. Het ziet er niet eng of vies uit. Je kijkt tegen het goeddoorbloede darmslijmvlies aan. Het lijkt een beetje op de binnenkant van je mond. Bij een stoma is er natuurlijk geen kringspier die bepaalt wanneer de ontlasting mag komen. Er is een continue afvloed van dunne of brijachtige ontlasting. Deze wordt opgevangen in een plastic zakje dat de patiënt zelf kan vervangen. Het zakje zit met een speciale dubbelzijdige lijmplak aan de huid bevestigd. Als het zakje vol is, kan er een nieuw zakje op worden geplakt. Ook zijn er zakjes die aan de onderkant open kunnen, zodat de patiënt ze zelf kan leegmaken. Vanwege de gelijkenis noemt de patiënt de lijmplak ook wel 'kaasplak'. Ze zijn tegenwoordig zo goed dat de patiënt niet bang hoeft te zijn voor nare luchtjes of dat het zakje losschiet. De patiënt kan met een speciale afsluiting ook normaal zwemmen. Bij sommige patiënten is het mogelijk door middel van darmspoelen de ontlasting tot een- à tweemaal daags te beperken. De rest van de dag kan een plug in de stomaopening worden gedaan.

Natuurlijk moet het schoonhouden van de stoma, het aanleggen en vervangen van de zakjes aangeleerd worden. Dit gebeurt meestal in het ziekenhuis door de verpleegkundigen. Toch kan een patiënt daarna nog met veel vragen blijven zitten. Als assistent kun je patiënten wijzen op het bestaan van de Stomavereniging, een patiëntenvereniging voor stomapatiënten. De vereniging is genoemd naar een Amerikaanse chirurg die belangrijk is geweest voor de darmchirurgie.

Er zijn veel verschillende stomaproducten van verschillende leveranciers. Bij het aanvragen van recepten moet je op firmanaam en artikelnummers letten en dit goed vastleggen in het medisch dossier, zodat je bij een herhaalrecept alle gegevens bij de hand hebt.

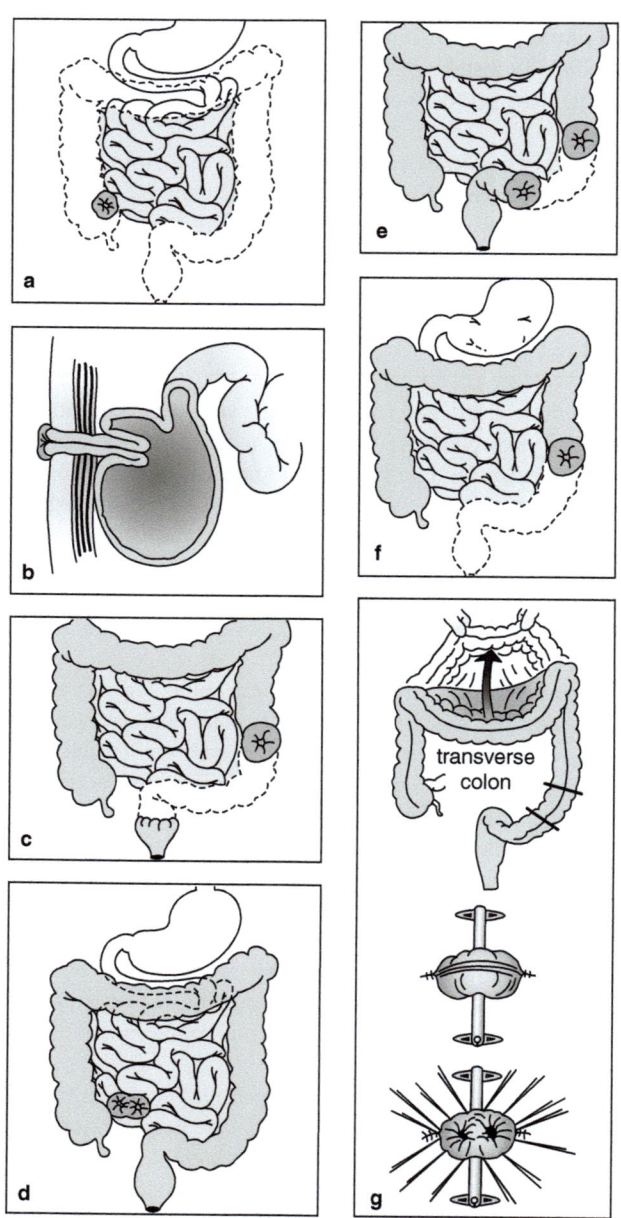

◘ **Figuur 9.2** Stoma: **a** incontinent ileostoma, **b** kock pouch, **c** hartmannprocedure, colostoma, **d** dubbelloops stoma, **e** splitstoma met slijmfistel, **f** rectumamputatie, eindstandig colostoma, **g** dubbelloops colostoma op het colon transversum of sigmoïd

9.5 Moeheid, inleiding

Casus 1

Mevrouw Annink is 45 jaar. Ze zit nu bij de huisarts. Vanmorgen, toen ze een afspraak maakte, vertelde ze dat ze iedere maand bijna twee weken ongesteld was. Gek werd ze van die menstruaties. De huisarts komt met haar de spreekkamer uit en vraagt aan je of je even een Hb'tje wilt prikken. Hij wil weten of er geen bloedarmoede is ontstaan door het vele bloedverlies van mevrouw Annink. De vingerprik valt gelukkig mee en even later kun je aflezen dat het hemoglobinegehalte 6,8 mmol/l is. Het is inderdaad iets te laag. Je meldt dit bij de huisarts, die mevrouw Annink staaltabletten voor haar bloedarmoede voorschrijft. Over een maand moet ze haar hemoglobinegehalte laten controleren. Mevrouw Annink is eigenlijk een beetje verbaasd. Ze had helemaal geen klachten van de bloedarmoede, alleen van haar forse menstruaties.

Casus 2

Meneer De Groot is 29 jaar. Hij was vanmorgen op het spreekuur. Je hebt hem een briefje voor een hartfilmpje en voor het laboratorium meegegeven. Tijdens de koffiepauze zei de huisarts dat hij het wel vreemd vond voor zo'n jonge vent om hartklachten te hebben. De Groot ging elke morgen met zijn fiets naar het werk. Halverwege moest hij altijd tegen een kleine 'bult' opfietsen. Daar kreeg hij typische angina-pectorisklachten. Verder had hij geen klachten. Even later gaat de telefoon. Anja van het laboratorium geeft je een bloeduitslag door van meneer De Groot. Het hemoglobinegehalte is 3,7 mmol/l. Het was wel niet 'cito' (met spoed) aangevraagd maar de uitslag was zo afwijkend dat deze direct wordt doorgebeld. Je geeft de uitslag door aan de huisarts. Hij schrikt en is bang voor een ernstige bloedafwijking. Hij neemt direct contact op met meneer De Groot. Het blijkt dat meneer De Groot sinds enkele weken ongeveer twee keer per dag een bloedneus heeft. Hij had dit niet gemeld, omdat hij dit niet ernstig vond: even een zakdoek ertegen en dichtknijpen en het was zo weer over. De huisarts regelt een spoedconsult bij de KNO-arts en overlegt met de internist over een eventuele bloedtransfusie.

Casus 3

Mevrouw Van den Dungen komt op de praktijk. Ze zegt al weken bekaf te zijn. Zelfs naar de praktijk fietsen is een hele opgave. Je weet dat ze vijfhonderd meter verder woont. Ze vraagt of je niet even een vingerprik wilt doen om na te kijken op bloedarmoede. Je neemt haar mee naar de onderzoeksruimte en prikt in haar vinger. Even later zie je een hemoglobinegehalte van 7,0 mmol/l. Je geeft dit aan mevrouw Van den Dungen door. Het is iets aan de lage kant. Opgelucht roept ze uit dat ze wel wist dat het bloedarmoede moest zijn. Ze wacht in de wachtkamer op een recept voor staaltabletten.

9.5.1 Moeheid als klacht

Moeheid is een klacht die vaak wordt geuit in de spreekkamer. Soms zal meteen duidelijk zijn waardoor de moeheid wordt veroorzaakt. Vaak zal de huisarts verder onderzoek moeten verrichten om achter de oorzaak te komen. In het gesprek met de patiënt wordt meestal wel duidelijk in welke richting de huisarts moet zoeken.

Hoewel de meeste patiënten denken dat moeheid puur een lichamelijke afwijking is, blijkt in de praktijk in ongeveer 80 % van de gevallen dat moeheid het gevolg is van psychische of sociale problemen, bijvoorbeeld problemen op het werk, in de relatie of financiële problemen. Je kunt je voorstellen dat dit, als je er de hele dag bewust of onbewust mee bezig bent, veel energie kost. De nachtrust zal daar ook onder lijden.

Ook psychische ziektebeelden kunnen zich presenteren met moeheid. Het belangrijkste daarvan is de depressie. De depressieve patiënt heeft een sombere, neerslachtige stemming. Maar ook bij patiënten die overwerkt of overspannen zijn, of een 'burn-out' hebben, zien we deze klacht vaak terugkomen.

Natuurlijk is er ook een groot aantal lichamelijke aandoeningen waarbij moeheid aanwezig kan zijn. Patiënten met hart- en longaandoeningen, patiënten met chronische ziekten, zoals reuma, patiënten met een kwaadaardige ziekte. Maar ook patiënten die een infectie hebben of hebben doorgemaakt. Na een forse griep duurt het nog minstens veertien dagen voor je weer 'de oude' bent. Meestal is de diagnose vrij eenvoudig te stellen op grond van de andere, bij de ziekte horende verschijnselen.

Onderzoek

Soms is de oorzaak niet zo duidelijk en zal de arts wat aanvullend bloedonderzoek willen verrichten. Hij laat het bloed dan nakijken op onder andere bloedarmoede, infecties, schildklieraandoeningen en suikerziekte. Ook zal hij een bloedbezinking (BSE) of CRP aanvragen. Deze waarde is niet specifiek voor een bepaalde aandoening, maar bij een verhoging is dit een aanwijzing dat er iets aan de hand is. Bij verdenking van de ziekte van Pfeiffer wordt een test op antistoffen tegen het virus (het Epstein-Barr-virus) aangevraagd. De behandeling van de moeheid is natuurlijk afhankelijk van de onderliggende oorzaak.

Misvattingen

Bij patiënten bestaan allerlei misvattingen over moeheid. Als je de ziekte van Pfeiffer krijgt, ben je doodmoe en zou je daarvan wel een half jaar last kunnen hebben. Het tegendeel is waar. Van alle volwassenen heeft 80 % antistoffen in het bloed tegen het Epstein-Barr-virus. Ze zijn dus geïnfecteerd door dit virus zonder dat ze het ooit gemerkt hebben. De meeste mensen worden waarschijnlijk al in hun eerste levensjaren besmet. Als je nog niet besmet bent geweest en je komt op oudere leeftijd in contact met het virus, heb je een kans van ongeveer 50 % om de ziekte van Pfeiffer te krijgen. Het verloop is meestal mild en kortdurend met keelpijn, algemeen ziektegevoel, vergrote lymfklieren en moeheid. Slechts bij een klein aantal patiënten treedt een ernstiger en chronisch beloop van de ziekte op.

Een ander hardnekkig misverstand bestaat over bloedarmoede. Moeheid is een klacht die voorkomt bij een ernstige vorm van bloedarmoede, niet bij lichte vormen ervan. Slechts 3 % van alle moeheidsklachten wordt door bloedarmoede veroorzaakt. Je kunt het ook omdraaien. Als een patiënt vraagt om een Hb'tje te prikken omdat hij zo moe is de laatste tijd, dan is de kans dat het hemoglobinegehalte normaal is 97 %.

Tabel 9.3 Hb- en MCV-waarden. (Bron: NHG-standaard Anemie)

	Hb-gehalte	
mannen	8,5–11 mmol/l	
vrouwen	7,5–10 mmol/l	
1 maand–6 jaar	6,0–9 mmol/l	
vanaf 6 jaar	6,5–10 mmol/l	
erytrocyt		
microcytair (klein)	normocytair (normaal)	macrocytair (groot)
te klein gemiddelde celvolume	normaal gemiddelde celvolume	te groot gemiddelde celvolume
MCV < 80 fl	80 fl < MCV < 100 fl	MCV > 100 fl

MCV mean corpuscular volume = gemiddelde celvolume

9.6 Anemie

Bij anemie of bloedarmoede is er geen tekort aan bloed maar om een tekort aan hemoglobine dat in de erytrocyt zit. Dit bloedeiwit wordt opgebouwd rondom een ijzerkern. Dit eiwit kan heel gemakkelijk zuurstof aan zich binden. Op deze manier wordt zuurstof via het bloed vanuit de longen door het hele lichaam getransporteerd. Voor de productie van hemoglobine zijn onder andere ijzer, foliumzuur en vitamine B12 nodig. Als het hemoglobinegehalte onder een bepaalde waarde komt, spreken we van anemie. Deze waarden zijn voor mannen, vrouwen en kinderen verschillend. Samen met het aantal erytrocyten en de grootte van de erytrocyten in het bloed geeft het hemoglobinegehalte informatie over de verschillende vormen van anemie (zie tab. 9.3).

Praktijkvoorbeeld

Om vast te stellen wat de oorzaak van een anemie is, wordt vaak nog naar andere waarden gekeken dan alleen het hemoglobinegehalte van het bloed. De MCV-waarde zegt iets over de vorm van de erytrocyt. De erytrocyt kan te klein, te groot of normaal van vorm zijn. Dit noemen we respectievelijk micro-, macro- en normocytair. Ferritine is een eiwit dat ijzer opslaat. Daarmee is ferritine een maat voor de hoeveelheid reserve-ijzer dat in het lichaam aanwezig is. Het Hb, de MCV en ferritine zijn de onderzoeken die altijd als eerste worden uitgevoerd.
Daarnaast zijn afhankelijk van de mogelijke oorzaak, andere onderzoeken noodzakelijk zoals het vitamine B12- of foliumzuurgehalte. In de NHG-standaard Anemie is daar een uitbreid stroomdiagram voor opgenomen. Dat moet de huisarts helpen om met de juiste onderzoeken tot een goede diagnose te komen.
In sommige regio's wordt gebruikgemaakt van probleemgerichte laboratoriumaanvraagformulieren (zie fig. 9.3).
De huisarts hoeft dan alleen maar aan te geven dat het gaat om diagnostiek of controle van een anemie. Afhankelijk van de vorm van de cellen voert het laboratorium verschillende aanvullende tests uit.

> **ANEMIE**
>
> Chronische ontsteking aanwezig ja/nee
>
> **Diagnostiek**
>
> ☐ Hb, MCV (1)
> indien:
>
>   – microcytair: ferritine, indien chronische ontsteking:
>   + ijzer, transferrine
>   – normocytair: leuko's, trombo's, reticulo's, ferritine,
>   indien chronische ontsteking: + ijzer, transferrine
>   – macrocytair: LD, reticulo's, vitamine B12, foliumzuur
> Controle
>
> ☐ Hb, MCV

◘ **Figuur 9.3** Probleemgericht laboratoriumformulier

9.6.1 IJzergebreksanemie

90 % van alle anemieën is een ijzergebreksanemie. Deze vorm van anemie wordt veroorzaakt door een tekort aan ijzer dat nodig is voor de vorming van hemoglobine. Normaal gaat een erytrocyt in ons lichaam ongeveer 120 dagen mee; daarna valt hij uit elkaar. Het hemoglobine wordt afgebroken en het ijzer wordt opnieuw gebruikt. Er gaat slechts een klein gedeelte verloren en dat wordt aangevuld met ijzer uit ons voedsel. IJzer zit onder andere in vlees, rode wijn en groene groenten.

IJzergebreksanemie kan ontstaan bij onvoldoende opname van ijzer uit de voeding. Dit zien we alleen bij alcoholisten en bij patiënten met een zeer eenzijdig voedingspatroon, zoals zwervers, drugsgebruikers en soms bij eenzame, zichzelf verwaarlozende bejaarden.

Een tweede oorzaak van een ijzergebreksanemie is verlies van bloed. Met het bloed verdwijnt ijzer dat niet opnieuw gebruikt kan worden. Het kan zichtbaar bloedverlies zijn, zoals bij verwondingen, neusbloedingen, bloedverlies tijdens of na een bevalling en heftige menstruaties. Soms zal een patiënt dit niet melden, omdat hij dit als normaal ervaart. Moeilijker is het onzichtbare bloedverlies. Meestal gaat het om een geringe hoeveelheid die continu verloren wordt ergens in het maag-darmkanaal, bijvoorbeeld bloedverlies uit een maagzweertje, maagcarcinoom, darmcarcinoom, ontstoken darmen of aambeien.

Als derde oorzaak kan de zwangerschap worden genoemd. Bij een zwangerschap ontstaat een verdunning van het bloed om de doorbloeding van de placenta te verbeteren. Er is dus van nature al een 'anemie'. We spreken bij een zwangere ook pas bij lagere waarden van een anemie. Die kan ontstaan doordat er een grotere ijzerbehoefte is. Het voedsel kan soms net niet voorzien in voldoende ijzer voor moeder én kind.

■ **Behandeling**

Naast het toedienen van ijzer, door patiënten vaak omschreven als 'staaltabletten', zal ook altijd naar de oorzaak van het ijzergebrek gezocht moeten worden. De behandeling van een ijzergebreksanemie is alleen een symptomatische behandeling. De eerste keuze van de arts is: ferrofumaraat (3 dd 0,5 tabl van 200 mg). Voor kinderen is ferrofumaraat ook te verkrijgen in suspensie- en drankvorm. De belangrijkste bijwerkingen zijn misselijkheid, maagpijn, obstipatie en diarree. De ontlasting wordt vaak donkerder of zwart van kleur.

9.6.2 Anemie door vitamine B12-tekort

Vitamine B12 is nodig voor de vorming van de celwand van de erytrocyten. Er worden minder erytrocyten aangemaakt bij een tekort. Vitamine B12 komt vooral voor in vlees, vis, melk en eieren. Het kan in de dunne darm niet zomaar in de bloedbaan worden opgenomen. Daarvoor is een stof nodig die door het maagslijmvlies wordt geproduceerd. Deze stof heet de 'intrinsic factor' (IF). Samen met deze intrinsieke factor wordt vitamine B12 in het laatste deel van de dunne darm geresorbeerd (opgenomen). Vaak ontstaat de vitamine B12-anemie door een tekort aan intrinsic factor. De oorzaak is een auto-immuunziekte waarbij het maagslijmvlies door een chronische ontsteking schrompelt (atrofische gastritis) en geen IF meer produceert. Deze specifieke vorm wordt ook wel pernicieuze anemie genoemd. Ook na een maagresectie waarbij operatief een deel van de maag wordt verwijderd kan een tekort aan IF ontstaan.

De behandeling bestaat uit het geven van vitamine B12-tabletten (cyanocobalamine, 1 tablet van 1.000 microgram per dag). Als dit onvoldoende resultaat geeft of als de patiënt moeite met slikken heeft dan kan het via injectie (hydroxocobalamine, ampul 2 ml = 1 mg) gegeven worden. De onderhoudsdosering is één intramusculaire injectie per één tot twee maanden afhankelijk van de dosering. In elke huisartsenpraktijk zijn er wel enkele oudere patiënten aan wie de assistent regelmatig deze injecties geeft.

In ons dagelijks voedsel zit voldoende vitamine B12. Alleen bij patiënten die eenzijdig eten bestaat kans op een tekort in het voedsel. Behalve de risicogroepen die bij de ijzergebreksanemie zijn genoemd horen hierbij ook de veganisten. Deze mensen eten uit overtuiging geen dierlijke producten. De behandeling is in dit geval suppletie (toevoegen) van vitamine B12.

9.6.3 Zeldzame vormen van anemie

- **Aplastische anemie**

Als de aanmaak van erytrocyten in het beenmerg gestoord is, spreken we van een aplastische anemie. Een van de oorzaken hiervan is een kwaadaardige woekering van witte bloedlichaampjes, leukemie. Bij oudere mensen kan een chronische leukemie ontstaan die in enkele jaren tot de dood leidt. De bloedvormende cellen worden verdrongen, waardoor een tekort aan erytrocyten ontstaat. Deze patiënten worden een dag opgenomen voor bloedtransfusie. Hoe langer men de ziekte heeft hoe vaker zo'n bloedtransfusie nodig zal zijn. Soms is de patiënt zo verzwakt dat hij niet zelf naar het ziekenhuis kan. Dan zul je als assistent een ambulance moeten regelen voor zo'n dagopname.

- **Hemolytische anemie**

Binnen bepaalde families komt een erfelijke bloedaandoening voor. De erytrocytenwand is minder stevig of het hemoglobine is afwijkend. De erytrocyten vallen uit elkaar en er ontstaat een anemie. Dit noemen we een hemolytische anemie. Voorbeelden hiervan zijn sikkelcelanemie en thalassemie.

- **Anemie bij chronische ziekten**

Bij bepaalde chronische ziekten komt anemie voor. De aanmaak van de erytrocyten raakt bij deze ziekten in het gedrang of de ziekte bekort de levensduur van de erytrocyten. We zien dit bijvoorbeeld wel eens bij reuma en andere aandoeningen die gepaard gaan met chronische ontstekingen.

9.6.4 Klachten bij anemie

Meestal wordt een lichte vorm van anemie gevonden. Er zijn dan eigenlijk geen klachten die toegeschreven kunnen worden aan de anemie. Bij ernstiger vormen van anemie ontstaan klachten die te maken hebben met het tekortschieten van het zuurstoftransport. Die klachten kunnen zijn: moeheid, duizeligheid, hartkloppingen, bleekheid, hoofdpijn, kortademigheid tijdens inspanning of angina-pectorisklachten.

9.6.5 De taak van de assistent

Patiënten zien bloedarmoede vaak als een aandoening die verantwoordelijk is voor hun moeheid. Als je als assistent te snel ingaat op het prikken van een hemoglobinegehalte, omdat een patiënt aangeeft dat hij moe is, dan bevestig je hiermee het beeld dat de patiënt heeft. Het maakt het minder gemakkelijk om daarna over andere, meestal psychosociale oorzaken van de moeheid te praten. Zoals je in casus 3 hebt kunnen zien, neemt de assistent in sommige praktijken zelf het initiatief voor een Hb-bepaling. Belangrijk is dan dat in overleg met de huisarts is vastgesteld bij welke patiënten je het hemoglobine kunt bepalen. Meestal laat de huisarts na een gesprek met de patiënt weten dat een hemoglobinebepaling gedaan moet worden. Belangrijk is in ieder geval dat je de patiënt duidelijk maakt dat er geen verband bestaat tussen moeheid en lichte bloedarmoede.

Het mag uit het voorgaande duidelijk zijn dat anemie een symptoom is. Er zal altijd gezocht moeten worden naar de onderliggende oorzaak. Een behandeling zal dan ook pas worden ingesteld als de oorzaak bekend is. Er zijn echter twee uitzonderingen op deze regel. Vrouwen in de geslachtsrijpe leeftijd hebben elke maand bij de menstruatie bloedverlies. In eerste instantie kunnen we ervan uitgaan dat dit de oorzaak is van de anemie. Na één maand behandeling met staaltabletten wordt het bloed gecontroleerd. Met ijzersuppletie zal het Hb gemiddeld met 0,5 mmol/l stijgen. Als er voldoende stijging is, wordt de behandeling nog twee maanden voortgezet om de ijzerreserves aan te vullen. Als er geen verbetering is, moet alsnog verder onderzoek naar de oorzaak plaatsvinden.

De tweede groep vormen de zwangere vrouwen. Bij een groot aantal vrouwen zien we in de loop van de zwangerschap een anemie ontstaan waarvoor ijzersuppletie noodzakelijk is. Als assistent moet je het recept voorbereiden. Meestal gebruikt de huisarts standaard een van de drie ijzerpreparaten.

9.7 Conclusie

Als assistent kom je regelmatig in contact met patiënten die klagen over moeheid zonder dat er een verklaring voor deze moeheid is. Vanuit het gezichtspunt van de patiënt zal dit vaak resulteren in opmerkingen over anemie en de vraag naar een hemoglobinebepaling. Als assistent weet je echter dat in een klein deel van de gevallen moeheid hoort bij een ernstige anemie. Je moet de misvattingen die bij patiënten bestaan zeker niet versterken, omdat patiënten daardoor minder openstaan voor eventuele psychosociale oorzaken van hun klachten. In sommige praktijken bestaan afspraken over de vraag bij welke groep patiënten de assistent op eigen initiatief een hemoglobinebepaling mag verrichten.

9.7 · Conclusie

Omdat anemie slechts een symptoom is van een onderliggende ziekte, moet verder onderzoek plaatsvinden. Alleen bij vrouwen die menstrueren of die zwanger zijn, mag men er in eerste instantie van uitgaan dat het gaat om een ijzergebreksanemie. Er kan dan gedurende een maand behandeld worden met een ijzerpreparaat.

Bij oudere patiënten komt soms een vitamine B12-gebrek voor. Als assistent regel je de herhaalmedicatie en de tweemaandelijkse intramusculaire injectie met vitamine B12.

- Moeheid is een veelvoorkomende klacht.
- 80 % van de moeheidsklachten wordt veroorzaakt door psychosociale factoren.
- Moeheid kan een begeleidend verschijnsel zijn bij infecties, hart- en longziekten en bij chronische ziekten.
- Een besmetting met het Epstein-Barr-virus verloopt in de kinderjaren asymptomatisch.
- Bij een besmetting met dit virus op oudere leeftijd krijgt ongeveer de helft de ziekte van Pfeiffer. De verschijnselen hiervan zijn koorts, keelpijn en lymfeklier- en leverzwelling. Een klein gedeelte van hen blijft langere tijd moeheidsklachten houden.
- Lichte anemie geeft, in tegenstelling tot wat patiënten denken, geen klachten.
- Anemie is een symptoom, naar de onderliggende oorzaak moet worden gezocht.
- De meest voorkomende vorm van anemie is ijzergebreksanemie.
- Bij vrouwen die menstrueren mag je er in eerste instantie van uitgaan dat het bloedverlies de oorzaak is van de anemie.
- Bij zwangere vrouwen mag je ervan uitgaan dat de oorzaak van de anemie de verhoogde ijzerbehoefte is van moeder én kind.
- Bij ouderen zien we soms pernicieuze anemie door onvoldoende opname van vitamine B12. Dan zijn tabletten of een injectie om de twee maanden nodig om vitamine B12 aan te vullen.
- Bij een chronische leukemie ontstaat vaak een aplastische anemie. Hiervoor zijn bloedtransfusies nodig.

Bijlagen

Woordenlijst – 188

Literatuur – 199

Register – 200

© Bohn Stafleu van Loghum is een imprint van Springer Media B.V., onderdeel van Springer Nature 2019
M. C. A. P. J. van Abeelen, *Eigen spreekuur en chronische ziekten*, Basiswerk AG,
https://doi.org/10.1007/978-90-368-2293-0

Woordenlijst

abstinentieverschijnselen ontwenningsverschijnselen

ACE-remmer Angiotensine Converting Enzyme-remmer: groep medicijnen die bij hypertensie en hartfalen worden gebruikt; werking is via het renine-angiotensine-aldosteronsysteem: het omzettingsenzym dat angiotensine I naar angiotensine II moet omzetten wordt geremd

acuut coronair syndroom acute aandoening van de kransslagader (arteria coronaria) waarbij de vernauwing totaal is (hartinfarct) of in korte tijd is toegenomen (instabiele angina pectoris)

acuut myocard infarct (AMI) hartinfarct; afsterven van een stukje hartspierweefsel door een acute afsluiting van een kransslagader of eindtakje hiervan, waardoor er geen zuurstof meer bij de hartspiercellen komt

adipositas overgewicht

adl-training adl staat voor algemene dagelijkse levensverrichtingen

afasie spraakstoornis na een CVA (cerebrovasculair accident), een bloeding of infarct in het spraakcentrum (centrum van Broca); afhankelijk van de uitgebreidheid van het CVA uit het zich in woordvindingsstoornissen tot voortbrengen van niet meer dan klanken

aggregatieremmers groep van geneesmiddelen die gebruikt worden om samenklontering van bloedplaatjes te voorkomen bij aandoeningen in het hart- en vaatstelsel

aldosteron hormoon van de bijnier, speelt een rol bij regulatie van de bloeddruk via het renine-angiotensine-aldosteronsysteem

allergenen stoffen waar bepaalde patiënten met een allergische reactie op reageren; bekende voorbeelden zijn stuifmeelkorrels (pollen), haren en huidschilfers van dieren, huisstofmijt

allergie bij sommige personen een reactie van het lichaam via het immuunsysteem op bepaalde stoffen (allergenen); na contact met het allergeen gaan antistoffen circuleren die zich onder andere afzetten in mestcellen in de slijmvliezen; na opnieuw contact met het allergeen laten deze mestcellen stoffen vrij (o.a. histamine) die lokaal verschijnselen geven

analgetica groep van medicijnen die pijnstilling geven

anastomosen dwarsverbindingen tussen bloedvaatjes die groter kunnen worden bij geleidelijke afsluiting van een bloedvaatje

aneurysma ballonvormige verwijding van een slagader, aangeboren of op basis van arteriosclerose

angina pectoris (AP) pijn op de borst; karakteristieke pijn achter het borstbeen bij inspanning doordat het hart op dat moment zuurstof tekortkomt; dit is het gevolg van een vernauwing van een kransslagader of eindtakje hiervan door arteriosclerose

angiografie afbeelding maken van de bloedvaten met contrastvloeistof; deze wordt vaak met behulp van een katheter ingebracht

angiotensine I stof in het bloed die ontstaat na omzetting van angiotensinogeen door renine; het speelt een rol bij de regulatie van de bloeddruk via het renine-angiotensine-aldosteronsysteem

angiotensine II stof in het bloed die ontstaat na omzetting van angiotensine I door Angiotensine Converting Enzyme; geeft een vaatvernauwend effect waardoor de bloeddruk stijgt; speelt een rol bij de regulatie van de bloeddruk via het renine-angiotensine-aldosteronsysteem

Woordenlijst

angiotensine II-antagonisten relatief nieuwe groep medicijnen die bij hypertensie worden gebruikt; de werking is via het renine-angiotensine-aldosteronsysteem door de receptoren te blokkeren waarop angiotensine II werkt

angiotensinogeen inactieve stof in het bloed die omgezet wordt in een actieve stof angiotensine I onder invloed van renine; speelt een rol bij de regulatie van de bloeddruk via het renine-angiotensine-aldosteronsysteem

anticholinergica (muscarine antagonisten) groep medicijnen die bij longziekten als astma en COPD worden gebruikt om de benauwdheid te verminderen; ze werken via het autonome zenuwstelsel; het parasympathische deel hiervan geeft de informatie door via de neurotransmitter muscarine (voorheen acetylcholine genoemd); deze stof zorgt ervoor dat de gladde spiercellen in de bronchiën zich samentrekken; door dit tegen te gaan blijven de bronchiën wijder

anticoagulantia groep medicijnen die een rol spelen bij de bloedstolling; ze voorkomen dat het bloed gemakkelijk stolsels vormt binnen de bloedvaten door hun invloed op de bloedstollingsfactoren

antipsychotica groep medicijnen die een rol spelen bij een psychose; ze remmen de hersenactiviteiten waardoor psychotische verschijnselen zoals hallucinaties en wanen afnemen; worden ook wel gebruikt bij acute opwindingstoestanden om mensen te kalmeren

aplastische anemie bloedarmoede door onvoldoende vorming van nieuwe bloedcellen; meestal door kwaadaardige woekeringen in het beenmerg of als ernstige bijwerking van medicijnen

arteria carotis halsslagader

arteriosclerose 'aderverkalking'; aandoening van de slagaders waarbij in de loop der jaren afzettingen van vetten en kalk ontstaan in de binnenwand van de slagadertjes; deze worden daardoor nauwer en zwakker

arthrosis deformans gewrichtsslijtage

artritis ontsteking van een gewricht

artrose aandoening van een gewricht, meestal wordt arthrosis deformans bedoeld

astma aandoening van de luchtwegen waarbij benauwdheid op de voorgrond staat

atopie overgevoeligheid, allergie

atopisch syndroom dauwworm, astma en hooikoorts komen vaak samen voor bij dezelfde patiënt in de loop der jaren; ze hebben als gemeenschappelijke oorzaak de allergie voor bepaalde stoffen

atriumfibrilleren ongecontroleerd samentrekken (trillen) van de boezem van het hart; daardoor ontstaat onregelmatige hartactie en is er kans op stolsels doordat het bloed in delen van de boezem niet goed wordt verder gepompt

auto-immuunziekte het lichaam maakt door ontsporing van het eigen afweersysteem antistoffen tegen eigen lichaamscellen; op die plaatsen ontstaan ontstekingsreacties

benzodiazepinen groep van medicijnen die gebruikt worden als kalmerings- of slaapmiddel; zijn sterk verslavend

bètablokkers groep van medicijnen die gebruikt worden bij hart- en vaatziekten; ze blokkeren de bètareceptoren in het hart en de bloedvaten waardoor de hartfrequentie daalt en de bloedvaten iets wijder worden; daardoor daalt de bloeddruk

bipolaire stoornis psychiatrische aandoening waarbij in een periode van jaren de twee uitersten van stemmingsstoornissen zich kunnen afwisselen; de depressie en de manie

bloedbezinking (BSE) laboratoriumbepaling waarbij gekeken wordt hoe snel erytrocyten (rode bloedcellen) in één uur zakken in een rechtopstaande buis; wordt uitgedrukt in millimeter/uur; waarde is verhoogd bij infectie, auto-immuunziekten, kwaadaardige aandoeningen en zwangerschap

body mass index (BMI) BMI = Gewicht : Lengte^2; geeft een indicatie over mogelijk overgewicht

boezemfibrilleren ongecontroleerd samentrekken (trillen) van de boezem van het hart; daardoor ontstaat onregelmatige hartactie en is er kans op stolsels doordat het bloed in delen van de boezem niet goed wordt verder gepompt

bronchitis ontsteking van de bronchiën; de luchtpijpjes

bronchospasme kramp van de gladde, circulaire spieren in de bronchiën; dit leidt tot vernauwing van de bronchiën en daardoor benauwdheid

bronchusobstructie afsluiting, geheel of gedeeltelijk van bronchiën

bypass omleiding, ontstaat soms spontaan maar kan ook operatief worden aangelegd bij een vernauwing in een bloedvat; hiervoor wordt vaak een ader gebruikt

calciumantagonisten groep van medicijnen die gebruikt worden bij hypertensie; ze voorkomen het instromen van calcium in de spiercellen in de vaatwand waardoor deze niet goed kunnen samentrekken; daardoor gaat de bloeddruk naar beneden

cara chronisch aspecifieke respiratoire aandoening; werd vroeger gebruikt voor astma en COPD; omdat men nu van mening is dat deze twee ziektebeelden los van elkaar staan, wordt de term niet meer gebruikt

cataract staar; troebel worden van de ooglens

cerebrovasculaire accidenten (CVA) acute gebeurtenis in de hersenvaten met uitvalsverschijnselen; veroorzaakt door bloeding of afsluiting van een hersenslagadertje, meestal op basis van arteriosclerose

cerebrum hersenen

cervix hals, meestal wordt de baarmoederhals hiermee bedoeld (cervix uteri)

cervixcarcinoom baarmoederhalskanker

cholesterol vettige stof in het bloed

cilinderepitheel slijmvlies bestaande uit cilindrische cellen

claudicatio intermittens etalageziekte; door afsluiting in de slagader naar de kuiten blijft de patiënt staan na een bepaalde loopafstand; de spier krijgt onvoldoende zuurstof waardoor een heftige pijn ontstaat; na rust loopt hij weer verder totdat hij opnieuw door pijn moet blijven staan

coagulatie samenklontering

cognitieve stoornissen stoornis in kennen en weten

colitis ulcerosa ontsteking van de dikke darm met zweertjes; een auto-immuunziekte

collateralen dwarsverbindingen tussen bloedvaatjes die groter kunnen worden bij geleidelijke afsluiting van een bloedvaatje

collumfractuur botbreuk van de heup; het verbindingsdeel tussen het bovenbeen en de kop die in de kom van het gewricht draait, is het zwakste deel en breekt gemakkelijk bij een val, zeker als er sprake is van botontkalking

condylomata acuminata wratten die als bloemkoolachtige uitgroeisels op vagina of penis kunnen ontstaan na contact met een virus; dit wordt via seksueel contact overgebracht

congenitale hypothyreoïdie (CHT) aangeboren schildklieraandoening waarbij onvoldoende schildklierhormoon wordt gevormd

conisatie wegsnijden van een kegeltje (conus); dit gebeurt bij een kwaadaardige woekering aan de baarmoedermond

constitutioneel eczeem eczeem dat door erfelijke aanleg tot uiting komt

Woordenlijst

contactbloeding bloedverlies na seksuele gemeenschap; meestal door een afwijking aan de baarmoedermond

COPD Chronic Obstructive Pulmonary Disease; chronische aandoening van de luchtwegen waarbij afsluiting van luchtwegen door lokale ontstekingen en vorming van slijm op de voorgrond staat; ontstaat in de loop der jaren en zorgt ervoor dat longweefsel kapotgaat

coronaire hartziekten (CHZ) verzamelnaam voor aandoeningen in de kransslagaders van het hart; hiertoe behoren arteriosclerose, angina pectoris en myocardinfarct

corticosteroïden groep van medicijnen die afgeleid zijn van de bijnierschorshormonen; deze medicijnen werken sterk ontstekingsremmend en kunnen worden toegepast bij ontstekingen die niet veroorzaakt worden door micro-organismen maar bij ongewenste ontstekingen zoals door auto-immuunziekten, allergieën, eczeem en overbelasting; ze hebben veel bijwerkingen

coxartrose slijtage van het heupgewricht

cretinisme een vorm van dwerggroei en ontwikkelingsstoornis door een aangeboren tekort aan schildklierhormoon

CRP C-reactief proteïne; wordt bepaald in het bloed en wijst bij een verhoging op ontsteking in het lichaam

cryochirurgie vorm van chirurgie waarbij de weg te halen weefsels worden bevroren

cystic fybrosis taaislijmziekte; een erfelijke aandoening waardoor er in de slijmvliezen een verkeerd eiwit wordt geproduceerd; daardoor wordt het slijm veel vaster, wat vooral in de longen tot ernstige problemen leidt

cystitis blaasontsteking

dauwworm eczeem bij baby's vooral op het behaarde hoofd; behoort tot het atopisch syndroom

decompensatio cordis hartfalen; verminderde pompfunctie van het hart

decubitus doorliggen

dementie achteruitgang van de hersenfunctie waardoor patiënten dingen vergeten (amnesie) en later ook niet meer weten hoe ze dingen moeten doen (apraxie)

destructie afbraak

diabetes mellitus suikerziekte

diastolische bloeddruk bloeddruk ten tijde van de ontspanningsfase (diastole) van het hart

diuretica groep van medicijnen die het plassen bevorderen; worden toegepast bij hoge bloeddruk

dopplerondezoek onderzoek van de bloedvaten waarbij gebruik wordt gemaakt van geluid; stromend bloed weerkaatst het geluid, wat hoorbaar wordt gemaakt; vaak toegepast bij meten van de enkel-armindex of bij meten van de doorbloeding bij spataderen

dotteren procedure waarbij een vernauwing in een kransslagader wordt verwijderd door ter plekke van de vernauwing een ballonnetje op te blazen; dit gebeurt met een speciale katheter die meestal via de liesslagader wordt ingebracht en wordt opgevoerd naar het hart; wordt daarom ook wel een hartkatheterisatie genoemd

embolus; embolie losgeraakt stolsel dat via de bloedbaan verplaatst wordt en uiteindelijk vastloopt in de steeds nauwer wordende arteriële vaten

endocriene klier klier die hormonen produceert en deze afgeeft aan het bloed

endotheel bekleding aan de binnenzijde van de bloedvaten, in het hart wordt het endocard genoemd

enkel-armindex (EAI) waarde die ontstaat door de systolische bloeddruk van de enkel te delen door de systolische bloeddruk aan de arm; de waarde wordt bepaald door met een dopplerapparaat de bloedstroom te bepalen in de slagader achter de binnenzijde van de enkel (arteria tibialis posterior) of op de bovenzijde van de voet (arteria dorsalis pedis) én die van de arm; geeft een aanwijzing over het bestaan van PAV (perifeer arterieel vaatlijden)

euthyreoïdie normale hoeveelheid schildklierhormoon in het lichaam aanwezig

exacerbatie verergering

excisie wegsnijden

excochleatie uitlepelen (meestal bij wratten of kleine huidafwijkingen)

exocriene klier klier die stoffen produceert die via een uitvoergangetje worden afgegeven naar de huid of naar het maag-darmkanaal

fenylketonurie (PKU) aangeboren stofwisselingsstoornis waarbij fenylketon in de urine worden aangetroffen; dit is een schadelijk afbraakproduct van een eiwit dat ontstaat doordat een bepaald enzym ontbreekt; het gevolg is een ernstige beschadiging van het centrale zenuwstelsel met als gevolg geestelijk achterblijven

FEV1 (forced expiratory volume 1 sec, eensecondewaarde) waarde die bij longonderzoek (spirometrie) wordt bepaald; er wordt gekeken naar hoeveel lucht met maximale inspanning in één seconde wordt uitgeblazen; waarde is kleiner wanneer de luchtwegen vernauwd zijn

fibromyalgie letterlijk pijn aan bind- en spierweefsel; ziekte die aan de hand van een aantal criteria gesteld wordt, er zijn geen objectieve afwijkingen; behoort tot de reumatische aandoeningen

fistel pijpzweer, een chronische ontsteking die via een gangetje steeds pus loost

fobie pathologische angst voor omstandigheid of situatie, voorwerp of dier

FTO Farmaco Therapeutisch Overleg; gestructureerd overleg tussen huisartsengroep en de plaatselijke apothekers over de medicamenteuze therapie

fundoscopie met een lampje en lenzen in het oog kijken naar het netvlies

furunkels steenpuisten

gangreen afsterven van een lichaamsdeel (tenen, voet, been); wordt meestal zwart; als gevolg van arteriosclerose vaak bij suikerziekte

glucosespiegel concentratie van suiker in het bloed

glucosurie suiker in de urine

GlyHb bloedwaarde die iets zegt over de hoeveelheid suiker in het bloed over een langere periode; bij het aanmaken van hemoglobine wordt er suiker mee vastgemaakt en dat blijft in de rode bloedcel totdat deze wordt afgebroken na ongeveer 120 dagen; andere naam is HbA1c

gonartrose slijtage van het kniegewricht

HAGRO HuisArtsenGROep, samenwerkingsverband van een aantal huisartsen m.b.t. waarneem-, organisatie- en nascholings-activiteiten

hallucinatie storing in waarnemen bij een psychiatrische stoornis; alle zintuigen (horen, zien, ruiken, voelen, smaak) kunnen meedoen maar meestal komt stemmen horen voor, gevolgd door dingen zien

HbA1c zie GlyHb

Woordenlijst

HDL-cholesterol high-density-lipoprotein cholesterol; cholesterol dat gebonden is aan een hoog-dichtheids-veteitwit in het bloed; doordat het groot is kan het weinig schade aanrichten aan de bloedvatwand; heeft een gunstig effect op de vetverhouding in het bloed en daarmee op het ontstaan van arteriosclerose

hemianopsie halfzijdige gezichtsvelduitval, komt voor bij CVA

hemiparese halfzijdige verlamming van het lichaam, komt voor bij CVA

hemoglobine rode bloedkleurstof in de rode bloedcellen; bestaat uit vier eiwitgroepen rondom een ijzerkern; leent zich uitstekend voor transport van zuurstof door de goede binding van zuurstof aan hemoglobine

hemolytische anemie bloedarmoede door het uiteenvallen, het 'oplossen' van rode bloedcellen; vaak ontstaat dit door aangeboren afwijkingen van de erytrocyten zoals thalassemie, sikkelcellen of G6PD-deficiëntie

hemorragie bloeding

huisartsen onder een dak (HOED) meerdere huisartsen die samen in een gebouw hun praktijk uitoefenen

humaan papillomavirus (HPV) virus dat meerdere typen kent; een bepaald type veroorzaakt wratten, een ander type speelt een rol bij baarmoederhalskanker

hypercholesterolemie te hoog cholesterolgehalte in het bloed

hyperglykemisch acidotisch coma een diepe bewusteloosheid door ontregeling van de hersenen doordat het bloed te zuur is geworden en een te hoog suikergehalte bevat; dit ontstaat bij een nog niet ontdekte of een niet goed ingestelde patiënt met suikerziekte

hyperreactiviteit heftige reactie op bepaalde prikkels waar de meeste mensen niet op zouden reageren; komt voor bij bepaalde longaandoeningen

hypertensie hoge bloeddruk

hyperthyreoïdie te veel schildklierhormoon in het bloed aanwezig door een te hard werkende schildklier

hypoglykemie te weinig suiker in het bloed aanwezig

hypoglykemisch coma een diepe bewusteloosheid door een tekort aan suiker in het bloed; de hersencellen kunnen niet meer goed functioneren en vallen uit; ontstaat bij suikerpatiënten die met medicijnen of insuline worden behandeld; ontstaat door te weinig eten, te veel inspanning of te veel van het geneesmiddel

hypothyreoïdie te weinig schildklierhormoon in het bloed aanwezig door een te langzaam werkende schildklier

hysterectomie uterusextirpatie (UE), operatief verwijderen van de baarmoeder; meestal via de vagina

ICPC-code (International Code Primary Care) een codering voor huisartsen waarbij elk ziektebeeld, onderzoek of contactreden vastgelegd kan worden; hiermee kan de computer gemakkelijk zoeken; belangrijker is dat wanneer systematisch alle handelingen van de huisarts worden vastgelegd dit een hoop informatie geeft over klachten en ziektebeelden waar de patiënten mee bij de huisarts komen

ijzergebreksanemie bloedarmoede door een tekort aan ijzer waardoor onvoldoende hemoglobine aangemaakt kan worden

indifferente zalven zalven die geen geneesmiddel bevatten maar wel werken doordat ze een verkoelend, beschermend of vochtinbrengend effect hebben

Infarct afsterven van weefsel door zuurstoftekort als gevolg van een acute afsluiting van een slagadertje

instabiele angina pectoris aanvallen van pijn op de borst bij inspanning door zuurstoftekort van de hartspier; de aanvallen nemen in korte tijd toe in ernst of frequentie, wat erop wijst dat de vernauwing in de bloedvaten toeneemt; dit kan in korte tijd leiden tot een volledige afsluiting; dient daarom op dezelfde manier benaderd te worden als een hartinfarct

intracutaan allergieonderzoek of de priktest onderzoek waarbij een druppeltje van een gestandaardiseerde oplossing met allergenen op de huid wordt aangebracht; met een naaldje wordt een krasje gemaakt op de huid; na vijftien minuten wijst een rode uitslag op een allergie voor die stof

ischemie bloedeloosheid, zuurstoftekort in weefsel meestal door vernauwing in aanvoerend bloedvat

juveniele reuma reuma die zich al op jeugdige leeftijd ontwikkelt

Landelijke Huisartsenvereniging (LHV) beroepsorganisatie van huisartsen die de belangen van de huisartsen behartigt en ondersteuning geeft t.a.v. de bedrijfsvoering

LDL-cholesterol low-density-lipoprotein cholesterol; cholesterol dat gebonden is aan een laag-dichtheids-veteitwit in het bloed; doordat het klein is kan het schade aanrichten aan de bloedvatwand; heeft een ongunstig effect op de vetverhouding in het bloed en vergroot daarmee het risico op arteriosclerose

longemfyseem 'rek uit de longen', aandoening waarbij door de onderliggende longziekte, meestal chronische bronchitis, longweefsel verloren gaat en tot samenvloeien van longblaasjes leidt; het totale oppervlak dat voor uitwisseling van gassen beschikbaar is neemt daardoor af, wat leidt tot zuurstoftekort

mammacarcinoom borstkanker

manie psychiatrische aandoening waarbij de patiënt manisch is; een beeld waarbij de patiënt zeer actief is en denkt alles aan te kunnen; kan gepaard gaan met wanen en hallucinaties

metaplasie verandering van de vorm (van cellen); kan ontstaan door infecties of irritatie maar kan ook een voorbode zijn van kwaadaardige verandering

mobiliteit mate waarin iemand zich kan bewegen, verplaatsen

mollusca contagiosa waterwratjes, kleine bolvormige wratjes bij kinderen, veroorzaakt door het pokkenvirus

mortaliteit sterftecijfer

multipele sclerose (MS) neurologische aandoening met uitvalsverschijnselen

myocardinfarct (MI) hartinfarct

necrose afsterving van weefsel

Nederlands Huisartsen Genootschap (NHG) wetenschappelijke organisatie van huisartsen die de huisartsen ondersteunt op vakinhoudelijk gebied

NHG-standaarden behandelstandaarden van de meest voorkomende ziekten in de huisartsenpraktijk; deze zijn wetenschappelijk onderbouwd

non-steroidal anti-inflammatory drugs NSAID, medicijnen met een sterk ontstekingsremmend effect die niet lijken op de groep ontstekingsremmende middelen die afgeleid zijn van de bijnierschorshormonen (de corticosteroïden)

NSAID non-steroidal anti-inflammatory drugs, medicijnen met een sterk ontstekingsremmend effect die niet lijken op de groep ontstekingsremmende middelen die afgeleid zijn van de bijnierschorshormonen (de corticosteroïden)

NVDA Nederlandse Vereniging van Doktersassistenten, beroepsorganisatie van doktersassistenten die de belangen van de doktersassistenten behartigt en ondersteuning geeft t.a.v. arbeidsverhoudingen, op vakinhoudelijk gebied en nascholing

Woordenlijst

nycturie nachtelijk plassen

obsessieve compulsieve stoornis (OCS) angststoornis waarbij dwanghandelingen (compulsie) en dwanggedachten (obsessie) op de voorgrond staan

oedeem vochtophoping in de weefsels, meestal rondom de enkels

osteoporose botontkalking

pancreas alvleesklier

parenteraal om de darmen heen, toedieningsweg van medicijnen of voeding via infuus of injectie

perifeer arterieel vaatlijden (PAV) aandoening van de slagaders verder van het hart gelegen; meestal vernauwing van de slagaders in de benen ten gevolge van arteriosclerose; kan leiden tot 'etalagebenen', pijnlijke koude tenen of voeten of tot amputatie bij weefselafsterving

pernicieuze anemie vorm van bloedarmoede waarbij de oorzaak ligt in een tekort aan vitamine B12, die noodzakelijk is voor de opbouw van de celwand van de rode bloedcellen

Phadiatop onderzoeksmethode waarmee in het bloed bepaalde afweereiwitten aangetoond kunnen worden; als de test positief is wijst dit op een allergie

piekstroommeter apparaat om de functie van de longen te testen; meet de hoeveelheid lucht die maximaal uitgeademd kan worden

plaveiselepitheel dekweefsel, in de vorm van dunne platte cellen

pneumonie longontsteking

pollen stuifmeelkorrels

polyurie veel plassen

postprandiaal na de maaltijd

praktijkondersteuner (POH) gespecialiseerde hbo-medewerker in de praktijk die voor meerdere huisartsen werk verricht; te denken valt aan speciale doelgroepenspreekuren, ondersteuning bij bezoek van terminale patiënten, enzovoort. Er wordt onderscheid gemaakt tussen POH-somatiek (voor lichamelijke aandoeningen) en POH-ggz (voor psychische aandoeningen)

prevalentie aantal ziekten of zieken in de bevolking, meestal weergegeven in procenten

proctitis ontsteking van de endeldarm

prostaglandine stof in het lichaam die onder andere een rol speelt bij het ontstaan van pijn en bij de bescherming van het maag-darmslijmvlies tegen de maaginhoud

prostaglandinesyntheseremmers groep van medicijnen die de vorming van prostaglandinen tegengaan; worden gebruikt bij de pijnbestrijding

protocol schriftelijke werkafspraak tussen de assistent, de huisarts en eventueel andere werkers (hbo-medewerker, arts in opleiding)

psoriasis guttata huidaandoening gekenmerkt door versnelde groei van de huid, wat leidt tot rode plekken met verhoogde witte schilfering; de plekken hebben een druppelvorm en komen over het hele lichaam voor; behoort tot de auto-immuunziekten

psoriasis inversa huidaandoening gekenmerkt door versnelde groei van de huid, wat leidt tot rode plekken met verhoogde witte schilfering; de plekken komen voor op de tegenovergestelde (inverse) plekken van waar ze normaal worden gevonden; komen voor in de knie- en elleboogsholte; behoort tot de auto-immuunziekten

psoriasis vulgaris huidaandoening gekenmerkt door versnelde groei van de huid, wat leidt tot rode plekken met verhoogde witte schilfering; de plekken komen meestal voor op de strekzijde van de knie en elleboog; behoort tot de auto-immuunziekten

psychose psychiatrisch ziektebeeld waarbij contact met de werkelijkheid wordt verloren en waarbij de patiënt hallucineert of wanen heeft; komt alleen voor maar wordt ook gezien bij een ernstige depressie, bij een manie of schizofrenie

RAST-test Radio Allergo Sorbent Test, onderzoek in het bloed waarbij specifieke afweereiwitten (IgE = immunoglobuline type E) aangetoond kunnen worden die wijzen op allergie voor een bepaalde stof

renale glucosurie suiker in de urine doordat de nier te gemakkelijk suiker doorlaat; de suikerconcentratie is niet verhoogd maar de nierdrempelwaarde is te laag

renine hormoon dat door de nier wordt geproduceerd en de bloeddruk doet stijgen

retinopathie ziekte van het netvlies

reumaserologie bloedonderzoek in het bloedserum naar reuma

reumatoïde artritis officiële naam van reuma: ontsteking van het gewricht door reuma

reversibiliteit omkeerbaarheid

risicofactoren factoren die een verhoogde kans geven op een aandoening of ziekte, meestal worden hiermee bedoeld: erfelijke aanleg, geslacht, roken, verhoogd cholesterolgehalte, hoge bloeddruk en suikerziekte, die een verhoogd risico geven op hart- en vaatziekten

ruiter etiket dat je elektronisch plakt op een patiënt om hem snel terug te kunnen vinden in het bestand; wordt gebruikt om bepaalde patiëntengroepen te markeren

saneren leefomgeving van de patiënt aanpassen zodat er minder allergische prikkels aanwezig zijn; bij astma en allergieën

self-limiting disease ziekte die zich beperkt uitbreidt en vanzelf over gaat

sikkelcelanemie bloedarmoede doordat de rode bloedlichaampjes gemakkelijker stuk gaan door een erfelijke afwijking aan de wand van de rode bloedcellen

speculum instrument om lichaamsopening te spreiden zodat naar binnen gekeken kan worden; wordt onder andere gebruikt voor de neus en voor de vagina

spirometrie onderzoek naar de functie van de luchtwegen; door in een apparaat te ademen worden longinhoud, hoeveelheid lucht die in- en uitgeademd wordt en de hoeveelheid lucht die in een bepaalde tijd wordt uitgeademd gemeten; dit geeft informatie over de aard en ernst van aandoeningen als COPD en astma; wordt soms ook voor een grote operatie verricht om informatie te krijgen over de longen

statines groep medicijnen die bij verhoogd cholesterol worden gebruikt; remmen de aanmaak van cholesterol in de lever

stenose vernauwing, meestal wordt een vernauwing in een bloedvat bedoeld, veroorzaakt door aderverkalking

stoma kunstmatige opening van de darmen of urinewegen naar de buikhuid

struma zwelling van de schildklier

subcutaan onder de huid

Woordenlijst

sublinguaal onder de tong

suïcidegeste poging tot zelfdoding die mislukt door verkeerde methode of doordat de poging aangekondigd is of op zodanig tijdstip gekozen dat er op tijd ingegrepen kan worden (bijvoorbeeld tabletten innemen een half uur voordat de partner thuiskomt); duidelijke vraag om hulp en dient zeer serieus te worden genomen

sympathicomimetica (beta-2-agonisten) groep medicijnen die bij longziekten als astma en COPD worden gebruikt om de benauwdheid te verminderen; ze werken via het autonome zenuwstelsel; het sympathische deel hiervan geeft de informatie door via de neurotransmitter noradrenaline; deze stof zorgt ervoor dat de gladde spiercellen, na stimulatie van de beta-2-receptor, in de bronchiën zich ontspannen; daardoor worden de bronchiën wijder

systolische bloeddruk (SBD) waarde van de druk in de slagaders op het moment dat het hart zich samentrekt en bloed in de slagaders pompt; wordt ook de bovendruk genoemd

tbc tuberculose, ontsteking van de longen door de tuberkelbacil; onbehandeld kan dit leiden tot de besmettelijke open tuberculose waarbij de patiënt door hoesten veel mensen kan besmetten; onbehandeld kunnen ook andere organen aangetast worden; besmetting is aan te tonen met de mantouxtest

telefoonwijzer klapper die door het Nederlands Huisartsen Genootschap is uitgegeven voor het gebruik bij de telefoon; de klapper is onderverdeeld in de meest voorkomende klachten waarmee de patiënt zich presenteert; aan de hand van vragen kan de ernst van de situatie worden ingeschat; is vooral bedoeld voor gebruik in de avond- en weekenddiensten maar kan ook behulpzaam zijn in de dagelijkse praktijk

tenderpoints punten die gevoelig zijn als erop gedrukt wordt; bij fibromyalgie wordt om de diagnose te stellen gebruikgemaakt van deze punten; pijn bij druk bij meer dan elf van de achttien punten geeft een aanwijzing voor de diagnose

tentamen suicidii (TS) poging tot zelfdoding

thalassemie een erfelijke bloedziekte waarbij de rode bloedkleurstof verkeerd wordt aangemaakt; deze cellen worden door het lichaam afgebroken; komt voor bij patiënten uit het gebied rond de Middellandse Zee en het Midden-Oosten

thyreoïditis ontsteking van de schildklier

transient ischaemic attack (TIA) voorbijgaande aanval van bloedeloosheid; door een kortdurende afsluiting van een slagadertje in de hersenen ontstaan tijdens de afsluiting uitvalsverschijnselen zoals scheef zakken van de mond, krachtverlies in arm en been of woordvindingstoornissen; de afsluiting wordt veroorzaakt door kleine bloedpropjes die ontstaan door arteriosclerose

trombocytenaggregatieremmers groep medicijnen die bij hart- en vaatziekten worden gebruikt; ze gaan het samenklonteren van bloedplaatjes tegen; daarmee verkleinen ze de kans op afsluitingen; worden preventief gegeven bij aangetoonde arteriosclerose, na hartinfarct, TIA, CVA en bij perifeer arterieel vaatlijden

trombus bloedstolsel dat vastzit aan de vaatwand; in de aders ontstaat vaak de diep veneuze trombose op basis van verhoogde stolbaarheid van het bloed zoals na operatie, langdurig stilzitten of door erfelijke bepaaldheid of in combinatie met bepaalde medicijnen zoals de pil; in de slagaders ontstaat het vaak op basis van afwijkingen aan de binnenzijde van de vaatwand door arteriosclerose

ulcus cruris zweer aan het been; 'open been', chronische ontsteking die niet of slecht geneest, meestal door slechte doorbloeding ten gevolge van chronisch veneuze insufficiëntie of suikerziekte

ulcus; ulcera zweer; zweren

uterusextirpatie hysterectomie; operatief verwijderen van de baarmoeder, meestal via de vagina

validiteit lichamelijke geschiktheid

ventrikelfibrilleren levensbedreigende situatie waarbij het hart geen bloed meer rondpompt omdat de spieren van de hartkamers ongecontroleerd samentrekken; wordt veroorzaakt doordat zieke of beschadigde hartspiercellen elektrische impulsen gaan afgeven waardoor de elektrische coördinatie verstoord raakt; kan optreden bij een hartinfarct; men spreekt ook wel van een hartstilstand

verrucae plana huidwrat gelegen op het niveau van de huid

verrucae plantaris voetwrat

verrucae seborrhoicae verrucae senilis, ouderdomswrat

verrucae senilis verrucae seborrhoicae, ouderdomswrat

verrucae vulgaris wrat

vitale capaciteit (VC) de hoeveelheid lucht die maximaal ververst kan worden; geeft een idee over de longinhoud; wordt gemeten met een spirometer in liters; het is de hoeveelheid lucht die wordt uitgeblazen na een maximale uitademing na een maximale inademing

waan stoornis in het denken bij een psychiatrische stoornis; bij een grootheidswaan denkt de patiënt dat hij belangrijk is (God, koning), bij een betrekkingswaan denkt de patiënt dat dingen die om hem heen gebeuren met hem te maken hebben

waarneemgroepen groep van huisartsen die met elkaar afspraken hebben over het waarnemen van elkaars praktijk bij afwezigheid door nascholing, vakantie of buiten de normale praktijkuren

Literatuur

NHG, NHG-standaarden.
Rijksinstituut voor Volksgezondheid en Milieu, Nationaal Kompas Volksgezondheid.
Ziekenfondsraad, Farmacotherapeutisch Kompas.
- nhg.artsennet.nl.
- www.thuisarts.nl.
- www.rivm.nl bevolkingsonderzoek.
- www.bevolkingsonderzoekoost.nl.

Register

A

ACE-remmers 35
aceton 85
acuut coronair syndroom (ACS) 43
acuut myocardinfarct (AMI) 43
aderverkalking 21
adipositas 36
afhankelijke persoonlijkheid 154
afweersysteem 128
aggregatieremmer 46
alcoholgebruik 160
allergie 62
allergietest 66
anemie 181
– door vitamine B12-tekort 183
aneurysma 50
angina pectoris (AP) 40
– instabiele 42
angioplastiek 42
angiotensinereceptorblokkeerders 35
angst 155
angststoornis 155
anticoagulantia 46
antidepressiva 148
antipsychotica 152
antisociale persoonlijkheid 154
anus praeternaturalis 176
aplastische anemie 183
arteria coronaria 40
arteriële embolus 22
arteriosclerose 21, 92
arteriosclerotische plaque 21
arthrosis deformans 134
artritis 128
artrose 134
astma 58
astma-exacerbatie 65
atopisch eczeem 171
atopisch syndroom 62, 171
atriumfibrilleren 48
auto-immuunziekte 128
automutilatie 153

B

baarmoederhalskanker 102
bamboeruggengraat 132
benzodiazepine 159
beroerte 50
bètablokkers 34
betrekkingswaan 151

bevolkingsonderzoek 98
– op cervixcarcinoom 104
– op darmcarcinoom 115
– op mammacarcinoom 111
bipolaire stoornis 150
blaasontsteking 85
bloedarmoede 181
bloedsuikerwaarden 88
body mass index (BMI) 26, 31
boezemfibrilleren 49
borderlinepersoonlijkheidsstoornis 153
borstkanker 110
burn-out 145
bypass 42

C

calciumantagonisten 35
cardiovasculair risicomanagement 24, 53
case-finding 99
cataract 96
centrale huisartsenpost 3
cerebrovasculair accident (CVA) 23, 49
cervixcarcinoom 102
cholesterol 30
cholesterolratio 30
cholesterolsyntheseremmers 31
chronic obstructive pulmonary disease (COPD) 58
chronische ziekte 9
claudicatio intermittens 23, 38
cognitieve gedragstherapie 157
cognitieve stoornissen 161
colitis ulcerosa 176
collateraalvorming 21
collumfractuur 137
coloncarcinoom 101
condylomata acuminata 121
congenitale hyperthyreoïdie (CHT) 171
constitutioneel eczeem 171
coronaire hartziekte 40
coronary artery bypass graft (CABG) 42
corticosteroïdzalven 172
COX 2-remmer 131
coxartrose 135
cretinisme 171
cystitis 85

D

dagcurve 96
darmkanker 114
dauwworm 63, 172
defibrillatie 44
dementie 161
depressie 146
depressieve klachten 146
diabetes mellitus 85
diabetes type 1 86
diabetes type 2 87
diabetisch coma 94
diabetische retinopathie 96
diabetische voet 87
diastolische druk 32
diepveneuze trombose 23
disease modifying antireumatic drugs (DMARD) 131
diuretica 34
doppleronderzoek 38
dosisaerosol 76
dotterprocedure 42
drug 160
DSM-V 145
dubbelblindonderzoek 5
dwangmatige persoonlijkheid 155
dwerggroei 171
DXA-meting 135, 139

E

eczeem 171
eilandjes van Langerhans 82
embolie 22
enkel-armindex 39
erfelijke aanleg
– astma en COPD 60
essentiële hypertensie 33
etalageziekte 38
Evidence Based Medicine 5
exacerbatie 65

F

farmacotherapeutisch overleg (FTO) 3
fibromyalgie 133
forced expiratory volume 1 sec (FEV 1) 68
Freud, Sigmund 143
fundoscopie 96
fundusfoto 89

Register

G

gangreen 21
gecompliceerde zwangerschap 96
geesteziekten 143
geforceerde vitale capaciteit (FVC) 68
gegeneraliseerde angststoornis 155
geïsoleerde psychose 152
gewicht 74
gewrichtsreuma 129
gezondheidscentrum 3
glucagon 83
glucosespiegel 88
glucosurie 85
gonartrose 134
goudinjectie 132

H

hallucinatie 151
harddrugs 161
hartfalen 47, 66
hartinfarct 43
hartkloppingen 48
hartritmestoornis 42
HbA1c 88
HDL-cholesterol 30
hemoglobine 181
hemolytische anemie 183
herhaalrecept 12
heroïneverslaafde 161
hersenbloeding 50
hersenembolie 50
hersentrombose 50
heup- of collumfractuur 137
heupfracturen 137
hielprik 101
histamine 62
hoog risico humaan papillomavirus (hrHPV) 103
HuisArtsenGROepen (HAGRO) 3
huisartsen onder één dak (HOED) 4
huisartseninformatiesysteem (HIS) 12, 74
humaan papillomavirus (HPV) 102
hypercholesterolemie 30
hyperglykemisch acidotisch coma 86
hyperreactiviteit 62
hypertensie 32
hyperthyreoïdie 169
hyperventilatie 156
hypoglykemie 93
hypoglykemisch coma 93, 94
hypokinesie 174
hypothyreoïdie 170

I

ijzergebreksanemie 182
immunologische faeces-op-occult-bloed-test (iFOBT) 115
inbewaringstelling (IBS) 149
indifferente zalven 172
infarct 21, 40
inhalatiecorticosteroïden 72
instabiele angina pectoris (IAP) 43
insuline 82, 93
insulinepen 93
integrale bekostiging 8
ischemie 40
ischemische hartziekte 40
isosorbidedinitraat 41

J

juveniele reuma 129

K

ketenzorg 7
ketonen 85
KOPAC-B 109
kortwerkende vaatverwijders 46
kwaliteitsregistratie en accreditatie beroepsbeoefenaren in de zorg (KADIZ) 7

L

LDL-cholesterol 30
leukemie 183
lichttherapie 173
likdoorn 121
longemfyseem 63, 65
longfunctieonderzoek 67
looptraining 39
luchtwegverwijders 72

M

mammacarcinoom 101, 111
mammografie 111
manie 150
manisch-depressieve psychose 150
mestcellen 62
methyleendioxymethylamfetamine (xtc) 161
moeheid 180
mollusca contagiosa 121
multipele sclerose (MS) 175
myxoedeem 170

N

narcistische persoonlijkheid 154
necrose 21
Nederlandse Vereniging van Doktersassistenten (NVDA) 3, 4
NHG-standaard 5
NHG-TriageWijzer 5
non-steroidal anti-inflammatory drugs (NSAID) 131
nurse-practitioner 4
nycturie 48

O

obsessieve compulsieve stoornis (OCS) 156
ontlastingssetje 117
ontstekingsremmers 73
opwekkende stoffen 161
osteoporose 136
ouderdomsdiabetes 87
ouderdomswratjes 121
overspannen 145

P

pancreas 83
paniekstoornis 155
percutane coronaire interventie (PCI) 42
perifere arteriële vaataandoeningen (PAV) 23, 38
pernicieuze anemie 183
persoonlijkheidsstoornis 153
persoonsgerichte zorg 8
Phadiatop 66
piekbotmassa 135
piekstroommeter 67
poederinhalator 78
poliepen 114
polyurie 85
posttraumatische stressstoornis (PTSS) 156
praktijkondersteuner 4
prednisonstootkuur 73
preventief medisch onderzoek 51
priktest 66
prostaglandinesynthetaseremmer 131
protocol 6
psoriasis 172

psychisch decompenseren 145
psychoanalyse 143
psychose 151
PUVA-behandeling 173

R

randomised clinical trials (RCT) 5
RAST-test 66
rechterlijke machtiging 149
REM-slaap 158
reuma 129
reumatische aandoening 128
reumatoïde artritis 129
reversibiliteitstest 69
risicofactoren 19, 24
risicokaart 24, 26
risicoprofiel 21, 54
roken 29

S

samenvattingskaart 6
saneringsadviezen 71
schildklier 168
schildklierstimulerend hormoon (TSH) 168
schizofrenie 151
screening 98
– zwangeren 100
sensitiviteit 99
sikkelcelanemie 183
slagaderverkalking 21
slapeloosheid 158
sociale fobie 156
softdrugs 161
somatisch onbegrepen lichamelijke klachten (SOLK) 162
specificiteit 99
specifieke fobie 157
spirometrie 68
stemmingsstoornis 145
stoma 176, 177
stoppen met roken 56
stress 26
struma 171
suïcidegeste 149
suikerziekte 85
systolische druk 32

T

TC/HDL-ratio 30
tenderpoints 133
tentamen suicidii 148

thalassemie 183
theatrale persoonlijkheid 154
thyreoïditis 170
thyroxine 168
transient ischaemic attack (TIA) 23, 50, 51
trombose 22
trombotest 46

U

uitstrijkje 107

V

venerische wratten 121
ventrikelfibrilleren (VF) 43, 44
vergeetachtigheid 161
verrucae plantares 121
verrucae seborrhoicae 121
verrucae vulgares 121
verslaving 160
verwijtbaar handelen 7
vetzuren 85
vitamine B12 183
vloeibare stikstof 122
voetwratten 121
volksziekte 60
voorbehouden handeling 7

W

waarneemgroep 3
wanen 151
waterwratjes 121
wekedelenreuma 133
wervelfracturen 137
Wet beroepen in de individuele gezondheidszorg (Wet BIG) 6
wrattenspreekuur 120, 123

Z

zelfdoding 148
ziekte van Alzheimer 162
ziekte van Bechterew 132
ziekte van Crohn 176
ziekte van Graves 169
ziekte van Hashimoto 170
ziekte van Korsakov 162
ziekte van Parkinson 173
ziekte van Pfeiffer 180
zwangerschapsdiabetes 96

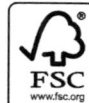

MIX
Papier aus verantwortungsvollen Quellen
Paper from responsible sources
FSC® C105338

If you have any concerns about our products,
you can contact us on
ProductSafety@springernature.com

In case Publisher is established outside the EU,
the EU authorized representative is:
**Springer Nature Customer Service Center GmbH
Europaplatz 3, 69115 Heidelberg, Germany**

Printed by Libri Plureos GmbH
in Hamburg, Germany